Der Tanz des Kranichs

Lao Vongvilay Oliver Bottini

Der Tanz des Kranichs

Taiji und Qi Gong für die Lebensmitte

Mitarbeit: Alexandra Jakubik

O.W. Barth

Die in diesem Buch vorgestellten Übungen werden seit vielen Jahrhunderten praktiziert und auch in unserer Zeit unterrichtet und ausgeführt. Sie können den Leser zu Gesundheitsvorsorge und Selbsthilfe bei alltäglichen Beschwerden anleiten. Keinesfalls jedoch sollen sie ärztlichen Rat oder ärztliche Hilfe ersetzen. Eine Haftung der Autoren und des Verlags sowie der anderen an diesem Buch beteiligten Personen für etwaige Schäden, die sich aus dem Gebrauch oder Missbrauch des in diesem Buch präsentierten Materials ergeben, ist ausgeschlossen.

www.fischerverlage.de

Erschienen bei O.W. Barth, ein Verlag
der S. Fischer Verlag GmbH, Frankfurt am Main

Fotos: Alexandra Jakubik
Umschlaggestaltung: V. v. Willendorf Design, FFM
Satz: H & G Herstellung, Hamburg
Druck und Bindung: Ebner & Spiegel, Ulm
Printed in Germany

ISBN 978-3-502-61177-6

Für Petra Eisele,
wo immer sie jetzt sein mag

Inhalt

II Übungen aus dem Taiji und dem Qi Gong

I

Zum Lesen und Einstimmen

1 Bewegt älter werden

Noch vor dem Frühstück strömen in der kühlen Morgendämmerung in vielen Städten Asiens Menschen jeden Alters Richtung Park. Dort nehmen sie sich eine Weile Zeit, um sich fit für den Tag zu machen. Einen besonders eindrucksvollen Anblick bieten die vielen älteren Menschen, die sich zu Gruppen zusammenfinden und gemeinsam Taiji oder Qi Gong üben. Wer ihnen zusieht, wird bald bemerken, wie beweglich, geschmeidig und vital sie sind. Sie strahlen eine große innere Gelassenheit aus, während sie sich mit ruhigen Bewegungen wiegen und drehen und kraftvoll voranschreiten.

Manche haben Schwerter oder Fächer dabei und üben damit eine Form. Wieder andere machen Gymnastik, um sich aufzuwärmen und dann mit ihrem Lehrer und Meister die nächste Schrittfolge zu üben.

Niemand würde auf die Idee kommen, sich auf eine Bank zu setzen und zu denken: »Ach, ich bin schon so alt, ich kann das nicht mehr.« Oder: »Ich kann das nicht mehr lernen.«

Genau das Gegenteil ist der Fall!

Sie wissen bestimmt, dass Taiji und Qi Gong Körper und Geist zusammenhalten und man jederzeit damit beginnen kann. »Die Lebenseinstellung ist entscheidend«, hätte Lao Vongvilays Meister gesagt. »Das ganze Leben ist Bewegung. Schon als kleines Kind lernst du die Welt durch Bewegung kennen. Aber je weiter das Alter voranschreitet, desto öfter sagst du: Ach, das kenne ich schon, das brauche ich nicht mehr zu machen. Oder: Früher habe ich Sport getrieben, aber heute ist das nicht mehr möglich, ich bin zu alt dafür. So geht es immer weiter – bis man völlig bewegungslos ist, im Körper wie im Geist.«

Regelmäßige Bewegung – also wenigstens 30 Minuten pro Tag – auch im mittleren und höheren Alter ist von größter Bedeutung. Sie

- reduziert allgemeine Altersbeschwerden
- stabilisiert Stoffwechsel und Blutdruck durch das harmonische Verhältnis von Spannung und Entspannung
- verzögert Krankheiten im Knochenbereich wie z. B. Arteriosklerose und schützt vor Brüchen
- senkt das Risiko für Herz-Kreislauf-Erkrankungen, Schlaganfall, Depression, Diabetes, Brust- und Darmkrebs[1]
- beugt Rückenschmerzen vor
- beugt Gefäßverkalkung vor
- stärkt die Muskulatur und entlastet dadurch Bandscheiben und Gelenke
- verringert das Risiko, an Demenz oder Alzheimer zu erkranken
- baut Stress ab und hilft bei Energieschwäche
- stärkt das Immunsystem
- erhält Vitalität und Lebensfreude

Auch bei älteren Menschen, die bereits krank sind, wirkt sich regelmäßige Bewegung neuesten Studien zufolge positiv aus. So

- verringert sie das Risiko, an stabiler chronischer Herzinsuffizienz zu sterben, um 35 Prozent
- verringert sie das Risiko von Brustkrebspatientinnen, an ihrer Krankheit zu sterben, signifikant
- verringert sie das Rückfallrisiko bei Dickdarmkrebs
- hilft sie bei Arthritis und Arthrose[2]

Diese Listen ließen sich beliebig fortsetzen. Mittlerweile scheinen auch immer mehr Mediziner im Westen umzudenken und den Wert regelmäßiger Bewegung zu erkennen. Kein Wunder, denn immer mehr Untersuchungen und Statistiken belegen diesen Wert. So zitiert *Der Spiegel* eine Studie, nach der »die Sterblichkeitsrate träger Menschen (...) bis zu einem Drittel höher (liegt) als jene reger Vergleichspersonen«. Tägliche Spaziergänge von eineinhalb Kilometern verlängern bei Senioren, so hat man in den USA herausgefunden, das Leben um 7 Jahre.[3]

Manche Forscher gehen so weit, dass sie täglicher Bewegung eine größere Bedeutung für die Gesundheit zuschreiben als einer gesunden Ernährung oder Medikamenten. Ganz wichtig: Es profitieren keineswegs nur Menschen, die sich ihr Leben lang sportlich betätigt haben, von den Segnungen der Bewegung, sondern auch Menschen, die womöglich erst im Älterwerden damit begonnen haben!

Auf biologischer Ebene gibt es verschiedene Ursachen für die positiven Wirkungen regelmäßiger Bewegung. Beispielsweise unterstützt sie das Wachstum neuer Zellen, stärkt in den Muskeln Enzyme, die schädliche Sauerstoffradikale zerstören, und lässt das Blut schneller fließen, was die Bildung eines bestimmten, wichtigen Enzyms unterstützt.[4]

Nicht ohne Grund besuchen viele Schüler, die die Lebensmitte erreicht haben, Lao Vongvilays Kurse in Taiji, Qi Gong, Kung Fu und Muay Thai. Sie wissen, dass Gebrechlichkeit und Krankheit in der 2. Lebenshälfte keine zwangsläufigen Alterserscheinungen sind, sondern meistens daraus resultieren, dass man sich im Laufe seines Lebens zu wenig bewegt hat.

Seit zehntausenden Jahren sind wir auf Bewegung programmiert, erst in der modernen Zeit verkümmern wir immer mehr zu weitgehend reglosen Lebewesen. Dabei kann es unserem Körper und unserer Seele nur gut gehen, wenn wir uns bewegen, auch und vor allem dann, wenn wir im reiferen Alter sind.

In diesem Buch stellen wir Ihnen Übungen sowohl aus dem Taijiquan als auch aus dem Qi Gong vor, die sich speziell für nicht mehr ganz junge Menschen eignen.

Bewegung und Kraft

»Fließendes Wasser fault nicht, die Türangeln rosten nicht; das kommt von der Bewegung. Mit der Kraft des Leibes verhält es sich auch so. Wenn der Leib sich nicht bewegt, so kommen die Nervenströme nicht in Fluss; wenn die Nervenströme nicht in Fluss sind, so stockt die Kraft.«[5]

(Junqiu)

2 Was Sie über Taiji und Qi Gong wissen sollten

Die elementare Lebensenergie Qi

Wörtlich übersetzt bedeutet das chinesische Wort *qi* »Atem«, »Hauch«, »Energie«, »Luft«, »Dampf«. Man versteht darunter die Energie, die dem Universum und damit auch dem menschlichen Leben zugrunde liegt – die Lebensenergie. Wir erhalten bei der Zeugung von unseren Eltern Qi (»vorgeburtliches Qi«) und nehmen es dann von der ersten Sekunde unseres Lebens an durch Nahrung, Atmung und Bewegung auf (»äußeres Qi«). Das Qi ist unsere Basis, die Essenz des Lebens – und damit eine grundlegende Voraussetzung für Gesundheit, für das Leben überhaupt.

Bei den Daoisten heißt es:

> Der Ursprung des Lebenswegs, von Geburt und Veränderung ist Qi. All die zahllosen Dinge im Himmel und auf Erden gehorchen diesem Gesetz. So umhüllt das Qi an der Peripherie Himmel und Erde. Das Qi im Inneren aktiviert sie. Der Urquell, von dem Sonne, Mond und Sterne ihr Licht aktivieren, Donner, Regen, Wind und Wolken ihr Sein, die vier Jahreszeiten und die unzähligen Dinge ihre Geburt, ihr Wachstum, ihr Zusammenkommen und ihre Erhaltung – all dies geschieht durch Qi. Dass der Mensch lebendig ist, hängt völlig von diesem Qi ab.[6]

Äußeres und inneres Qi

Man unterscheidet »äußeres« und »inneres Qi«. Das äußere Qi ist überall um uns herum vorhanden, das innere befindet sich in uns. Um gesund zu bleiben, brauchen wir beide. Indem wir äußeres Qi aufnehmen (beispielsweise durch Qi Gong oder Taiji), stärken wir unser inneres Qi.

Das äußere oder universelle Qi wird mit dem bewussten Atmen aufgenommen. Es ist in den Wolken, der Luft, dem Wind, in Feuer, Sonne, Mond, Hitze, Wasser, Erde und dem weiten Universum vorhanden. Egal, ob wir stehen, liegen, laufen, gehen oder sitzen, immer können wir das äußere Qi spüren, wenn wir unsere Sinne dafür öffnen. Das bewusste Atmen und die Übungen helfen dabei. Wenn wir uns das äußere Qi bewusst machen, schützt es vor Krankheiten, Verletzungen, dem vorschnellen Altern und stärkt unsere Vitalität.

Das innere Qi ist die Wärme, Hitze, Kälte, Feuchtigkeit, Trockenheit in unserem Körper, also die Energie in uns. Wir nähren es durch das, was wir essen und trinken, durch die richtige Bewegung, durch Meditation und durch das Atmen. Das innere Qi wird im »Energiezentrum« des menschlichen Körpers gesammelt, dem unteren Dantien (s.u.), das 3 Fingerbreit unterhalb des Nabels liegt. Von diesem Bereich geht alle Kraft aus, von hier fließt das Qi in die Körperregionen, in denen es benötigt wird. Deshalb ist es wichtig, dass im Dantien immer ausreichend Qi vorhanden ist.

Vorgeburtliches Qi

Das vorgeburtliche Qi wird auch »Essenz des Lebens« genannt; auf Chinesisch heißt es *jing*. Wir bekommen diese Essenz von unseren Eltern. Sie fließt durch die Nabelschnur, die uns als Embryo versorgt. Man sagt, dass schon in dieser Phase das Qi entlang der Bahn des kleinen Energiekreislaufs strömt (s.u.). In China setzen die Menschen alles daran, ihrem ungeborenen Kind ein möglichst gutes Jing-Qi mitzugeben. Das vorgeburtliche Qi kann man sich wie eine Batterie vorstellen, die unser Leben lang läuft: Wenn wir viel verbrauchen, lässt ihre Leistungskraft schneller nach. Besonders Stress, mangelhafte Ernährung und zu heftige Emotionen schwächen dieses Qi.

Nach der Geburt atmen wir durch die Lungen und können auf diese Weise Qi und den lebensnotwendigen Sauerstoff aufnehmen. Dabei spielt die Bauchatmung eine wichtige Rolle, denn durch sie wird das Qi im Energiezentrum gepflegt und gestärkt. Mit dem Älterwerden verliert sich die Spannung im Bauch, nimmt das vorgeburtliche Qi ab. Die Energie verlagert sich und fließt langsamer. Es entstehen Blockaden in den Meridianen, schließlich staut sich das Qi, und es sammelt sich schlechtes Qi an – eine wesentliche Voraussetzung für Krankheiten.

Weil das vorgeburtliche Qi im Laufe des Lebens abnimmt, ist es wichtig, das innere Qi zu pflegen. Während die Bauchatmung dabei hilft, wirkt die im Westen so verbreitete Brustatmung störend; sie verbraucht wesentlich mehr Energie. Auch eine gesunde Ernährung und regelmäßige, richtige Bewegung sind wichtige Aspekte bei der Stärkung des Qi. Auf diese Weise laden wir unsere innere »Batterie« auf und verlängern unser Leben bzw. erhalten unsere Gesundheit.

Physiologische Funktionen des Qi

Die Traditionelle Chinesische Medizin weist dem Qi 5 physiologische »Funktionen« zu:[7]

- ***Triebkraft:*** Es bewirkt Wachstum und Entwicklung des Körpers, ermöglicht die Organaktivitäten, sorgt für Entstehung und richtige Verteilung der Körperflüssigkeiten.
- ***Wärmequelle:*** Es versorgt den Körper mit Wärme.
- ***Schutz:*** Es wirkt gegen negative Einflüsse von außen und Krankheiten.
- ***Pfleger:*** Es sorgt dafür, dass die Körperflüssigkeiten in einem guten Zustand und auf einem guten Niveau sind und ausgeschieden werden (Schweiß, Urin, Speichel, Magensaft usw.) bzw. nicht austreten (Blut).
- ***Verwandler:*** Es regt die Umwandlung der in der Nahrung enthaltenen Stoffe in Blut und andere Flüssigkeiten und damit neues Qi an.

Qi und Yin/Yang

Das Qi steht in einer engen Wechselbeziehung zu Yin und Yang, wie im Daoismus die beiden Pole genannt werden, denen jede Erscheinung und ihr Komplementärstück zugeordnet sind:

- Yin steht beispielsweise für Weiblichkeit, Nacht, Mond, Körper, Schwäche.
- Yang steht beispielsweise für Männlichkeit, Tag, Sonne, Geist, Stärke.

Wenn sich die Energien von Yin und Yang verbinden, bildet sich Qi. Dabei ist das richtige Verhältnis von Yin und Yang wichtig. Sind sie ausgewogen, dann fühlt man sich wohl, ist gesund, und das Qi zirkuliert im Körper. Wenn das jedoch nicht der Fall ist, kann das Qi im Körper nicht ungehindert fließen. Es entsteht ein Mangel an Qi oder ein krank machender Überfluss an verbrauchtem und nicht ausgeleitetem Qi.

Kosmos und Mensch

»Die Atmung der Nase und des Mundes gleicht dem Wind. Sein durchdringender Geist entspricht der spirituellen Intelligenz des Himmels (...) der Teil seines Körpers unter dem Gürtel entspricht der Erde (...) Die Eintracht zwischen Himmel und Erde und die Entsprechung von Yin und Yang sind im menschlichen Körper vollständig zu finden.«[8]

(Dong Zhongshu)

Gesundheit im mittleren und späteren Alter

Gesundheit gilt in Asien nicht so sehr als die Abwesenheit von Krankheiten, sondern als ein Zustand, in dem man sich wohlfühlt und mit sich im Einklang ist. Körper und Geist sollten eine Einheit bilden, damit man gerade in einem Alter, in dem die körperlichen Kräfte nachzulassen beginnen, die physische und psychische Gesundheit erhalten kann.

Die körperlichen und geistigen Prozesse beeinflussen sich gegenseitig durch das System der Meridiane, also jene Leitbahnen im Körper, in denen unsere Energie – das Qi – zirkuliert. Die beiden Urkräfte Yin und Yang neigen aber dazu, sich voneinander zu entfernen, was letztendlich zum Tod führen kann. Denn dann hört das Qi auf, in den Meridianen zu fließen, und versiegt schließlich.

Der Mensch durchläuft nach daoistischer Sichtweise in seinem Leben mehrere Stadien. Das Kleinkindalter ist eine Zeit des vollkommenen Lebens, weil der Mensch noch im Einklang mit sich und der Welt ist. Je älter man wird, desto mehr entfernt man sich von diesem Zustand.

In dem daoistischen Klassiker *Lie-zu* heißt es:

> Der Mensch macht von seiner Geburt bis zu seinem Ende vier große Wandlungen durch: Kindheit, Jugend, Alter, Sterben. In der Kindheit ist die Lebenskraft gesammelt, der Wille ist einheitlich, der innere Friede auf dem Höhepunkt. Die Außenwelt schadet nicht, das Wesen ist in sich vollkommen. In der Jugend wallt die Lebenskraft des Blutes; Wünsche und Sorgen erheben sich, die Außenwelt stürmt ein, daher reibt sich das Wesen auf. Im Greisenalter werden Wunsch und Sorge schwach. Der Leib sucht Ruhe, die Welt tritt zurück. Wohl ist die Völligkeit der Kindheit nicht erreicht, doch ist ein Abstand von der Jugendheit. Im Sterben, da geht es zur Ruhe und kehrt zu seinem Anfang zurück.[9]

Krankheiten werden geheilt, indem man die Symptome nach ihrem Yang- oder Yin-Charakter beurteilt. Gibt es im Körper zu viel Yin, muss man das Yang stärken, und umgekehrt. Eine Entzündung zum Beispiel, die heiß und schmerzhaft ist, gilt als Yang-Krankheit, eine chronische Krankheit wird dem Yin zugeordnet. Yin-Krankheiten gehen mit einem Qi-Mangel einher, Yang-Krankheiten mit einem Qi-Überfluss.

Krankheiten mit zu wenig Qi (Yin-Krankheiten):
- Unterfunktion der Organe
- schnelles Frieren und Blässe
- schlechte Durchblutung und eingeschränkte Aktivität

- degenerative und chronische Krankheiten
- Wachstumsstörungen bei Kindern
- vorzeitiges Ergrauen
- schwache Sexualfunktionen
- Vergesslichkeit
- Infektanfälligkeit
- Allergien

Krankheiten mit zu viel Qi (Yang-Krankheiten):
- Überfunktion der Organe
- starkes Schwitzen
- Rötung der Haut
- Verspannung der Muskulatur
- Erregtheit und Überaktivität
- akute und entzündliche Erkrankungen

Natürlich kann jede Krankheit den einen oder anderen Aspekt gleichzeitig haben oder beide Stadien durchlaufen. Es hängt immer davon ab, wie das Verhältnis der beiden Kräfte zueinander ist.

Etwa ab dem 40. Lebensjahr baut der Körper ab, wenn man nicht für das richtige Maß an Bewegung, für gute Ernährung und positive Gedanken sorgt. Alles bleibt in dem Maße erhalten, wie man es trainiert. Auch im Westen hat sich mittlerweile die Erkenntnis durchgesetzt, dass ein alter Körper in den meisten Fällen nicht deshalb schwach ist, weil er eben alt ist, sondern weil er jahrelang nicht trainiert, sprich nicht bewegt wurde. Die Ausrede, man sei zu alt beispielsweise für Taiji oder Qi Gong, ist also grundlegend falsch!

»Die Menschen haben 360 Gelenke, 9 Öffnungen, 9 innere Organe, 6 Eingeweide: Die Haut soll dicht sein, die Adern sollen durchlässig sein, die Sehnen und Knochen sollen fest sein, das Herz und der Sinn sollen in Harmonie sein, die Lebenskraft (Prana) soll in Bewegung sein: Dann hat die Krankheit keinen Anknüpfungspunkt und das Übel hat keine Möglichkeit des Entstehens. Die Festsetzung von Krankheiten und Entstehen von Übeln kommt von der Hemmung der Lebenskraft.«[10] (Junqiu)

Qi Gong – Arbeit mit der Lebensenergie

Was ist Qi Gong?

Das chinesische *qi gong* bezeichnete ursprünglich jede Körperübung, die der Stärkung des Qi dient, und heißt übersetzt schlicht »Arbeit mit der Energie«. Heute versteht man darunter, dass man mit Hilfe bestimmter Bewegungen, der bewussten Atemsteuerung und der geistigen Vorstellung

- äußeres Qi sammelt
- inneres Qi im Körper fließen lässt
- eigenes Qi an Kranke »abgibt«, um deren geschwächtes Qi zu stärken (heilkundigen Qi-Gong-Meistern vorbehalten)

Die Bewegungen und Positionen dienen der Entspannung und der Kräftigung des Körpers und verbessern die Beweglichkeit. Im Bereich Atmung kennt das Qi Gong zahlreiche verschiedene Techniken, die vom einfachen Bauchatmen bis zum Hautatmen reichen, das nur Fortgeschrittene erlernen können. Auf der Ebene der Vorstellung nutzt man die Autosuggestion, indem man beispielsweise imaginiert, wie sich der Atem beim kleinen Energiekreislauf über die Lunge nach unten zum zentralen Dantien bewegt, von dort auf die Rückseite und entlang der Wirbelsäule nach oben, bis er den Körper über den Kopf verlässt. Außerdem schult die Praxis die Konzentrationsfähigkeit und den Umgang mit Gedanken allgemein sowie die Wahrnehmungssensibilität für körperinnere Vorgänge.

Die Geschichte des Qi Gong

Die Ursprünge des Qi Gong liegen vermutlich in der Zeit des legendären »Gelben Kaisers« Huangdi, der um 2600 lebte. Auf Bronzegefäßen aus der Shang-Dynastie (16. bis 11. Jahrhundert v. Chr.) erkennt man Menschen, die Bewegungen von Tieren nachahmen (Tiger, Schildkröte, Kranich). Inschriften auf einem Jadestab aus dem 4. Jahrhundert besagen, »dass man den Atem den Körper hinabsteigen lassen solle, damit sich das Qi sammele und seine Lebenskräfte entfalten könne«[11].

Etwa im 3. vorchristlichen Jahrhundert wurden im Klassiker der Traditionellen Chinesischen Medizin, *»Der Gelbe Kaiser«,* Körperübungen beschrieben, die der Erhaltung der Gesundheit dienten. Im 2. Jahrhundert entstand das »Daoyin Tu«, eine etwa 50 Zentimeter hohe und 100 Zentimeter breite Seidenrolle, auf der 44 Figuren abgebildet sind, die Gesundheitsübungen praktizieren.

Um 200 nach Christus entwickelte der Arzt Hua To eine Bewegungsmeditation, die er »Wuqinxi«, »Spiel (auch: Kunst) der Fünf Tiere«, nannte. Sie ahmt Bewegungen von Tiger, Hirsch, Bär, Affe und Vogel nach und ist heute eine der populärsten Qi-Gong-Formen. Mit dem Inder Bodhidharma, der seit 520 in China lebte, kamen buddhistisches Gedankengut und Yoga-Elemente in die chinesischen Bewegungslehren.

Im 20. Jahrhundert wurde der Name »Qi Gong« in China erstmals in der heutigen Bedeutung verwendet, nämlich als Sammelbegriff für

- gymnastische Übungen, die den Fluss des inneren Qi anregen
- Atemübungen, mit deren Hilfe äußeres Qi aufgenommen und verbrauchtes Qi ausgeatmet wird
- Übungen zur Unterstützung und Stabilisierung der Gesundheit
- Übungen, bei denen das Qi mit Hilfe der Vorstellungskraft im Körper verteilt wird

Qi-Gong-Arten

Je nachdem, unter welchem Aspekt man das Qi Gong betrachtet, kann man es in verschiedene Kategorien untergliedern: Qi Gong

- mit konfuzianischem Hintergrund
- mit daoistischem Hintergrund
- mit buddhistischem Hintergrund
- aus dem Bereich der Traditionellen Chinesischen Medizin
- aus dem Bereich der Kampfkünste

Außerdem spricht man von

- »passiven Übungen«, die im Stehen, Sitzen und Liegen ausgeführt werden und Entspannung, Atemregulierung und den Blick nach innen zum Ziel haben (»innere Übungen«)
- »aktiven Übungen«, die aus Bewegungsabfolgen bestehen und der Koordinierung von Atmung, Bewusstsein und Bewegungen der Extremitäten dienen (»äußere Übungen«)

oder von

- »weichem Qi Gong«, das den traditionellen Meditationsübungen entspricht
- »hartem Qi Gong« (auch »Eisenhemd-Qi-Gong«), das vor allem in den Kampfkünsten praktiziert wird, weil es hilft, den Körper abzuhärten. Dabei lernt man beispielsweise, das Qi in einen bestimmten Körperteil zu »schieben«, der dann gegen Schläge unempfindlich wird.

Wie sich regelmäßiges Qi Gong auf die Gesundheit auswirken kann

Die chinesische Medizin sieht den Menschen nicht als Summe zahlreicher Einzelteile, sondern als ein »sich stets veränderndes Energiesystem«[12], also ganzheitlich. Krankheit ist eine Störung im Energiehaushalt – der Kranke hat zu viel oder zu wenig Qi in den Meridianen. Ziel der meisten Qi-Gong-Übungen ist es, die körperliche und seelische Gesundheit zu kräftigen oder wiederherzustellen, indem der Fluss des Qi harmonisiert, also der Mangel respektive der Überfluss an Qi ausgeglichen wird. Außerdem können durch die Übungen Blockaden in den Meridianen aufgelöst werden, in denen sich das Qi staut.

Regelmäßige Qi-Gong-Praxis kann deshalb unter anderem bei folgenden Beschwerden und Problemen helfen:[13]

- Verspannungen
- Kopfschmerzen
- mangelhafter Durchblutung
- ungleichmäßiger, flacher Atmung
- Unausgeglichenheit
- schwacher Muskulatur
- fehlender Beweglichkeit
- Blockaden in den inneren Organen

- träger Darmperistaltik
- Verdauungsproblemen
- Nierenträgheit
- Gelenkproblemen
- Gleichgewichtsproblemen
- Bluthochdruck
- Konzentrationsschwierigkeiten
- steifer oder verkürzter Rumpfmuskulatur
- Nackenverspannungen
- labiler Psyche
- Rückenschmerzen
- Schlaflosigkeit
- Stoffwechselproblemen
- Stress
- fehlender Vitalität

Auch bei Erkrankungen von Schilddrüse, Milz, Leber, Lunge sowie bei Krebs hat sich Qi Gong als hilfreich erwiesen. Nicht umsonst gibt es Qi-Gong-Stile, die so gut wie ausschließlich auf die Erhaltung oder Wiederherstellung der Gesundheit ausgerichtet sind, wie das Medizinische Qi Gong oder das Neue Qi Gong der chinesischen Malerin Guo Lin. Letzteres wurde eigens für Krebspatienten entwickelt. Guo Lin selbst war an einem vermeintlich unheilbaren Gebärmutterkrebs erkrankt, wurde jedoch aufgrund intensiver Qi-Gong-Praxis gesund.

Das Qi Gong von Lao Vongvilay

In Lao Vongvilays Heimat Thailand gibt es nach wie vor wildlebende Tiger. Sie werden von den buddhistischen Mönchen nicht als Feinde, sondern als heilige Lebewesen gesehen, weil sie im Dschungel leben und der Buddha im Dschungel

Erleuchtung erfahren hat. Deshalb begegnen sie Tigern mit Respekt und Ehrfurcht.

Der Tiger steht für Ausdauer, Kraft, Mut, Überlebensfähigkeit, Konzentration, Entspannung, Eleganz, Kampfbereitschaft, Klugheit und Vitalität. Diese Eigenschaften trainiert man bei diesem traditionsreichen Qi-Gong-Stil aus den buddhistischen Klöstern Thailands.

Taiji – Meditation und Kampfkunst

Die chinesischen Zeichen

Der Begriff »Taijiquan« (früher »Tai Chi Chuan« oder »T'ai Chi Ch'uan« transkribiert) bedeutet wörtlich »Die Faust des höchsten Letzten/Einen«. Im Chinesischen besteht er aus den folgenden 3 Schriftzeichen:

太

»Tai«

Dieses Zeichen, »Tai«, heißt »das Höchste«, »das Allergrößte«, und wird oft in Wörtern wie »Kosmos«, »Weltraum« oder auch »Lehrer« verwendet.

極

»Ji«

»Ji« meint »ganz außen«, »äußerster Punkt«, »letztes Ende«. Im berühmten klassischen *Buch der Wandlungen (Yijing,* früher *I Ging)* sind die Zeichen für »Tai« und »Ji« zu »Taiji« zusammengesetzt. Das ist das Zeichen für die Einheit der Gegensätze, Yin und Yang. »Taiji« ist in diesem Sinn das »höchste Letzte« bzw. das »höchste Eine« und meint den Urgrund allen Seins, aus dem die beiden Grundkräfte Yin und Yang entstehen. (Im Folgenden verwenden wir »Taiji« grundsätzlich aber als Kurzform von »Taijiquan«.)

拳

»Quan«

Das Zeichen für »Quan« lässt sich mit »Faust« übersetzen. »Taijiquan« bedeutet also in etwa »Die Faust des höchsten Letzten/Einen«.

Bewegungen und Formen

Diese Bedeutung signalisiert die Herkunft: Ursprünglich war Taiji eine der sogenannten weichen, inneren Kampfkünste, die man als Alternative zu den harten Kampfkünsten wie Kung Fu entwickelt hatte. Im Laufe der Jahre konzentrierte es sich jedoch immer mehr auf den gesundheitlichen Aspekt, bis es im 20. Jahrhundert ganz zu einer Meditationstechnik wurde.

Aber noch heute sieht man den Formen an, dass sie einst für kämpferische Zwecke geschaffen wurden. Sie bestehen aus Ausweichbewegungen, Fauststößen, Blocks, Tritten, Griffen, Waffenstößen und -hieben, die allerdings so langsam und weich ausgeführt werden, dass sie einen stark meditativen Charakter haben.

Die einzelnen Bewegungen sind festgelegt und werden in verschiedenen Sequenzen, den »Formen«, durchgeführt. Die meisten Formen übt man allein, für manche braucht man einen Partner. Auch Waffen-Formen gibt es, beispielsweise Schwert- oder Speer-Formen. Man lernt sie in den Fortgeschrittenenstufen.

Die Geschichte des Taiji

Ursprünge

Wie beim Qi Gong liegen die Ursprünge des Taijiquan vermutlich in der Zeit des legendären »Gelben Kaisers« Huangdi, der im späten 3. Jahrtausend gelebt haben soll. Aus dieser Zeit sind die ersten Körperübungen überliefert, die unter Gesundheitsaspekten entwickelt wurden. Spirituelle Hintergründe sind – ebenfalls wie beim Qi Gong – altchinesische Traditionen, Daoismus und Buddhismus.

Die Grundformen des Taiji hat wahrscheinlich der Mönch und Eremit Zhang Sanfeng im 13./14. Jahrhundert geschaffen. Zhang, Meister der harten, äußeren Kampfkünste, hatte es sich zum Ziel gesetzt, ein Bewegungssystem zu entwickeln, bei dem die Kraft aus dem unteren Dantien (3 Fingerbreit unter dem Nabel) geholt und keine äußere Energie, also keine Muskelkraft, mehr angewendet wird.

Auslöser war wohl ein Kampf zwischen einer Schlange und einem Kranich, den Zhang beobachtet haben soll, wie die Legende berichtet. Während der Kranich die Schlange immer wieder mit harten, schnellen Hieben des Schnabels attackierte, wich sie mit eleganten, geschmeidigen Bewegungen ein ums andere Mal aus – bis der Kranich erschöpft von ihr abließ und davonflog. Zhang folgerte daraus, das Harte (Kranich) könne niemals das Weiche (Schlange) besiegen, wohl aber umgekehrt, ganz der daoistischen Philosophie entsprechend. Denn im *Daodejing* des Laozi heißt es:

> Schwaches besiegt das Starke;
> Weiches besiegt das Harte;
> Niemand auf Erden, der das nicht weiß,
> Niemand, der ihm zu folgen vermag.[14]

Zhangs weiche Kampfkunst, die man heute »13 Grundstellungen und Bewegungs-Formen«[15] nennt, basiert auf dem ständigen Wechsel von Yin und Yang.

Die 5 Familien

Das Taiji, wie wir es heute kennen und praktizieren, geht auf 5 chinesische Familien zurück – die Chen, Yang, Wu, Wu Hao und Sun. Zwischen dem 17. und dem 19. Jahrhundert bildeten sich unter Führung jeweils einer dieser Familien 5 große Taijiquan-Schulen heraus. Aus diesem Grund spricht man noch heute vom »Chen-Stil«, vom »Yang-Stil« etc.

Der älteste dieser Stile ist jener der Familie Chen, den Chen Wangting (1600–1680) entwickelte. Chen kombinierte Bewegungen von äußeren Kampfkünsten unter daoistischen und gesundheitlichen Aspekten mit in seiner Familie bereits geläufigen Kampfkunstformen sowie gymnastischen und Atemtechniken.

Der erste Schüler dieses Stils, der nicht der Familie Chen angehörte, Yang Luchan (1799–1872), sorgte dafür, dass sich das Taiji der Chen über das Dorf, in dem sie lebten, hinaus verbreitete. Dabei veränderten Yang und seine Söhne den Stil, wie es später auch deren Schüler tun sollten. So entstanden in China weitere Traditionen, von denen bis heute die 5 Familienstile die populärsten sind, also

- Chen-Stil
- Yang-Stil
- Wu-Stil
- Wu-Hao-Stil
- Sun-Stil

Dazu kommen Stile aus anderen Ländern und Kulturen, die zumeist auf einem der genannten chinesischen Vorbilder basieren und als eigene Traditionen und Schulen gelten.

Von der Kampfkunst zur Meditation

Im Laufe der Jahrzehnte schliffen sich die Kampfelemente ab, während die meditativen und gesundheitlichen Aspekte in den Vordergrund drängten. Das Tempo wurde langsamer, Sprünge entfielen, Schläge wurden abgeschwächt. Ein Grund dafür scheint zu sein, dass um die vorletzte Jahrhundertwende in China die Schusswaffen an Verbreitung gewannen, die den Kampfkünsten natürlich überlegen waren.

Zheng Manqing

Um 1935 entwickelte der Meister des traditionellen Yang-Stils, Zheng Manqing (1900–1975), aus einer langen Yang- eine Kurz-Form mit 37 Positionen. Er intendierte damit, dass ungeübte Menschen leichter Zugang zum Taijiquan fanden und es so zur Verbesserung der Gesundheit vieler beitragen konnte. Zheng ging in den 60er Jahren nach New York, und von dort verbreitete sich sein Taijiquan auch im Westen.

Der Beijing-Stil

Eine andere sehr populäre, »moderne« Form des Taiji ist der Beijing-Stil. Er basiert auf dem Yang-Stil und hat 24 Positionen, die das nationale chinesische Sportkommittee 1955 vorstellte. Anfang der 60er Jahre folgte eine längere Variante der Beijing-Form, die 48 Positionen aus allen 5 Familienstilen enthält.

Das Taiji von Lao Vongvilay

Lao Vongvilays »Taiji der Fünf Tiere« hat in der thailändisch-buddhistischen Form eine eigenständige Entwicklung genommen. Lao Vongvilay lernte diese alte und traditionelle Variante, die Elemente verschiedener Stile verbindet, in seiner Kindheit und Jugend in dem buddhistischen Kloster, in dem er 13 Jahre lebte. Grundlage sind die Bewegungen von Bär, Kranich, Schlange, Affe und Tiger.

Tiere galten auch im alten China als perfekte Verkörperung der Natur. Aus der Beobachtung ihres Verhaltens glaubte man, für den Menschen wesentliche Schlüsse beispielsweise in Bezug auf Überleben, Gesundheit und Wohlbefinden ziehen zu können.

Im Einklang mit der Natur

Mit der Natur in Einklang sein, zum Ursprung zurückfinden – das ist das grundlegende Bedürfnis hinter dieser Haltung, und dieses Bedürfnis spiegelt sich neben daoistischem Gedankengut und Einflüssen aus der Traditionellen Chinesischen Medizin auch im Taiji der Fünf Tiere wider. Die Bewegungen der Tiere stellen die Verbindung zur Natur her: Der wilde Bär, der schnelle Vogel, der mächtige Tiger, die gewandte Schlange, der flinke, clevere Affe. Deshalb wurden die meisten Taiji-Übungen, die in diesem Buch vorgestellt werden, nach Tieren benannt – »Der Bär stellt sich auf die Hinterbeine«, »Die Schlange beißt zu« und so weiter.

Wenn man übt, sollte man sich die jeweiligen Tiere ins Gedächtnis und vor Augen rufen. Im Idealfall versucht man nicht nur, ihre Bewegungen nachzuahmen, sondern auch, die Tiere »nachzuempfinden«. Machen Sie sich bewusst, dass jede Bewegung ihren eigenen Charakter hat, weil jedes Tier über einen eigenen Charakter und eine eigene Bewegungsart verfügt.

Wie positiv sich regelmäßiges Taiji auf die Gesundheit auswirken kann

Dass Bewegungsmeditationen wie Taiji, Qi Gong oder Yoga die Gesundheit stärken und Alterserscheinungen verlangsamen können, ist längst auch wissenschaftlich-medizinisch nachgewiesen. Beim Taiji fördert der stete Wechsel zwischen Anspannen und Loslassen (gemäß dem Yin/Yang-Prinzip) den Fluss des inneren Qi, der Lebensenergie, übt aber auch Konzentrations- und Entspannungsfähigkeit. Man lernt, sich bewusst zu bewegen und bewusst zu atmen.

Weil man sich beim Taiji in der Regel mehr bewegt als beim »statischeren« Qi Gong, trainiert es den Körper entsprechend anders und intensiver. Das beginnt schon beim Aufwärmen, das häufig ähnlich verläuft wie bei den Kampfkünsten – also laufen, dehnen, ein paar Kraftübungen wie Liegestütze und Sit-ups etc. –, nur zumeist kürzer und weniger anstrengend ist.

Wenn Sie Taiji richtig und regelmäßig üben, tun Sie auf körperlicher Ebene in vielerlei Hinsicht etwas für Ihre Gesundheit in der 2. Lebenshälfte:

- Ihre Muskulatur wird kräftiger und elastischer.
- Bänder und Sehnen werden gedehnt, gelockert und entspannt.
- Die Gelenke verschleißen langsamer.
- Sie verbessern die Körperkoordination.
- Sie kräftigen die Knochen.
- Sie stärken das Immunsystem.
- Der Gleichgewichtssinn verbessert sich, Sie werden »standfester«.
- Sie stabilisieren Ihren Kreislauf.
- Der Cholesterinspiegel sinkt.
- Rücken und Wirbelsäule werden »elastischer«, weicher und kräftiger.
- Sie füllen das innere Qi-Reservoir auf.
- Durch die tiefe, ruhige Atmung erhöhen Sie das Lungenvolumen und sorgen für eine bessere Sauerstoffzufuhr.
- Ihr Gang wird aufrechter, elastischer.
- Ihre Verdauung bessert sich.
- Sie schlafen tiefer, besser und erholen sich dadurch nachts richtig.
- Sie verlangsamen die natürlichen Alterungsprozesse – Beispiel Erinnerungsvermögen, das mit den Jahren nachlässt. Die Konzentration, mit der Sie die Übungen praktizieren (sollten), steuert diesem Prozess gegen.

Ein großes Problem gerade älterer und alter Menschen lässt sich durch Taiji zumindest entschärfen: die Sturzgefahr bzw. die Angst vor dem Sturz. Denn die langsamen, bewussten Schritte trainieren den richtigen Gang. Wer dazu durch regelmäßiges Taiji die Beinmuskulatur stärkt und seinen Gleichgewichtssinn verbessert, verringert das Sturzriskiko deutlich.

Eine amerikanische Studie aus den 90er Jahren wies nach, dass Taiji-Übende, die älter als 70 Jahre waren, ein um die Hälfte (!) reduziertes Sturzrisiko hatten.[16]

Auf der psychischen Ebene gilt: Taiji

- fördert die innere Ruhe und entspannt
- erhöht die Belastbarkeit in stressigen Situationen
- kräftigt das »Nervenkostüm«
- steigert Selbstbewusstsein und Selbstvertrauen
- sorgt für Wohlbefinden und innere Ausgeglichenheit, fördert die Lebenslust
- erhöht die Vitalität

Weich und nachgiebig

»Das Steife und Unbeugsame ist der Schüler des Todes, während das Weiche und Nachgiebige der Schüler des Lebens ist.«[17] *(Daodejing)*

Wann Taijiquan und Qi Gong ihre volle Wirkung entfalten können

Die Übungen, die wir Ihnen in diesem Buch vorstellen, konzentrieren sich auf die Harmonisierung der Lebensenergie – sie wird stabilisiert und ins Gleichgewicht gebracht. Diese Wirkung hält auch nach den Übungen an, ist aber flüchtig und »fragil«. Ärger und Sorgen unmittelbar nach Ihrer Praxis kosten Sie Qi, und dann verflüchtigt sich auch die wohltuende Wirkung von Taiji und Qi Gong. Versuchen Sie deshalb, den Zustand der inneren Ruhe und Gelassenheit, mit dem Sie üben, auch anschließend beizubehalten.

Oft beobachtet Lao Vongvilay seine Schüler dabei, wie sie nach der Unterrichtsstunde ruhig und entspannt eine Tasse Tee trinken, miteinander plaudern und dann nach Hause gehen. Kein lautes Wort, kein übertriebenes Gelächter oder hektische Bewegungen – alles verläuft gelassen und freundlich. Tun Sie es ihnen gleich, ganz egal, ob Sie zu Hause, mit dem Partner oder mit einer Gruppe geübt haben. Lassen Sie Ihre Übungen bei einer Tasse Tee mit Gelassenheit und einem inneren Lächeln ausklingen.

3 wichtige Punkte für die Praxis

Sowohl für Qi Gong als auch für Taiji gelten die folgenden 3 Grundregeln:

1. Bleiben Sie geduldig und beharrlich. Die Übungen entfalten ihre Wirkung erst im Laufe der Zeit!
2. Üben Sie regelmäßig, und bleiben Sie dabei, auch wenn Sie das Gefühl haben, dass Sie anfangs keine Fortschritte machen.
3. Wiederholen Sie die Übungen mehrmals. Übung macht den Meister, und die Wiederholung hilft Ihnen, zu entspannen, weil Sie irgendwann nicht mehr darüber nachdenken müssen, wie die Übung geht.

Worauf Sie achten sollten, wenn Sie Beschwerden haben

Knieprobleme

Eines unserer kompliziertesten und zugleich wichtigsten Gelenke ist das Knie. Viele ältere Menschen haben heutzutage Knieprobleme. Die Ursachen sind: falsche Haltung, ein paar (oder auch mehr) Kilos zu viel, Schiefstellung der Hüfte oder Ablagerungen im Gelenk. Auch Sport- und andere Unfälle können die Funktionsfähigkeit des Knies beeinträchtigen.

Für unsere Übungen gilt: Führen Sie vorher leichte Lockerungsübungen für die Knie aus (die Knie sanft massieren und anschließend »kreisen« lassen). Stellungen, die Ihnen zu tief sind oder Schmerzen verursachen, vermeiden Sie lieber. Außerdem sollte das Knie immer in Richtung der Zehen zeigen.

So können Sie trotz Beschwerden üben. Sie werden sehen, dass sich mit der Zeit die Muskeln um das Knie herum besser ausbilden und das Knie stützen. Aber natürlich gilt: Wenn Sie bei einer Übung Schmerzen haben, die nicht nachlassen, besprechen Sie mit Ihrem Arzt, wie Sie weiterverfahren sollten.

Verkürzte Sehnen und verhärtete Muskeln

Durch die sanften und langsamen Bewegungen der Übungen können Sie die Grenzen der Belastung leichter kontrollieren und ausloten. Die Gelenke werden nicht übermäßig belastet, und die Sehnen und Muskeln können sich langsam dehnen und lockern.

Durch Taiji und Qi Gong können Sie eventuelle Schmerzen lindern, vielleicht bleiben sie auch ganz aus. Wichtig ist dabei die Stellung der Gelenke. Bei unseren Übungen steht die Rumpfdrehung im Zentrum, die Gliedmaßen passen sich dieser Drehung an, beispielsweise durch eine korrekte Fußstellung oder eine runde, entspannte Armhaltung.

Schlafprobleme und Konzentrationsschwäche

Sie werden feststellen, dass sich ihre Konzentration sehr schnell bessert, wenn Sie regelmäßig üben. Das liegt daran, dass Sie sich durch die Entspannung besser auf sich selbst fokussieren können. Sie konzentrieren sich nur auf eine Sache, nämlich auf Ihre Bewegung. Taiji und Qi Gong erfrischen und verhelfen zu einem ruhigeren, tieferen Schlaf.

Herz- und Kreislaufschwäche
Vor allem die bewegungsreicheren Taiji-Übungen verbessern nachweislich die Funktion des Herzens. Das liegt maßgeblich an dem steten Wechsel von Anspannung und Entspannung, aber auch an der langsamen Gewichtsverlagerung. Untersuchungen in den Vereinigten Staaten und in China beweisen, dass sich Schwächezustände und Gleichgewichtsprobleme besser in den Griff bekommen lassen. Außerdem können Sie Muskelschwund durch eine längere Krankheit rückgängig machen und die Verringerung der Knochenmasse aufhalten.

Die Energiezentren des Körpers

In der Traditionellen Chinesischen Medizin (TCM) spricht man von 3 Hauptenergiezentren im menschlichen Körper. Sie sind unter der Bezeichnung *Dantien* (wörtl. »Zinnoberfeld«, jap. *Hara*) bekannt. Dort sammelt sich das Qi auf seinem Weg über die Meridiane durch den Körper. Diese 3 Haupt-Dantiens sind:

- das obere Dantien oder »Dritte Auge« (leicht erhöht zwischen den Augenbrauen)
- das Brust-Dantien (auf Höhe des Brustbeins etwa zwischen den Brustwarzen)
- das untere oder zentrale Dantien (3 Fingerbreit unter dem Nabel)

Im unteren Dantien kreuzen sich verschiedene Meridiane. Hier strömen das vorgeburtliche Qi (der Eltern) und das nachgeburtliche (erworbene) zusammen.

Bei vielen Qi-Gong-Übungen konzentriert man sich auf diese 3 Dantiens. Beim Taiji sollte alle Kraft aus dem unteren Dantien kommen, also nicht mehr »lokal« aus den einzelnen Muskeln.

3 Erläuterungen

So atmen Sie richtig

Kaum etwas ist für die Taiji- und Qi-Gong-Übungen so wichtig wie das richtige Atmen. Denn zusammen mit den Gliedmaßen wird auch das innere Qi durch Ein- und Ausatmung im Körper bewegt. Kaum etwas ist aber auch so schwer zu erlernen wie das richtige Atmen. Normalerweise atmen wir ja unbewusst – und wir atmen eben zumeist »falsch«, nämlich nur in die Brust, nicht bis in den Bauch hinein (Lungen- versus Zwerchfellatmung). Machen Sie sich das anfangs immer wieder bewusst, und versuchen Sie, tief, aber trotzdem natürlich zu atmen. Irgendwann wird sich die richtige Atmung »automatisieren«, genau wie die Übungen.

Neben der Atmungstiefe beachten Sie Folgendes:

- Ein- und Ausatmung sollten gleich lang sein bzw. das Einatmen nicht kürzer als das Ausatmen.
- Atmen Sie natürlich und gleichmäßig, nicht zu stürmisch, am besten ohne Anstrengung und mit einem feinen Luftstrom.

Für die Übungen in diesem Buch gilt folgendes Atemmuster: Atmen Sie bei Bewegungen zum Körper hin *ein*. Wenn Sie sich nach vorn, zur Seite oder mit den Gliedmaßen vom Körper wegbewegen, atmen Sie *aus*. Sie können auch 2 Atemzüge für eine Bewegung nutzen, wenn Sie nicht genug Atemvolumen haben oder die Bewegung sehr langsam ausführen. Wichtig ist nur, dass der Atemrhythmus regelmäßig ist.

Atem, Körper, Geist

Der Atem ist Ausdruck unserer seelischen Verfassung – ein hektischer, gestresster Mensch atmet anders als ein ausgeglichener, glücklicher. Genauso kann, umgekehrt, eine bewusst ruhige, tiefe Atmung unsere Gemütsverfassung positiv beeinflussen. Der Atem wirkt sich auch auf den Geist aus. Wenn er fließt, fließen die Gedanken ebenfalls, und dann kann sich der gesamte Körper entspannen. Diese 3 Komponenten – Atem, Körper und Geist – richtig zu verbinden ist ein Hauptanliegen von Taiji und Qi Gong.

Einseitig ein- und ausatmen

Hier eine klassische Übung, die wir in anderen Büchern bereits vorgestellt haben und mit der Sie Ihre Atemtechnik verbessern können. Dabei atmen Sie »einseitig« ein und aus, indem Sie ein Nasenloch zuhalten. So lernen Sie, das Verhältnis zwischen Ein- und Ausatmen ins Gleichgewicht zu bringen.

Setzen Sie sich in einer bequemen Haltung auf einen Stuhl oder ein Kissen. Sitzen Sie aufrecht, und achten Sie darauf, dass Ihre Wirbelsäule gerade ist. Entspannen Sie sich, und schließen Sie, wenn Sie möchten, die Augen. Atmen Sie zuerst ein paarmal normal. Verschließen Sie dann mit dem rechten Daumen das rechte Nasenloch, und atmen Sie durch das linke ein und aus. Nun verschließen Sie das linke Nasenloch mit dem Zeigefinger und atmen rechts ein und aus. Praktizieren Sie diese Übung (rechts verschließen, links verschließen) insgesamt 24-mal. Wenn Sie mit der Technik vertraut sind, können Sie die Übungszeit erweitern und sich zunehmend auf Ihre Körperempfindungen konzentrieren. Spüren Sie Verspannungen auf, und konzentrieren Sie sich vor allem beim Ausatmen auf diesen Körperteil.

Die 4 Richtungen im Taijiquan

Im Taiji sind die Richtungen, in die man sich bei den einzelnen Formen dreht, genau festgelegt. Man orientiert sich bei jedem Schritt in eine von 4 Richtungen oder 4 Nebenrichtungen (»Ecken«):

Nach vorn: 1. Richtung
Nach rechts: 2. Richtung
Nach links: 3. Richtung
Nach hinten: 4. Richtung

Den Richtungen sind im klassischen Taiji »Namen« bzw. Entsprechungen zugeordnet, und zwar wie folgt:

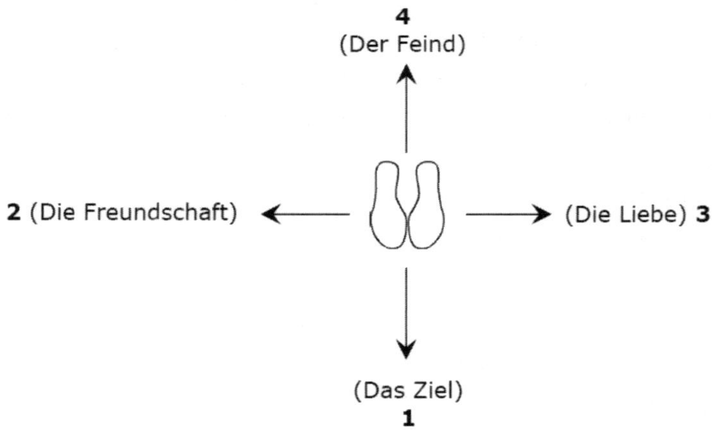

Die 4 Richtungen

Im übertragenen Sinne könnte man sagen:

- Das Ziel fest im Blick, bewegen wir uns vorwärts.
- Auf beiden Seiten sind wir umgeben von Liebe und Freundschaft, ohne die unser Leben nicht möglich wäre und ohne die wir unser Ziel nicht erreichen könnten.
- Aber es gibt im Leben auch Negatives, dem wir entgegentreten müssen. Es wirkt als »Feind« auf uns ein, beeinflusst uns und unser Tun. Auch wenn wir nicht nach hinten sehen können, so können wir das Geschehen dort doch wahrnehmen und den Geist rückwärts wenden.

Auf diese Weise sind wir nach allen Seiten offen und präsent.

Die Ecken orientieren sich an den Richtungen und werden immer mit Blick in die 1. Richtung benannt:

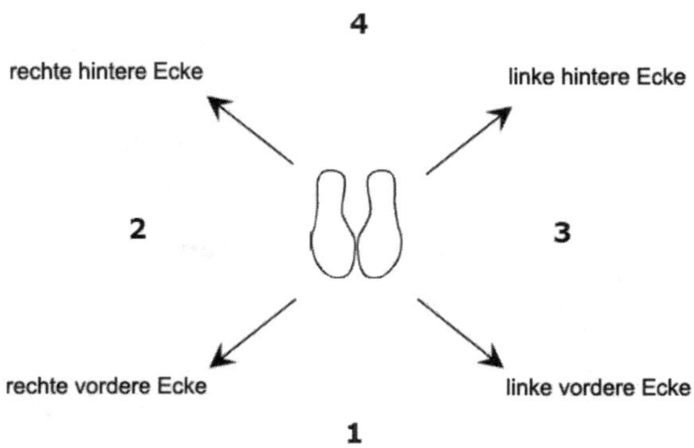

Die 4 Ecken

Grundstellungen und -schritte

Achten Sie immer auf die regelmäßige Gewichtsverteilung zwischen Ferse und Ballen, vor allem sollte das Gewicht nicht auf den Außenkanten sein. Das können Sie vermeiden, wenn Sie eine gewisse Spannung im Fußgelenk halten. Die richtige Gewichtsverlagerung können Sie auch durch leichtes Wippen nach vorn und hinten erreichen. So bekommen Sie ein besseres Gefühl für Ihre Fußsohlen und können das Gewicht im Stehen gleichmäßig verteilen.

Legen Sie Wert auf die korrekte Fuß- und Beinstellung, denn bei einer fehlerhaften Position verändert sich die Bewegung und verliert ihre Wirkung. Außerdem könnte es natürlich gesundheitsschädlich sein. Die richtige Position der Füße ist die Grundlage für eine stabile Körperhaltung. Im Chinesischen spricht man von der »Verwurzelung«. Die alten Chinesen sagten:

> Die Energie wurzelt in den Füßen, fließt durch die Beine, wird von den Hüften kontrolliert und wirkt durch die Finger. Von den Beinen zu den Hüften sollte sich alles als Einheit bewegen.[18]

Die Gewichtsverlagerung von einem Bein auf das andere erfolgt immer langsam. Dabei entspannt sich das eine Bein allmählich und wird »leer«, während das andere Bein immer mehr belastet, also »voll« wird. Durch diesen ständigen Wechsel von Spannung und Entspannung werden die Beine zwar beansprucht, aber es kommt zu keiner größeren Anstrengung.

Baum- und Bärenstellung

Mit der Baumstellung beginnen Sie Ihre Taiji- und Qi-Gong-Übungen. Die Füße sind geschlossen, das Gewicht ist regelmäßig verteilt. Wenn Sie das Gewicht nach rechts verlagern und mit einem seitlichen Schritt nach links den linken Fuß parallel absetzen, kommen Sie in die Bärenstellung. Für das Absetzen der Füße gilt bei den meisten Übungen: zuerst berührt die Ferse den Boden, dann wird der Fuß langsam und bewusst abgerollt (Abb. 1, 2).

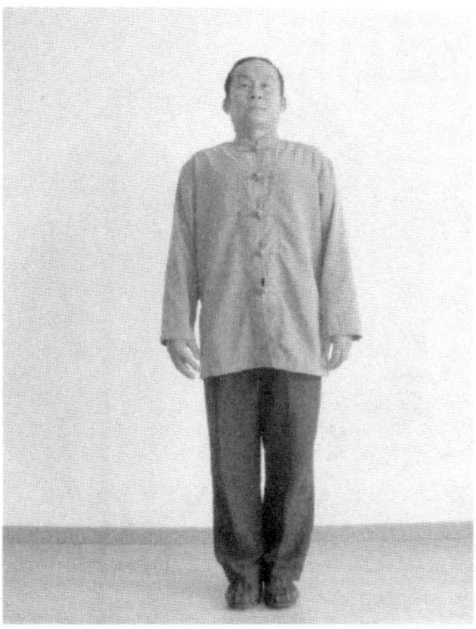

1

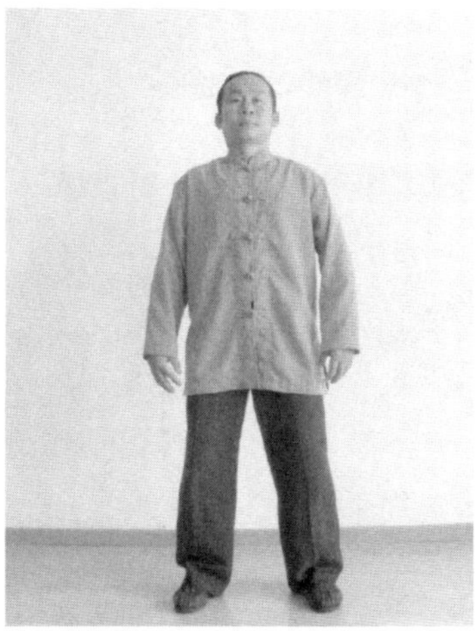

2

Katzenstellung

Die Katzenstellung brauchen Sie vor allem am Anfang als Zwischenstellung, wenn Ihr Stand noch nicht so stabil ist. Da ist es besser, Sie stützen sich kurz ab, um dann mit der Bewegung fortzufahren. Sie setzen dazu den Fuß mit dem vorderen Fußballen schräg vorn auf. Das Gewicht ist zu etwa 20 Prozent auf dem aufgestellten Fuß. Die Knie sind leicht gebeugt und sollten nicht über die Fußspitzen hinausragen. Der Oberkörper ist entspannt und trotzdem gerade (Abb. 3, 4).

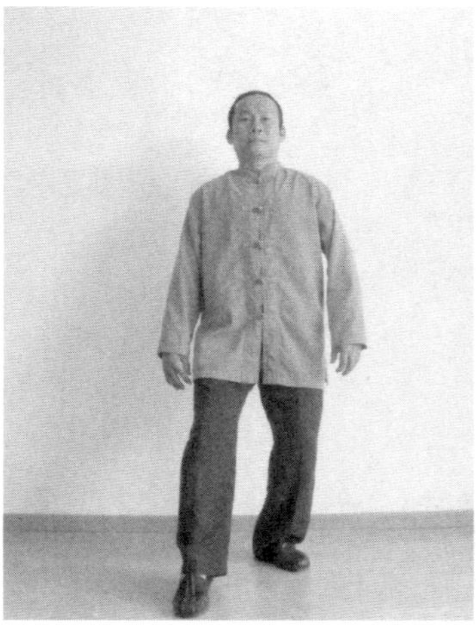

3

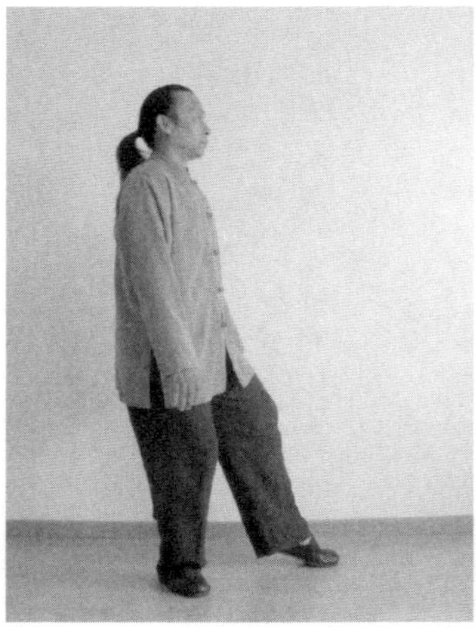

4

Drachenstellung

Die Drachenstellung ist im Taiji eine der häufigsten Stellungen, doch auch im Qi Gong kennt man sie. Ihre Füße sind seitlich schulterbreit auseinander, ein Bein hinten, eines in doppelter Schrittlänge vorn. Die hintere Fußspitze zeigt in die Ecke, der vordere Fuß ist gerade (Abb. 5, 6).

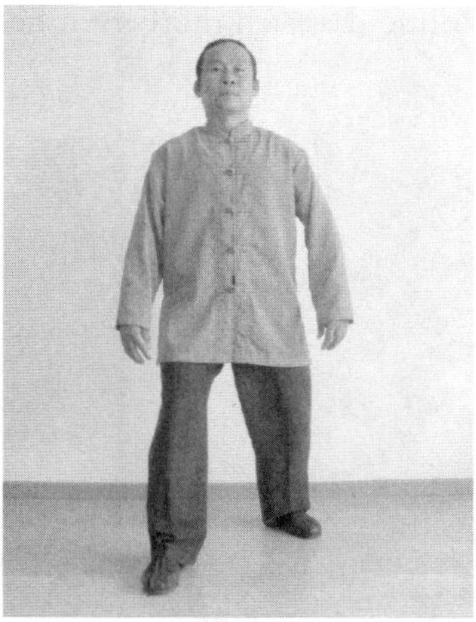

5

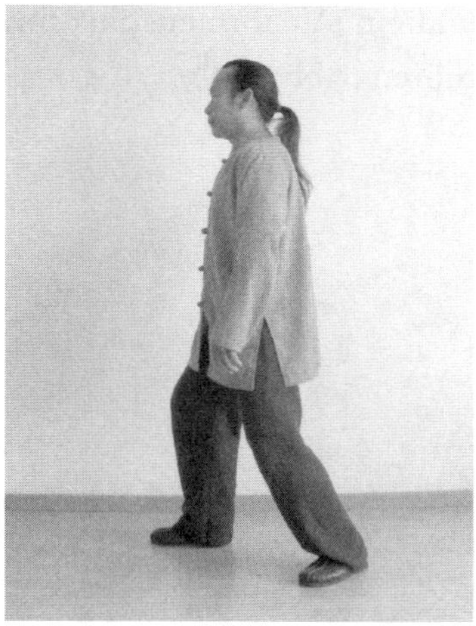

6

Adlerstellung

Auch die Adlerstellung ist eine Zwischenposition. Die Knie sind leicht gebeugt, der eine Fuß ist knapp neben dem anderen aufgesetzt, und dieses Bein ist leicht angewinkelt. Das Gewicht liegt, wie bei der Katzenstellung, zu 20 Prozent auf dem angewinkelten Bein. Der Fuß des Standbeins ist etwas schräg gestellt, so dass beide Fußspitzen in die Ecken zeigen und ein »V« formen, allerdings ohne dass sich die Fersen berühren (Abb. 7, 8).

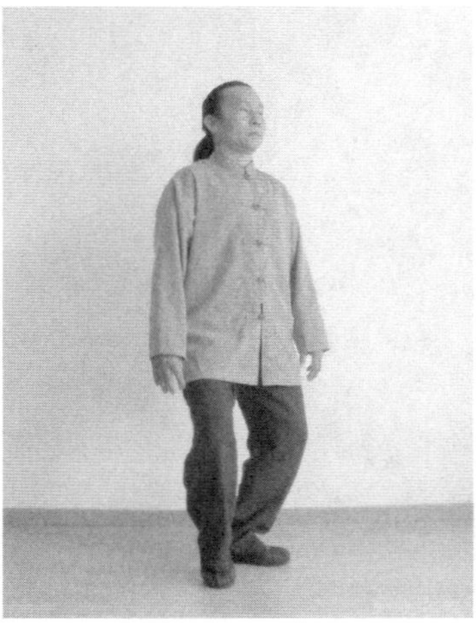

7

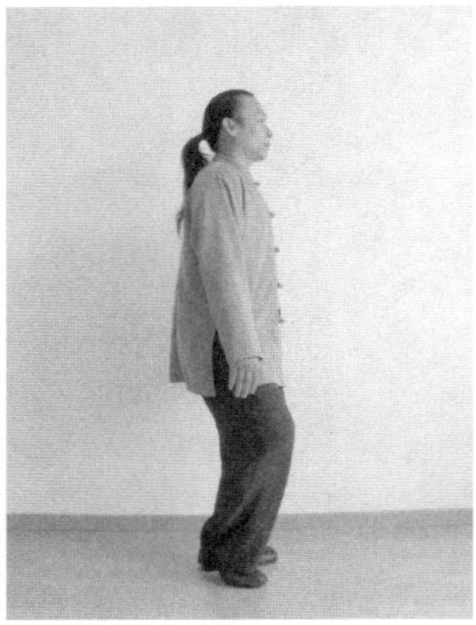

8

Der Bogenschritt

Der Bogenschritt ist die häufigste Möglichkeit, sich vom Platz zu bewegen. Auch hier ist die korrekte Verlagerung des Gewichts sehr wichtig. Sie sollten immer eindeutig zwischen einem »vollen« (Gewicht) und einem »leeren« (gewichtfreien) Bein unterscheiden.

Verlagern Sie das Gewicht auf – zum Beispiel – das linke Bein, heben Sie die rechte Fußspitze, und drehen Sie sie in die gewünschte Ecke (Abb. 9). Dann bringen Sie das Gewicht langsam nach vorn und damit auf den rechten Fuß (Abb. 10). Nun wird der linke Fuß in einem Bogen knapp am inneren Knöchel des rechten Fußes vorbei nach vorn geführt, ohne den Boden zu berühren (Anfänger können die Fußspitze kurz absetzen, um das Gleichgewicht nicht zu verlieren), und mit der Ferse zuerst abgesetzt (Abb. 11). Verlagern Sie abschließend das Gewicht auf den linken Fuß (Abb. 12).

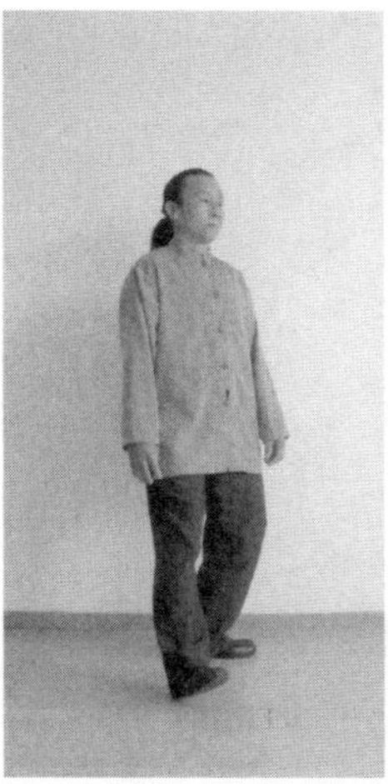
9

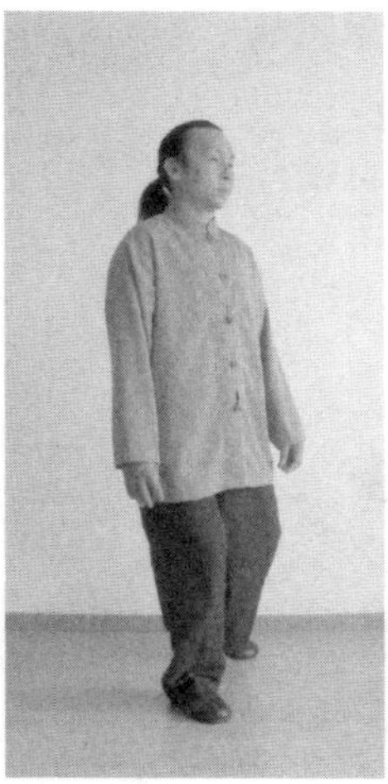
10

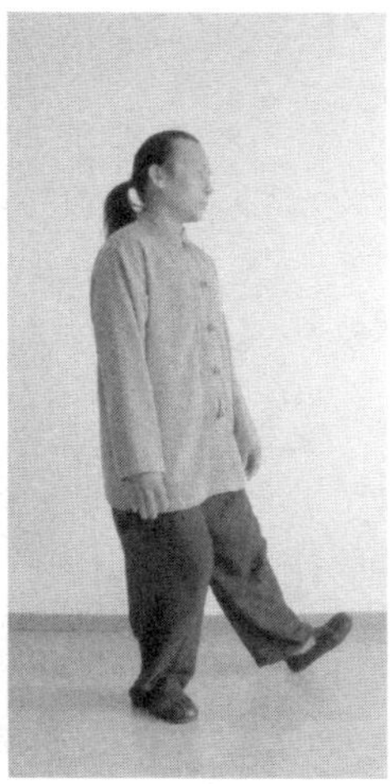
11

Achten Sie darauf, dass Sie den linken Fuß schulterbreit vorn absetzen und nicht aus dem Gleichgewicht geraten. Stellen Sie sich vor, Sie bewegen sich auf einem Gleis voran (Abb. 13 bis 17).

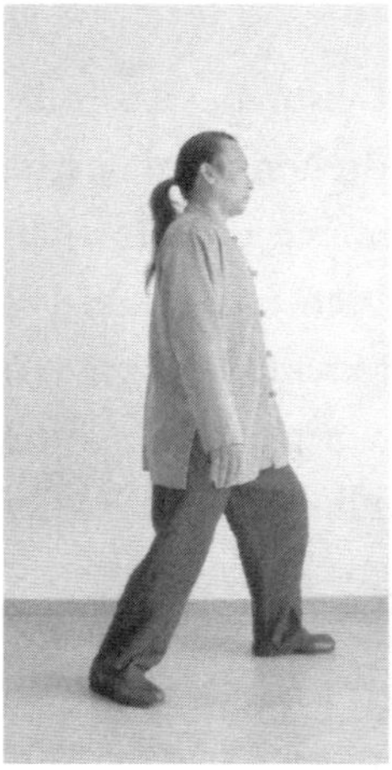
12

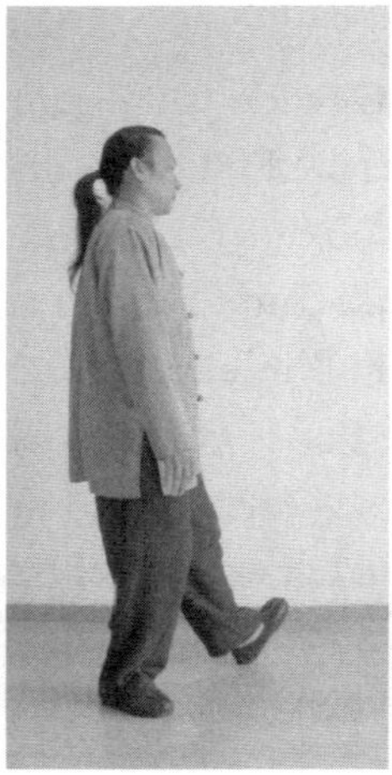
13

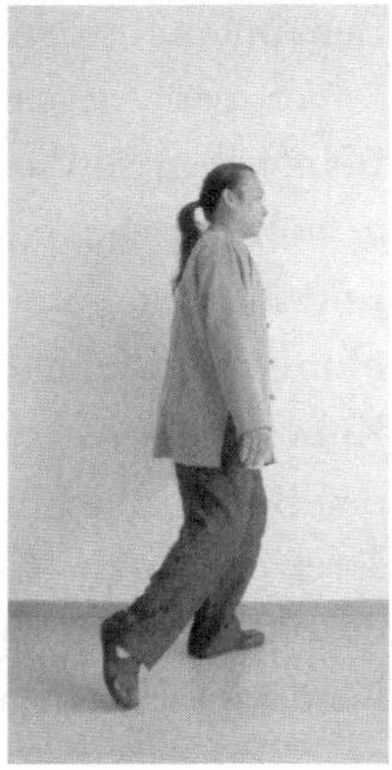
14

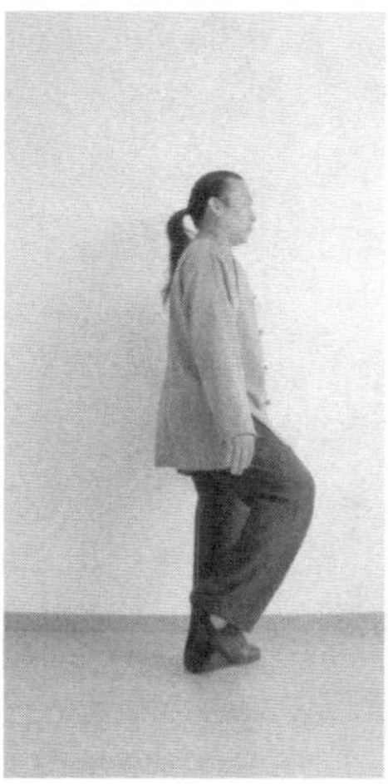
15

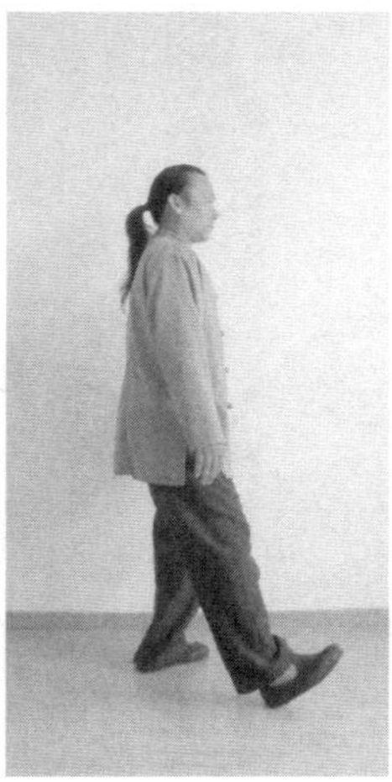
16

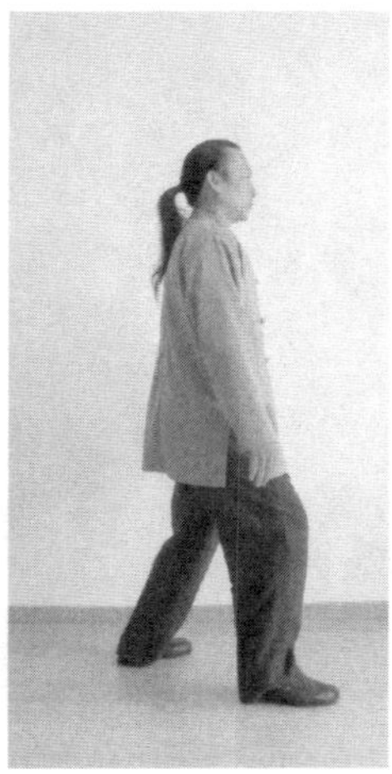
17

Das Qi halten wie einen Ball

Diese Handhaltung werden Sie beim Taiji und beim Qi Gong häufig einnehmen. Die Hände werden dabei meistens vor dem Körper gehalten oder hin und her bewegt, und zwar so, als würde man einen großen Ball vor sich hertragen. Die Handflächen zeigen zueinander, die Arme sind entspannt, im Ellenbogen abgeknickt, und die Schultern dürfen nicht verkrampft sein. Achten Sie darauf, dass der obere Arm auf Schulterhöhe gehalten wird und dabei der Ellenbogen nicht zu sehr seitlich absteht. Der untere Arm ist entspannt und leicht abgewinkelt. Die Hand wird vor dem Körper gehalten, etwas unterhalb des Nabels (Abb. 18).

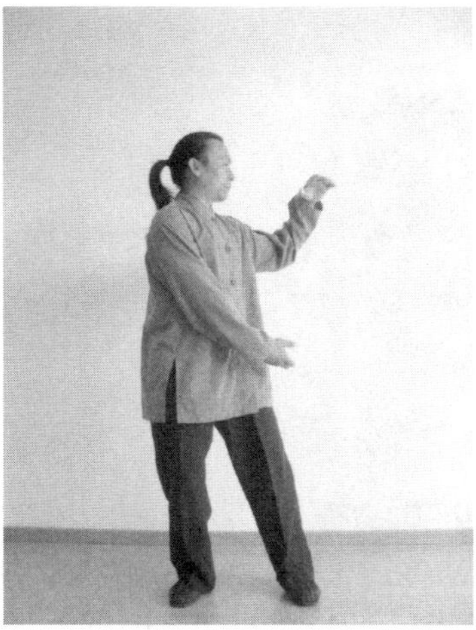

18

Die wichtigsten Handhaltungen

Die entspannte Taiji-Hand

Bei den Taiji-Übungen ist Ihre Hand entspannt, aber nicht schlaff. Eigentlich brauchen Sie schon eine entspannte Schulter und einen lockeren Ellenbogen, um in den Handgelenken loslassen zu können. Stellen Sie sich vor, Sie wären eine Marionette, die am Handgelenk und am Ellenbogen durch eine Schnur mit dem Himmel verbunden ist. Dann werden Sie automatisch die richtige Armhaltung einnehmen und eine entspannte Taiji-Hand bekommen (Abb. 19, 20).

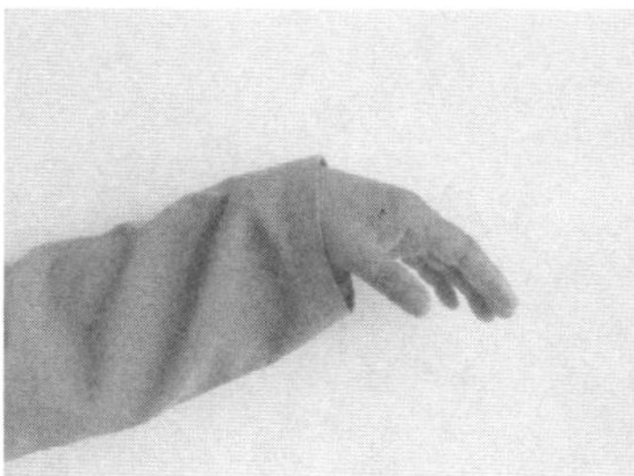

19

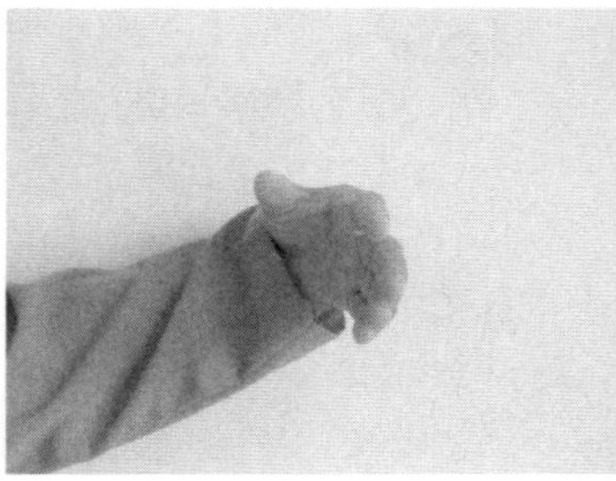

20

Der leichte Kranichkopf

Um den Kranichkopf zu bilden, führen Sie die Fingerspitzen zueinander. Drücken Sie sie nicht aneinander; sie sollten sich nur leicht berühren (Abb. 21).

Die harte Tigerkralle

Stellen Sie sich eine Tigerkralle vor, wenn Sie diese Handhaltung nachahmen. Die Finger sind in den einzelnen Gelenken abgeknickt und stehen leicht auseinander. Die Hand ist samt Fingern angespannt. Für diese Handhaltung brauchen Sie etwas Übung. Sie wird bei vielen Qi-Gong-Übungen benutzt, bei denen man Spannung und Entspannung noch intensiver gegenüberstellt. Bei der Übung »Der Tiger schärft seine Krallen an einem Baum« zum Beispiel spannen Sie die Hände intensiv an und lassen dann wieder locker (Abb. 22).

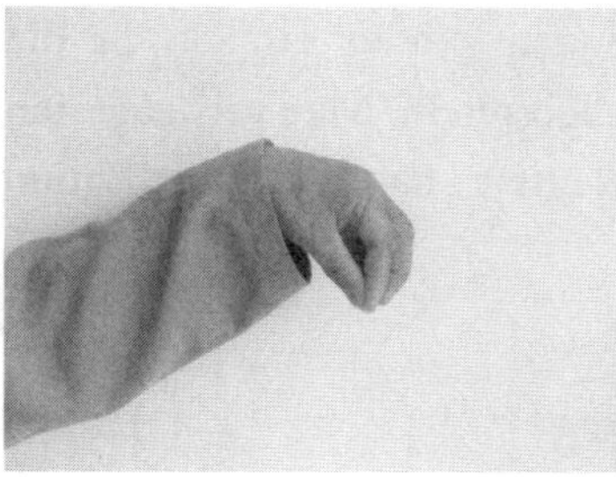

21

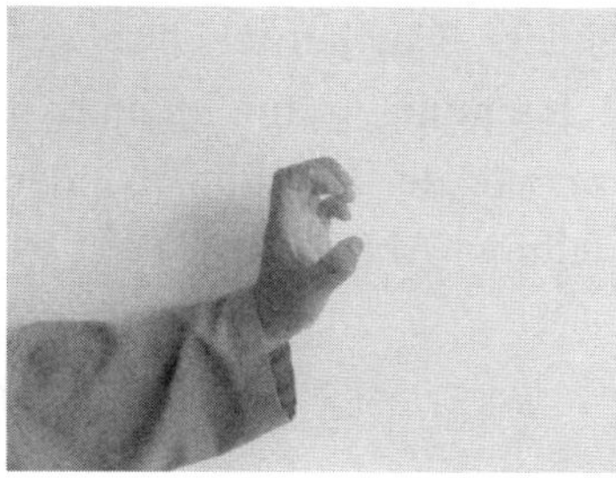

22

So verbeugen Sie sich vor und nach den Übungen

Im Taiji und Qi Gong beginnt und beendet man jede Übung mit einer Verbeugung. Sie ist Zeichen des Respektes gegenüber dem Lehrer bzw. der Kunst, die man praktiziert, und dem dahinterstehenden Geist. Sie können sich vor einem buddhistischen Altar, einer Buddha-Figur, einer Kerze oder einem Räucherstäbchen verbeugen – oder einfach in die 1. Richtung, wenn Ihnen das am liebsten ist. Man verbeugt sich mit vor der Brust aneinandergelegten Händen in der Baumstellung (Abb. 23).

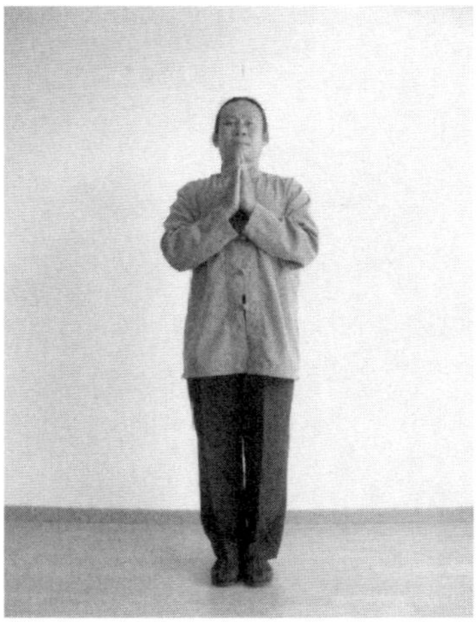

23

Nach jeder Übung folgt in der Baumstellung eine abschließende Verbeugung.

Das Qi wecken

Vor den meisten Taiji- und Qi-Gong-Formen wird das innere Qi »geweckt«, also aktiviert. Nachdem Sie sich verbeugt haben, gehen Sie in die Bärenstellung. Nun beugen Sie die Knie leicht und »kippen« das Becken nach vorn, damit sich der Lendenbereich strecken und die Wirbelsäule aufrichten kann. Der Blick ist nach vorn gerichtet, entweder in die Ferne oder etwa 3 Meter vor Ihnen auf den Boden. Öffnen Sie die Hände vor der Brust, und ziehen Sie sie langsam auseinander; die Handflächen zeigen dabei zum Körper (Abb. 24). Drehen Sie die Handflächen nach unten, und senken Sie die Arme (Abb. 25, 26).

Nun wecken Sie das Qi: Heben Sie beide Arme langsam auf Schulterhöhe (Handflächen nach unten, Abb. 27), und atmen Sie dabei ein. Beim Ausatmen senken Sie die Arme und richten sich ein wenig auf (Abb. 28). Bleiben Sie einen Moment so stehen, bevor Sie mit der eigentlichen Übung beginnen.

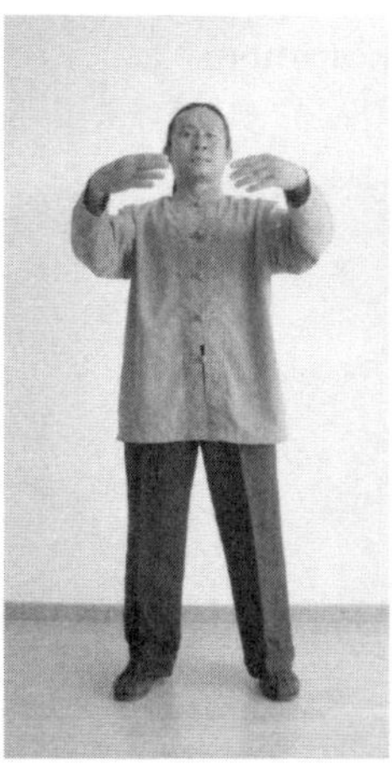

24

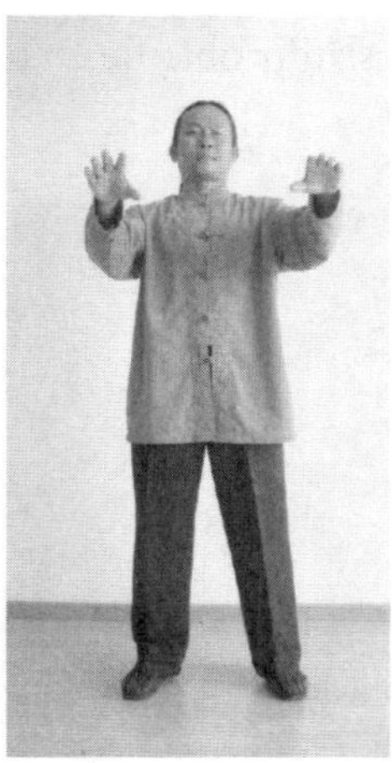

25

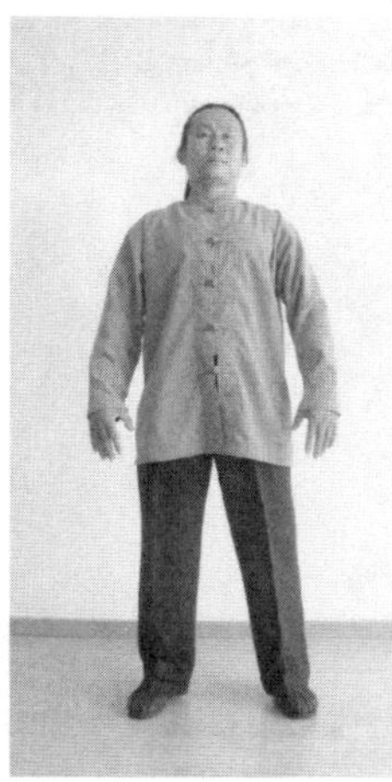

26

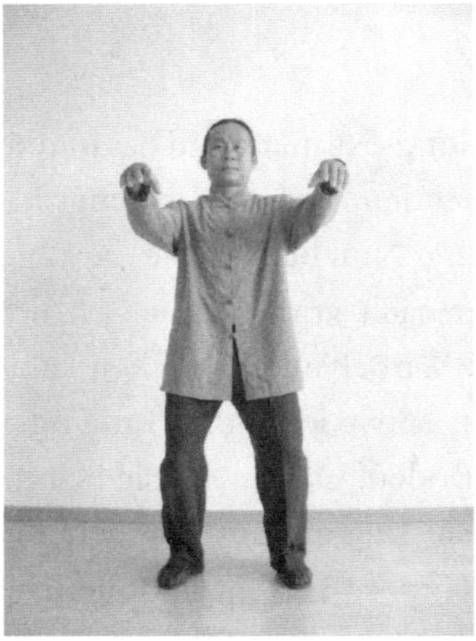

27

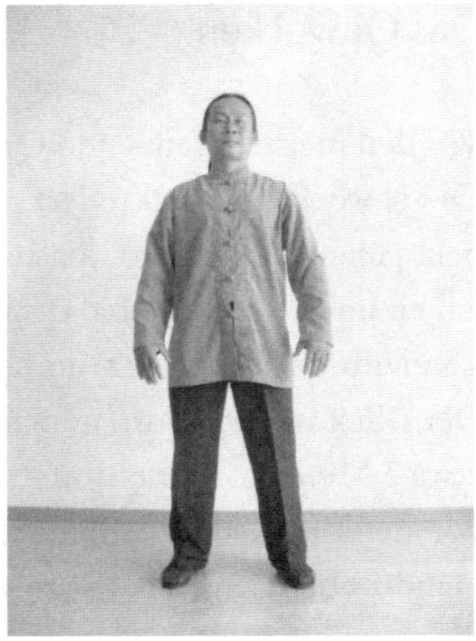

28

Diese kleine Anfangssequenz vor den Übungen dient der Sammlung und Konzentration und soll das Qi in Bewegung bringen. Achten Sie darauf, dass Sie tief in den Bauch atmen, wenn möglich bis zum unteren Dantien, dem Energiezentrum. Aber übertreiben Sie bitte nicht! Gerade Ungeübte laufen sonst Gefahr, Kreislaufprobleme zu bekommen.

Das Qi beruhigen

So wie Sie das Qi vor der Übung »geweckt« haben, »beruhigen« Sie es danach. Wenn Sie die letzte Bewegung einer Form ausgeführt haben, bleiben Sie einen Moment lang entspannt stehen – die Knie sind leicht gebeugt, die Arme hängen locker an den Seiten herab (Handflächen nach hinten, Ellenbogen etwas nach außen gedreht), das Becken ist ein wenig nach vorn gekippt. Nun folgen dieselben Bewegungen, die Sie vom Wecken des Qi bereits kennen: Sie heben beide Arme langsam auf Schulterhöhe (Handflächen nach unten, s. Abb. 27) und atmen dabei ein. Beim Ausatmen senken Sie die Arme wieder und richten sich ein wenig auf (s. Abb. 28). Mit dieser kleinen Übung kann man nach den Übungen aus der Bewegung zur Ruhe zurückkehren.

Abschließend bringen Sie den linken Fuß in einem Bogenschritt neben den rechten und verbeugen sich in der Baumstellung.

4 Wann, wo und wie?

Wir greifen in diesem Abschnitt auf Vorschläge zurück, die wir bereits in unseren Büchern *Die Kraft des Tigers* (Qi Gong) und *Das Taiji der Fünf Tiere* genannt haben.

Wann Sie am besten üben

In Asien übt man Taiji und Qi Gong vor allem am frühen Morgen oder am frühen Abend. Doch im Grunde genommen kann man zu jeder Tageszeit praktizieren. Gewöhnen Sie sich aber am besten eine feste Zeit und einen bestimmten Rhythmus an. Das fördert die Selbstdisziplin, und so wird es Ihnen auch eher gelingen, Ihre Übungen zu einem festen Bestandteil Ihres Lebens zu machen.

Wenn Sie krank sind, sollten Sie sich nicht überfordern. Falls Sie gern in der freien Natur üben, verzichten Sie bei Unwetter, Regen und starkem Wind darauf, und üben Sie dann lieber in einem geschlossenen Raum.

Achten Sie darauf, dass Sie nicht zu hungrig und auch nicht zu satt (Völlegefühl) sind, wenn Sie üben. Durch die Übungen werden viele Körperfunktionen angeregt, deshalb gilt als Faustregel, dass man nach dem Essen etwa eine bis eineinhalb Stunden vergehen lassen sollte. Falls Sie morgens üben wollen, frühstücken Sie nur eine Kleinigkeit, und trinken Sie nach Möglichkeit erst nach den Übungen Kaffee (wenn überhaupt!).

Was Sie am besten anziehen

Taiji und Qi Gong sollen entspannend wirken, deshalb zieht man am besten bequeme Kleidung an, beispielsweise ein T-Shirt oder ein Sweat-Shirt und eine weite Hose.

Wenn Sie bei Ihren Übungen immer dieselbe Kleidung tragen, heißt das, Sie beginnen sie mit einem »Umziehritual« und legen dabei mit Ihrer gewöhnlichen Kleidung schon einen Teil des Alltags ab.

Achten Sie darauf, dass Sie weder zu dünn noch zu dick angezogen sind, also nicht frieren oder stark schwitzen. Sie können barfuß üben oder in Socken, aber auch leichte Gymnastik- oder Sportschuhe tragen.

Wo Sie am besten üben

Ein idealer Ort für die Übungen ist natürlich die freie Natur. Wenn Sie auf einer Wiese, im Wald, an einem Fluss, im Garten oder in einem Park praktizieren, wäre das großartig und sehr gesund für Körper und Geist. Der unmittelbare Kontakt zur Natur intensiviert die Wirkung der Übungen. Aber auch in ruhigen Räumen – einem Zimmer Ihrer Wohnung, einer Taiji-/Qi-Gong-Schule etc. – können Sie hervorragend üben. Sie sollten nur darauf achten, dass Sie genug Platz haben.

Wenn es draußen nicht zu kalt ist (und Sie nicht in einer lauten oder abgasreichen Gegend wohnen), dann öffnen Sie ein Fenster, um ein wenig mehr in Kontakt mit der Natur zu sein. Ganz abgesehen davon fühlt man sich wohler, wenn man frische Luft einatmet, als mit womöglich trockener Zimmerluft.

Wichtig ist, dass Sie beim Üben Ruhe haben – schalten Sie das Handy aus, den Anrufbeantworter leise, und schließen Sie die Tür hinter sich. Mitbewohner sollten wissen, dass Sie in Ihrer Übungszeit nicht gestört werden möchten.

II

Übungen aus dem Taiji und dem Qi Gong

5 Aufwärmen von Kopf bis Fuß

Das ideale Aufwärmtraining besteht aus mehreren Elementen: sich dehnen, etwas für die Koordination tun, die Muskelkraft trainieren und abschließend – als Vorbereitung auf die Taiji- und Qi-Gong-Übungen – ein wenig Meditation, um zur Ruhe zu kommen. Doch wohlgemerkt: Dies ist das *ideale* Aufwärmtraining. In der Realität sieht es oft anders aus, weil man nicht genug Zeit oder auch Energie hat. Wichtig ist: Überfordern Sie sich nicht. Hören Sie auf Ihren Körper – wie viel Krafttraining (Liegestütze, Sit-ups) braucht und verträgt er? Wie lange können Sie laufen oder seilhüpfen, um warm zu werden? Falls Sie in Gruppen mit Jüngeren trainieren, beachten Sie Ihre Limits – Sie sind nun einmal keine Zwanzig mehr.

Behalten Sie – wenn Sie genügend Zeit haben – folgende Reihenfolge bei: ein paar Minuten laufen oder seil- bzw. auf der Stelle hüpfen (damit der Körper warm wird), ein paar Liegestütze und Übungen für die Bauchmuskulatur, falls Ihnen danach ist. Anschließend dehnen Sie sich, und weil das gerade für ältere Übende der wichtigste Teil des Aufwärmprogramms ist, erläutern wir ihn ausführlicher. Für alle Dehnübungen gilt: langsam praktizieren, auf die eigenen Grenzen achten, die Bewegungen mehrmals wiederholen.

Abklopfen und Massage

Beugen Sie sich nach vorn, und klopfen Sie die Beine an den Außenseiten mit der flachen Hand und leichten Schlägen von unten nach oben, an den Innenseiten nach unten ab. Dann klopfen Sie Bauch und Brust mit beiden Händen vorsichtig ab. Bei den Armen kommen zuerst die Außenseiten, dann die Innenseiten dran. Schließlich folgen die Schultern – die rechte mit der linken Hand, die linke mit der rechten Hand – und der Kopf.

Massieren Sie nun Ihre Kopfhaut. Streifen Sie die Gesichtshaut nach außen aus, und massieren Sie das Dritte Auge und die Schläfen. Dann »kneten« Sie Ihre Ohren und streifen erst mit der einen, dann mit der anderen Hand über den Nacken.

Den Kopf drehen, die Schulter kreisen

Drehen Sie den Kopf mehrmals langsam nach links und nach rechts, bewegen Sie ihn dann seitlich Richtung Schultern, nach vorn und nach hinten in den Nacken. Anschließend ziehen Sie die Schultern hoch und lassen sie mehrere Male fallen (Abb. 29 bis 34). Dann kreisen Sie mit den Schultern ein paarmal nach hinten und nach vorn.

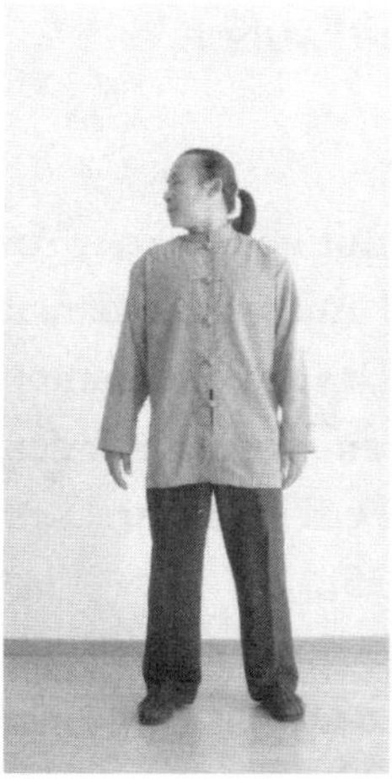
29

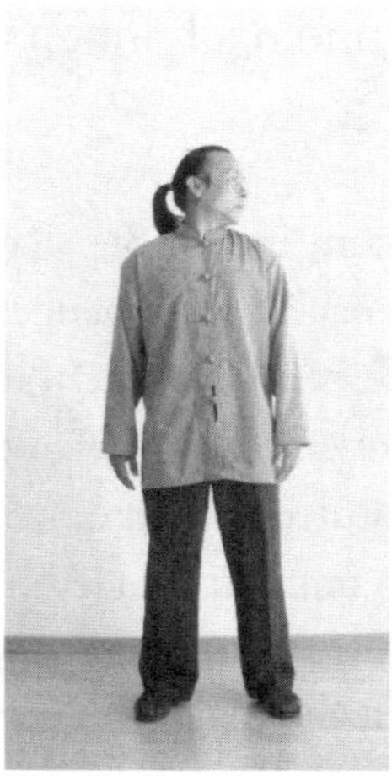
30

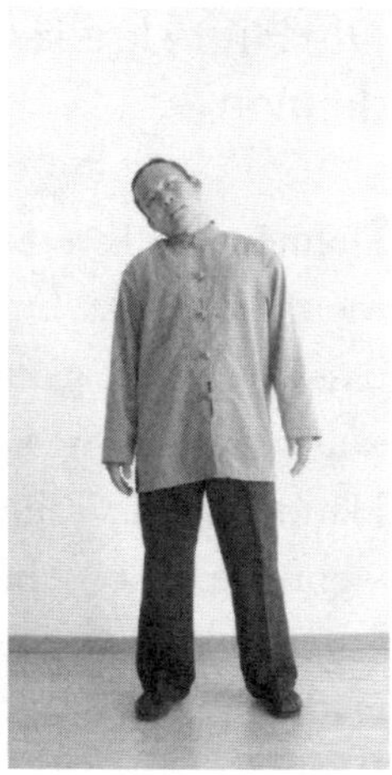
31

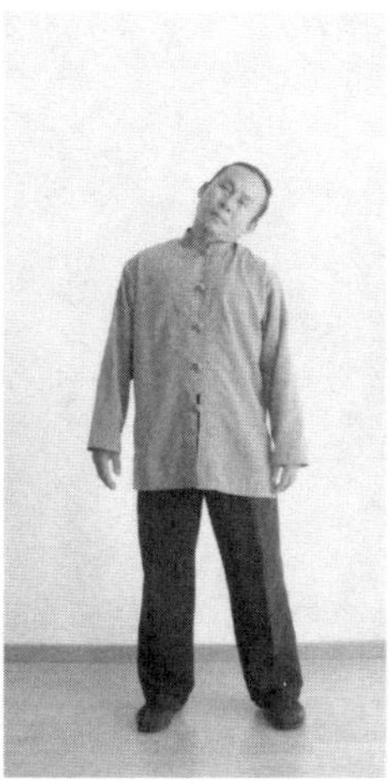
32

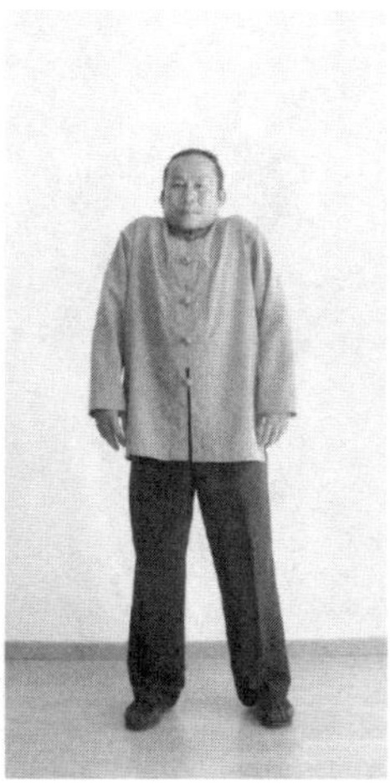
33

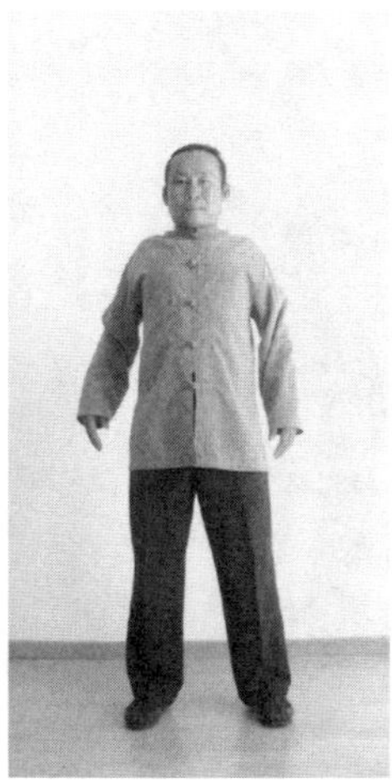
34

Die Hüfte kreisen und nach innen und außen dehnen

Dehnen Sie Ihre Seiten, indem Sie sich mit gestreckten Armen nach links und nach rechts beugen. Achten Sie darauf, dass Ihre Hüfte gerade ist und Sie nicht nach vorn oder hinten »ausweichen«. Sie können die Wirbelsäule auch zuerst mit den Händen in der Taille stützen und die Arme erst später strecken, wenn Sie ein bisschen trainiert sind (Abb. 35).

Dann lockern Sie Ihre Hüfte durch langsames und bewusstes Kreisen. Verlagern Sie dabei Ihr Gewicht immer auf ein Bein, das verstärkt die Wirkung (Abb. 36, 37).

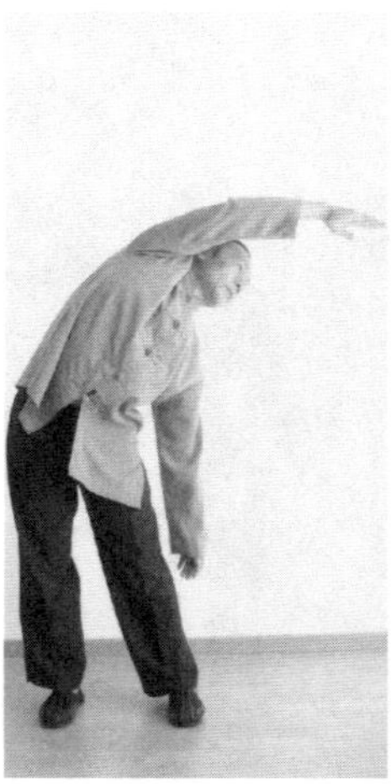

35

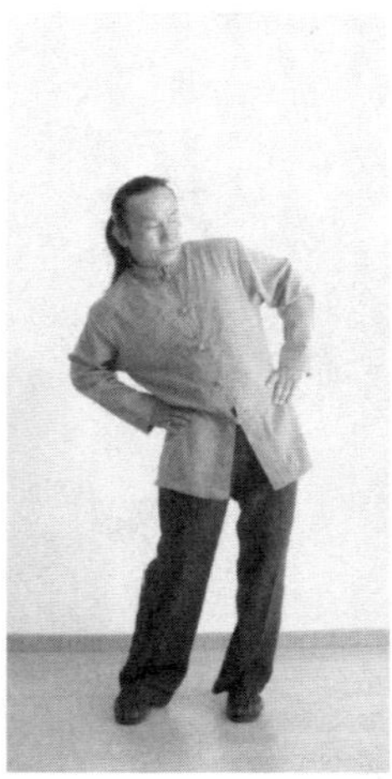

36

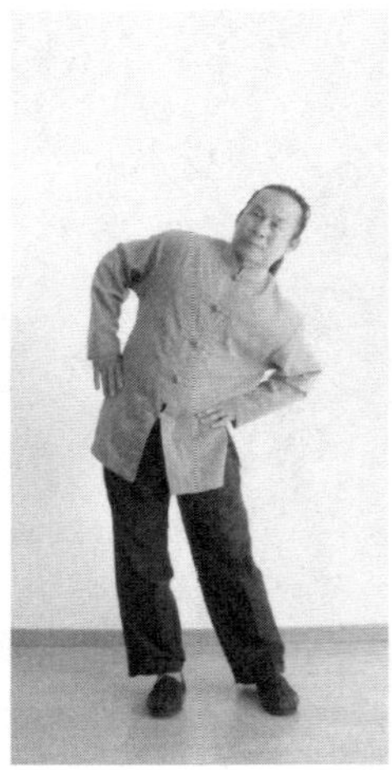

37

Die Knie massieren

Weil die Knie die empfindlichsten Gelenke sind, sollten Sie ihnen viel Aufmerksamkeit widmen, damit Sie bis ins hohe Alter mobil bleiben. Massieren Sie sie zuerst mit den Händen. Reiben Sie dazu an der Außen- und der Innenseite der Knie, dann vorn mit einem leichten Kreisen die Kniescheiben, und klopfen Sie abschließend die Kniekehle leicht ab. Dann legen Sie die Hände auf die Kniescheiben und kreisen mit den Knien. Beginnen Sie mit langsamen und kleinen Bewegungen, wenn Sie darin noch nicht geübt sind (Abb. 38, 39).

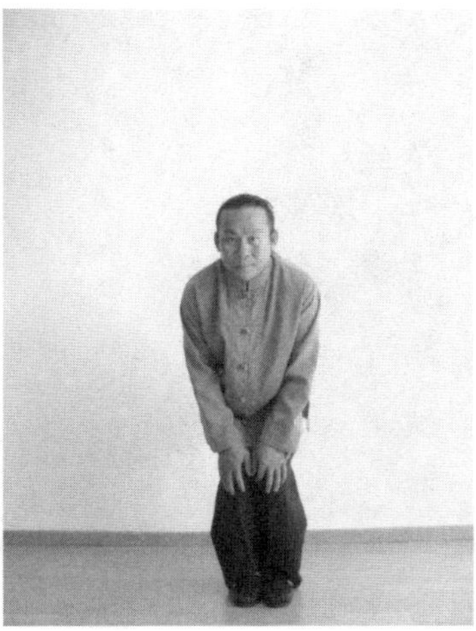

38

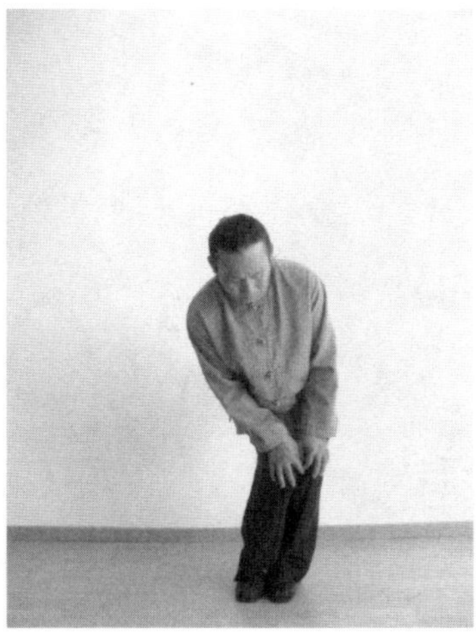

39

Die Knöchel lockern und den Fuß kreisen

Als Nächstes lockern Sie Ihre Fußknöchel. Dazu heben Sie jeweils ein Bein leicht an, ziehen die Fußspitze hoch und strecken den Fuß mehrmals (Abb. 40, 41). Dann kreisen Sie mit den Zehen mehrmals nach links und rechts. Falls Sie bei diesen Übungen Probleme mit dem Gleichgewicht haben, halten Sie sich an einer Stuhllehne fest oder stützen Sie sich an der Wand ab.

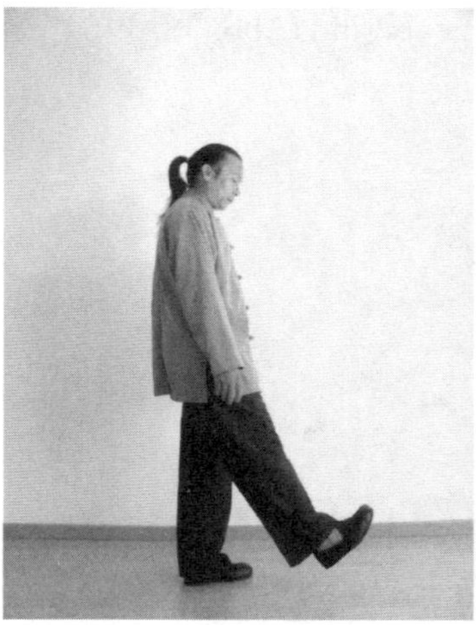

40

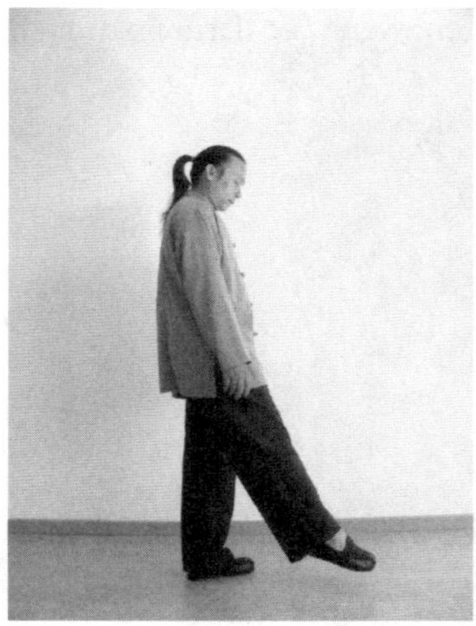

41

Die Beine dehnen

Setzen Sie sich jetzt auf den Boden, und dehnen Sie Ihre Beinsehnen. Dazu reicht es am Anfang wahrscheinlich, einfach nur gerade zu sitzen, eine Fußspitze anzuziehen und das andere Bein anzuwinkeln. Sollten Sie Schwierigkeiten haben, das Knie abzulegen, halten Sie es mit einer Hand und versuchen nur, sich zu entspannen. Halten Sie bei dieser Übung den Rücken gerade (Abb. 42). Wenn Sie sehr beweglich sind, können Sie mit dem Oberkörper leicht nach vorn wippen (Abb. 43).

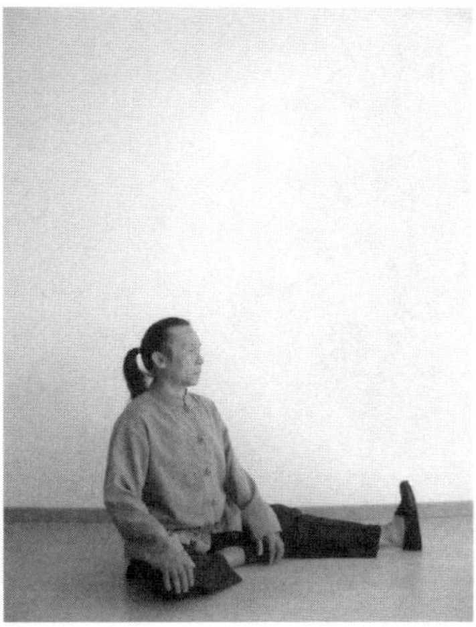
42

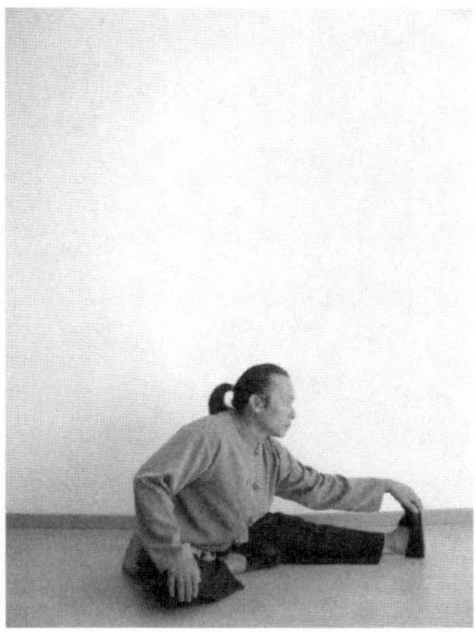
43

Die Hüfte lockern

Um die Hüfte beweglich zu halten, winkeln Sie im Sitzen beide Beine an und drücken die Knie seitlich zu Boden oder wippen mit den Beinen (Abb. 44).

Eine andere Übung für die Hüfte ist, ein Bein über das andere zu schlagen und es fest Richtung Oberkörper zu drücken (Abb. 45). Natürlich können Sie sich dabei auch mit den Händen abstützen.

Suchen Sie sich die Übung aus, die für Sie besser geeignet ist.

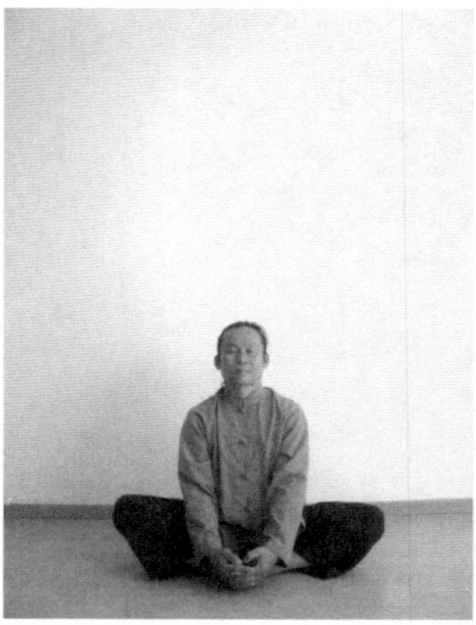

44

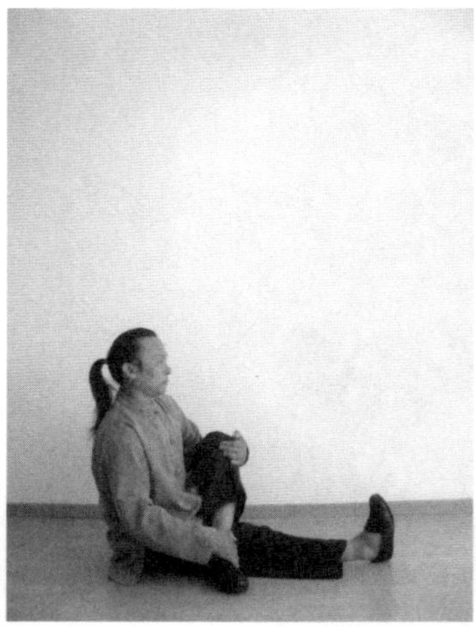

45

Die Wirbelsäule bewegen

Um die Wirbelsäule geschmeidig zu machen, eignet sich die sogenannte Katzenübung sehr gut. Stellen Sie sich in den Vierfüßlerstand, und machen Sie einen »Katzenbuckel«. Dann drücken Sie das Kreuz nach unten durch und schauen dabei nach oben. Halten Sie den Mund leicht geöffnet, damit der Kehlkopf entlastet wird (Abb. 46, 47).

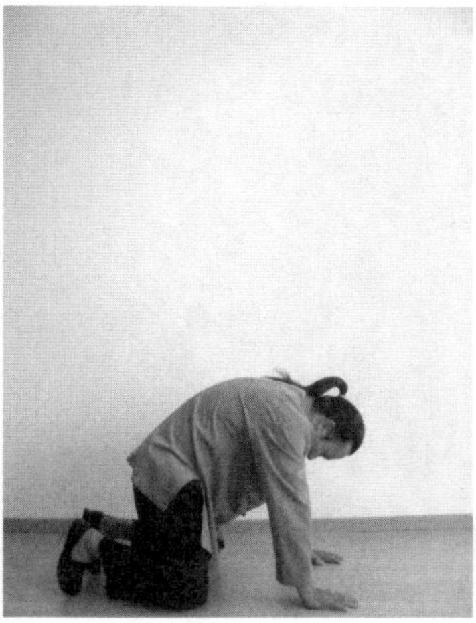

46

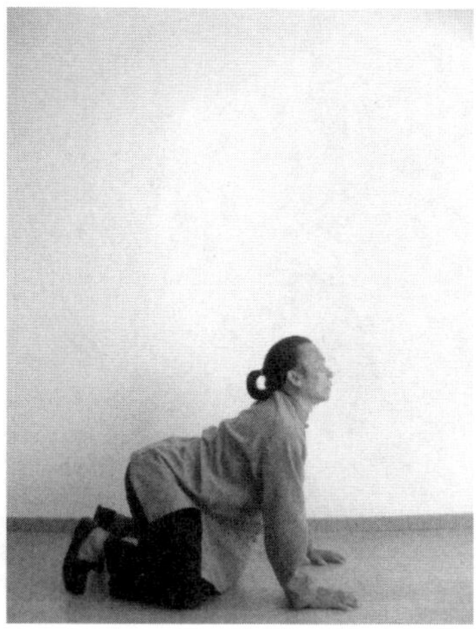

47

Zum Dehnen: Die Hundestellung

Auch für die »Hundestellung« gehen Sie in den Vierfüßlerstand. Dann drücken Sie Hände und Beine durch. Der Rücken ist dabei möglichst gerade und bildet mit dem Kopf eine Linie (Abb. 48). Wer weiterdehnen will, kann langsam die Hände Richtung Zehen »krabbeln« lassen (Abb. 49).

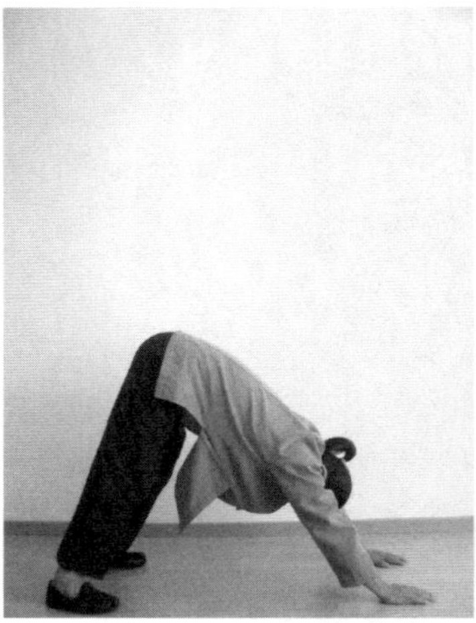

48

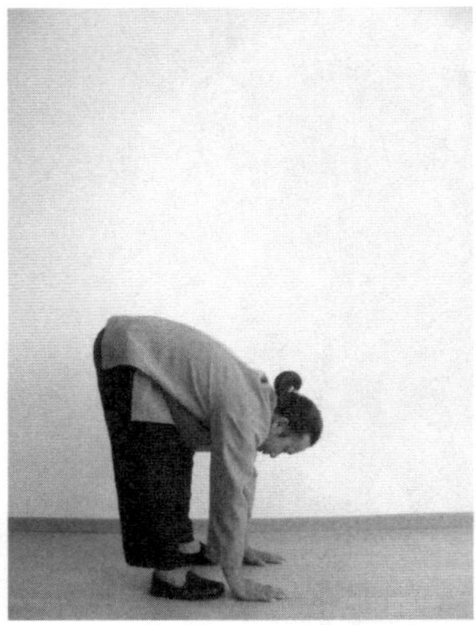

49

Den Brustkorb dehnen

Eine sehr wohltuende Übung! Breiten Sie im Stehen die Arme aus, und beugen Sie sich ein wenig zurück (Abb. 50). Dann ziehen Sie die Schultern nach vorn, bringen die Arme vor der Brust zusammen und machen sich »rund« (Abb. 51). Anschließend heben Sie die Arme und verschränken sie über dem Kopf (Abb. 52).

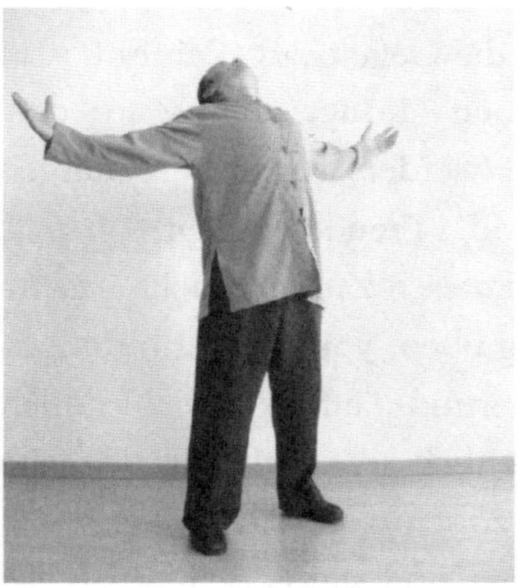
50

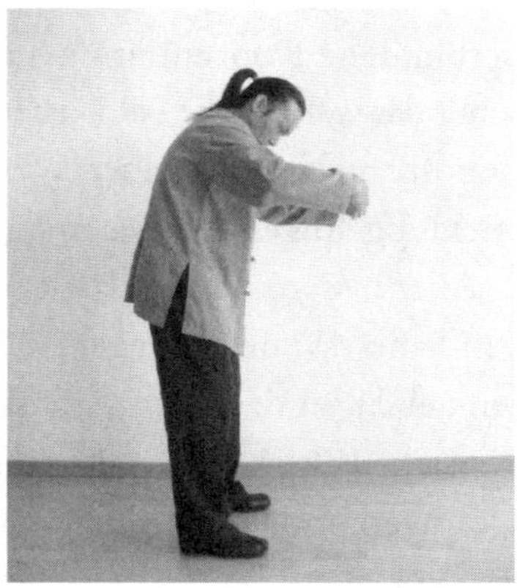
51

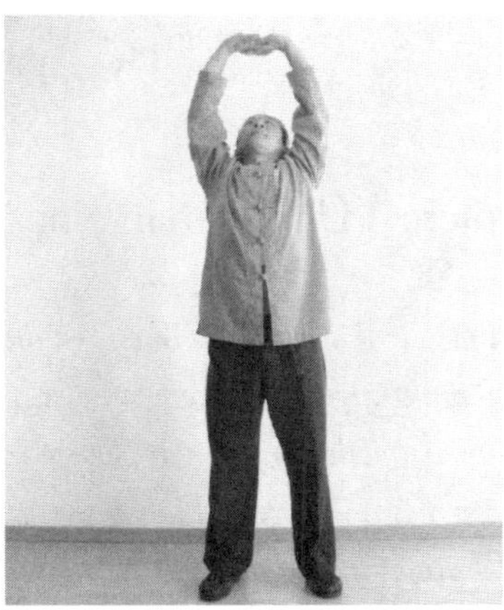
52

6 Übungen für Entspannung und Gelassenheit

Als Erstes möchten wir Ihnen Übungen vorstellen, die entspannend und beruhigend wirken. Viele davon sind körperlich einfach zu praktizieren, aber auf der geistigen Ebene eine Herausforderung. Das wichtigste Prinzip der Meditation ist das Loslassen von Problemen und Gefühlen und die damit verbundene Konzentration auf die Gegenwart. Echtes Loslassen – das werden Sie bald erkennen – bringt innere Zufriedenheit mit sich. Nach einer Weile werden Ihnen die Übungen leichter gelingen und Sie mit großer Freude erfüllen.

Aber bedenken Sie, dass man diesen Zustand nicht erzwingen kann. Wenn Sie regelmäßig üben, wird es bestimmt Zeiten geben, in denen es nicht so »rund« läuft. Vielleicht fühlen Sie sich seelisch oder gesundheitlich angeschlagen, oder die Übungen erscheinen Ihnen als zu schwierig oder als langweilig. Vor allem in solchen Phasen sind sie jedoch genau das Richtige. Üben Sie Entspannung und Gelassenheit, um sich innerlich zu stärken.

Der weiße Kranich: 3 Übungen in einer

Eine erste Übung, um zur Ruhe zu kommen, ist die folgende, die Sie auch als Vorübung praktizieren können, um sich auf ein längeres Training einzustimmen (vielleicht kennen Sie sie schon aus unserem Buch Das Taiji der Fünf Tiere*). Dabei sammeln Sie sich und erzeugen in sich Gelöstheit und Ruhe, unbedingte Voraussetzung für eine fruchtbare Praxis. Die Übung besteht aus 3 kurzen Teilen, die*

Sie unmittelbar hintereinander ausführen. Im Zentrum steht »Der weiße Kranich öffnet seine Flügel«. Achten Sie darauf, dass Ihre Beine leicht gebeugt sind. Atmen Sie regelmäßig im Rhythmus mit den Armbewegungen.

1. Übung: Das Qi wecken

Wecken Sie nach der Verbeugung das Qi (Abb. 53 bis 58). Wiederholen Sie das Heben der Arme weitere 2 Male. Legen Sie dann die Hände vor dem unteren Dantien ineinander (links ist unten, Abb. 59).

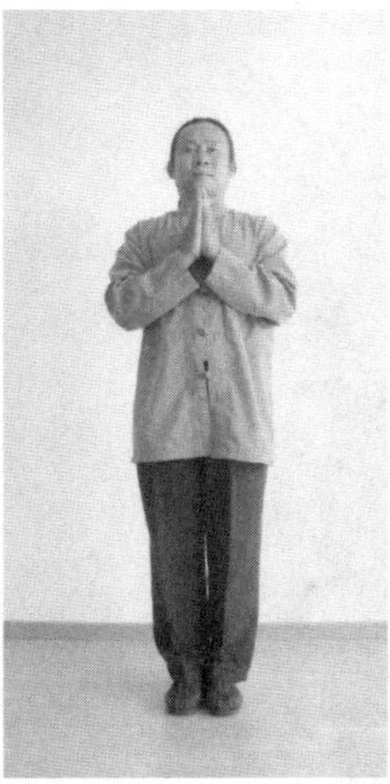

53

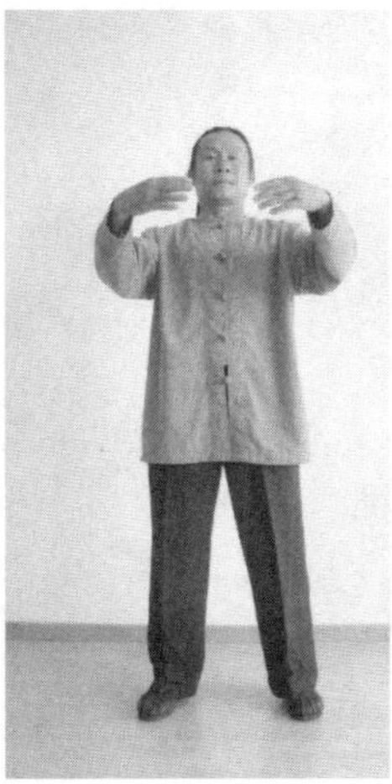

54

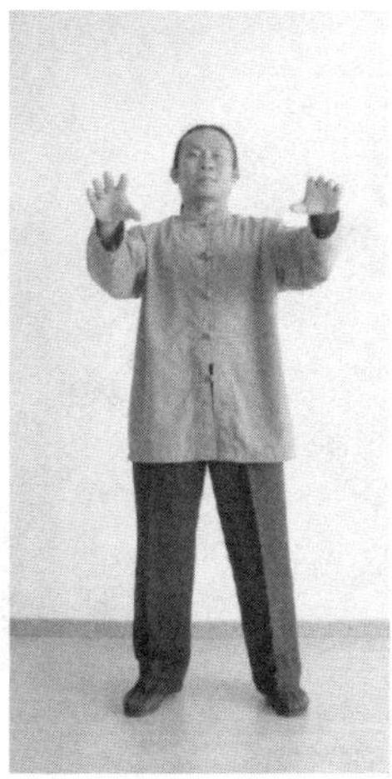

55

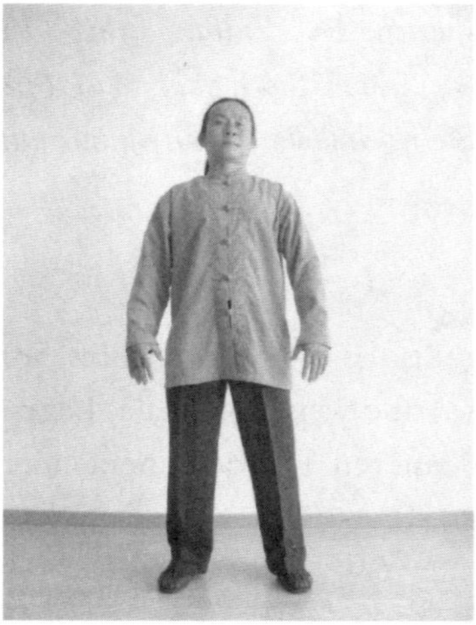

56

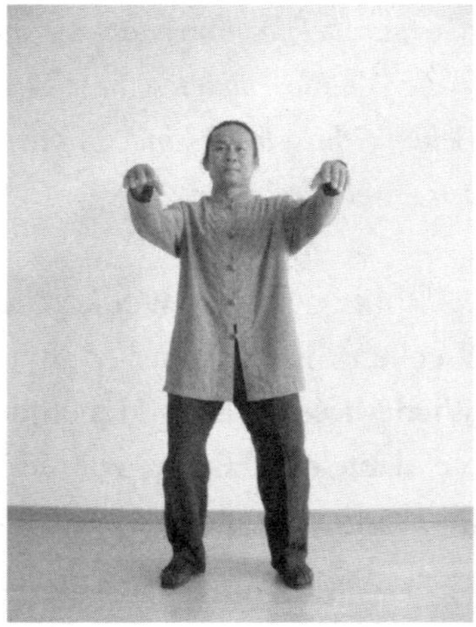

57

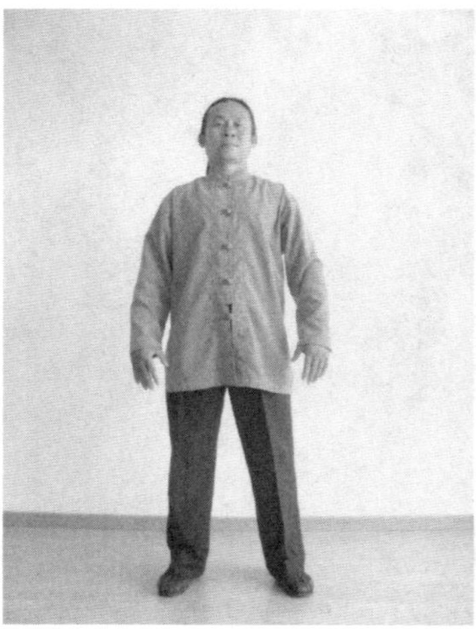

58

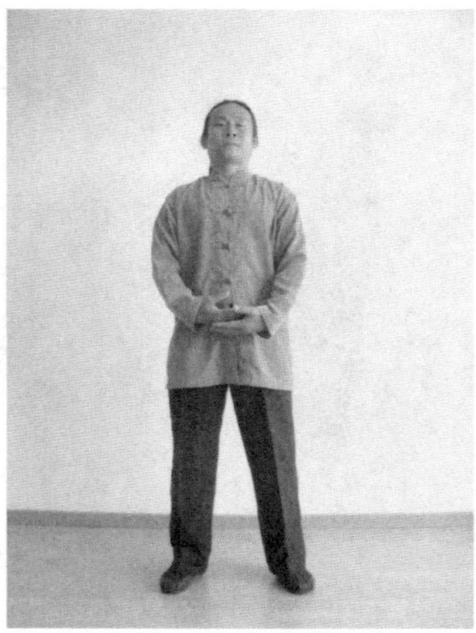

59

2. Übung (direkt im Anschluss):
Der weiße Kranich öffnet seine Flügel

Heben Sie aus dieser Position die Arme seitlich an; die Finger sind entspannt und leicht geöffnet, die Arme nicht durchgestreckt, die Handflächen zeigen nach unten (Abb. 60). Stellen Sie sich vor, Sie wären ein Kranich und würden die Flügel elegant heben. Öffnen Sie die Arme insgesamt 3-mal. Anschließend legen Sie die Hände vor dem unteren Dantien wieder wie vorhin ineinander (links ist unten, Abb. 61).

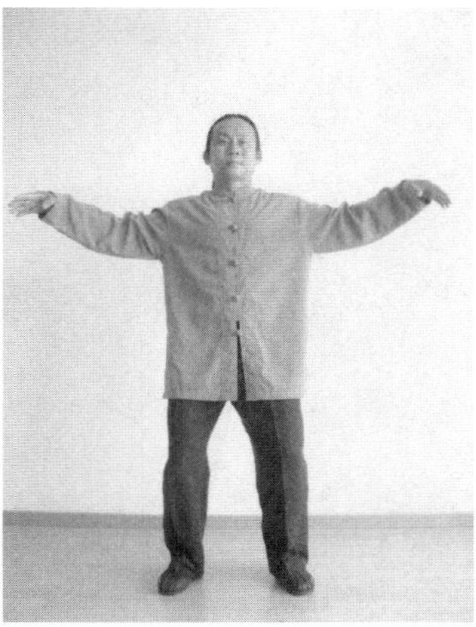

60

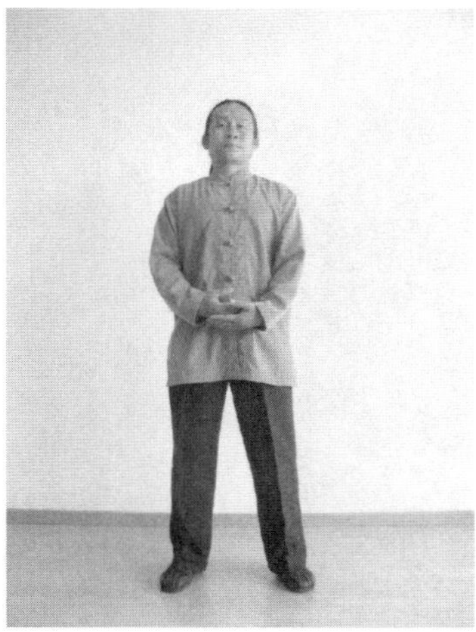

61

3. Übung (direkt im Anschluss):
Das Qi holen und senken

Der letzte Teil dieser Entspannungsübung besteht darin, dass Sie die Arme seitlich heben, diesmal jedoch zeigen die Handflächen nach oben. Die Finger sind entspannt und leicht geöffnet, die Arme nicht durchgestreckt (Abb. 62 bis 64). Legen Sie den Kopf in den Nacken, während Sie die Arme nach oben strecken; die Hände berühren sich nicht, die Ellenbogen sind nicht ganz durchgedrückt (Abb. 65). Stellen Sie sich dabei vor, dass Sie das äußere Qi – die Energie, die sich überall im Universum befindet – zu sich »holen«. Bewegen Sie die Hände dann vor dem Körper entlang der Mitte (Abb. 66) nach unten Richtung unteres Dantien (Sie sammeln das Qi im Dantien), und lassen Sie die Arme für einen kurzen Moment locker an den Seiten hängen (Abb. 67, 68). Wiederholen Sie diese kreisförmige Bewegung weitere 2 Male.

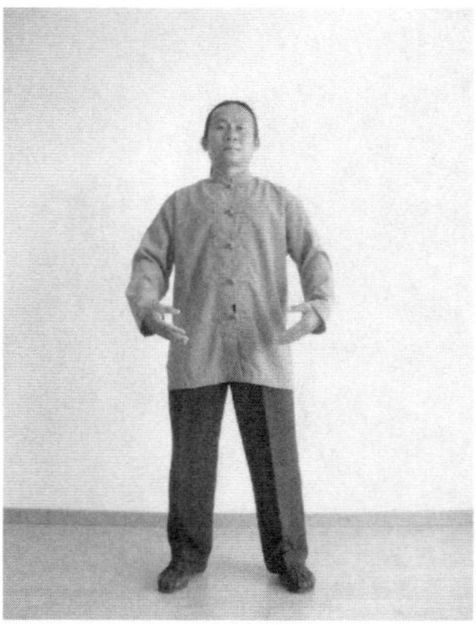

62

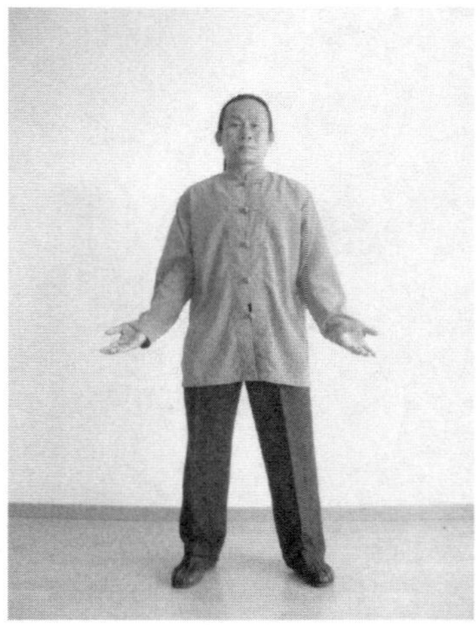

63

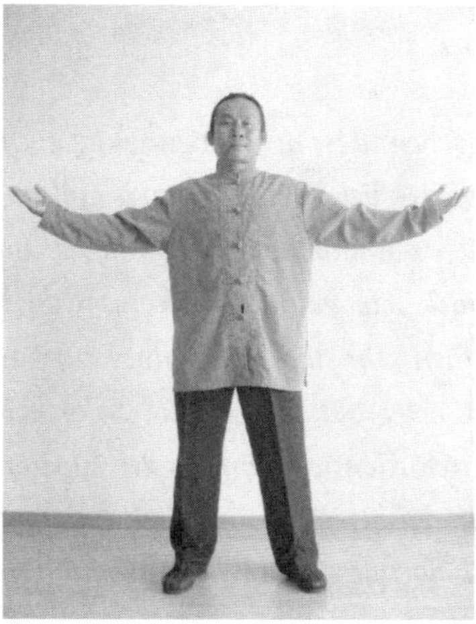

64

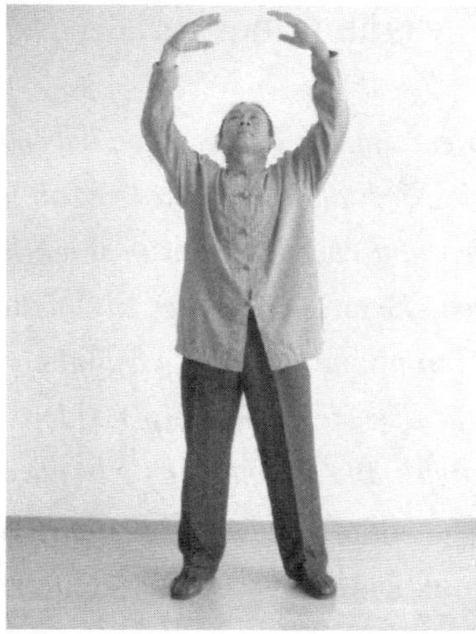

65

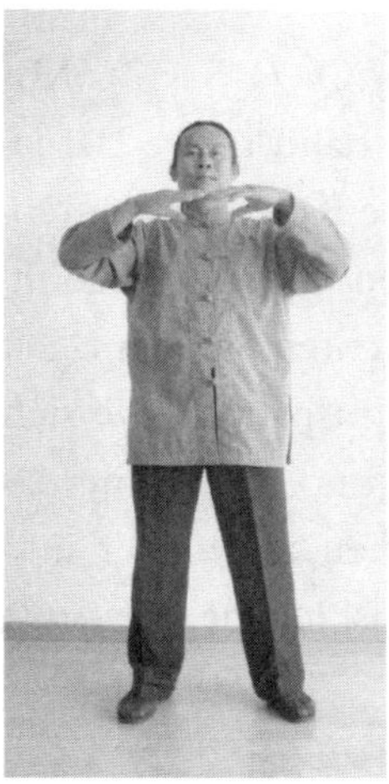

66

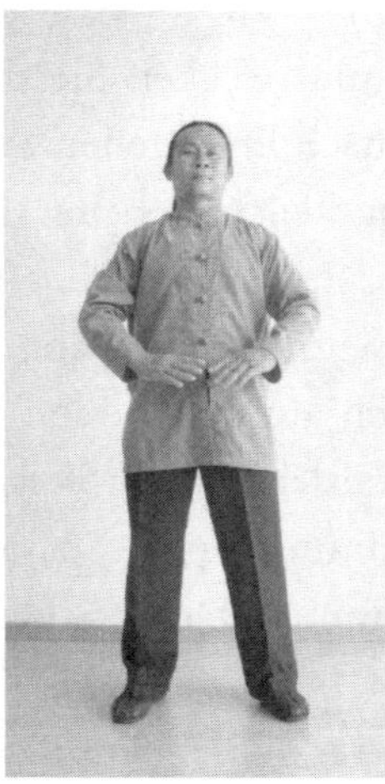

67

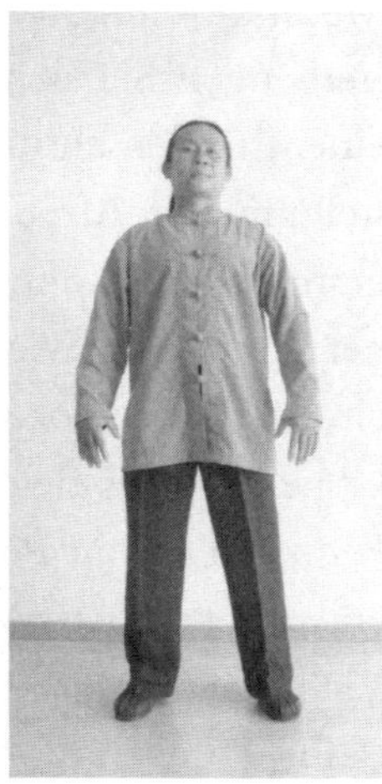

68

3 Meditationen

Medizinische Forschungen haben ergeben, dass neben Bewegung auch die Meditation ein gutes »Medikament« bei Krebs, Herzerkrankungen und vielen, vor allem chronischen Krankheiten wie Schlafstörungen, Depressionen oder Bluthochdruck sein kann. Wie kommt das? Man nimmt an, dass Meditation einen sehr starken Einfluss auf das Gleichgewicht im Körper (Homöostasie) hat und so die Selbstheilungskräfte aktiviert. Es gibt die verschiedensten Formen der Meditation; auch Taiji und Qi Gong gehören als Bewegungsmeditationen grundsätzlich dazu. Wir haben im Folgenden je eine stille Meditation im Stehen, Sitzen und Gehen ausgesucht.

Meditation im Stehen

Verbeugen Sie sich, und wecken Sie das Qi (s. S. 57). Mit einem Bogenschritt nach links gehen Sie dann in die Bärenstellung. Die Arme sind leicht gebeugt, die Knie nicht durchgestreckt. Sie können die Augen schließen oder leicht geöffnet lassen, ganz wie Sie möchten. Dann richten Sie den Blick circa 3 Meter vor sich auf den Boden. Entspannen Sie sich, kippen Sie das Becken leicht nach vorn, und ziehen Sie das Kinn ein wenig Richtung Brust. So stehen Sie locker und entspannt ein paar Minuten. Der Rücken ist gerade, die Brust leicht »geöffnet« (Abb. 69).

Ein Hinweis für Leser mit labilem Kreislauf: In diesem Fall ist es besser, wenn Sie sitzen oder liegen. Falls Sie merken, dass Ihnen beim Stehen schwindlig wird, heben Sie ganz vorsichtig die Arme, das hilft schon ein wenig. Dann setzen Sie sich einfach hin, bis der Kreislauf wieder stabil ist.

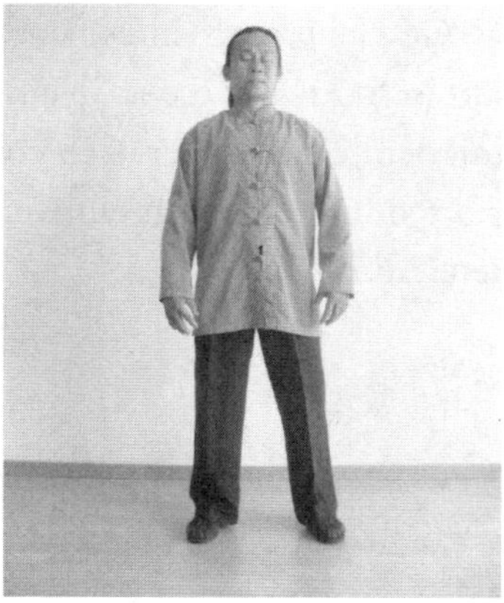

69

Nach der Meditation atmen Sie einmal tief ein und aus, um die Übung zu beenden. Dann drehen Sie sich zur Lockerung des Körpers in der Hüfte nach links und nach rechts (Abb. 70, 71). Die Arme hängen locker an den Seiten und schwingen mit. Verdrehen Sie dabei nicht die Knie!

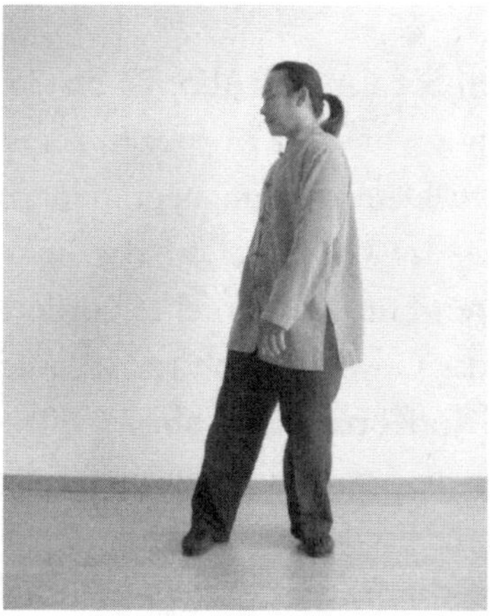

70

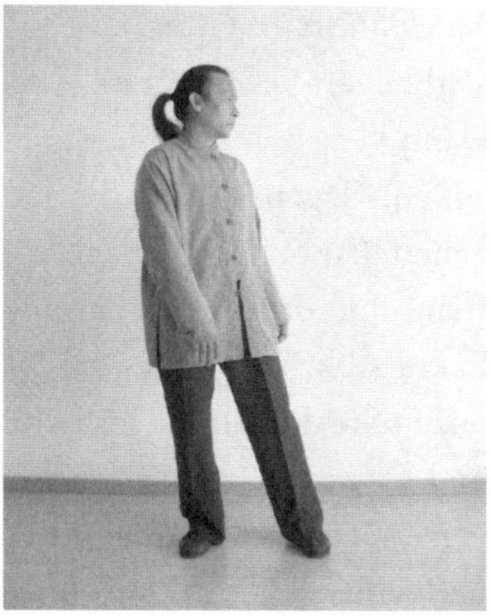

71

Verlagern Sie das Gewicht nach links, und gehen Sie mit einem Bogenschritt (s. S. 51) mit rechts in eine breite Stellung. Beugen Sie sich mit dem Oberkörper nach vorn, lassen Sie die Arme hängen, und schütteln Sie sich ein wenig aus. Das entspannt den Rücken (Abb. 72).

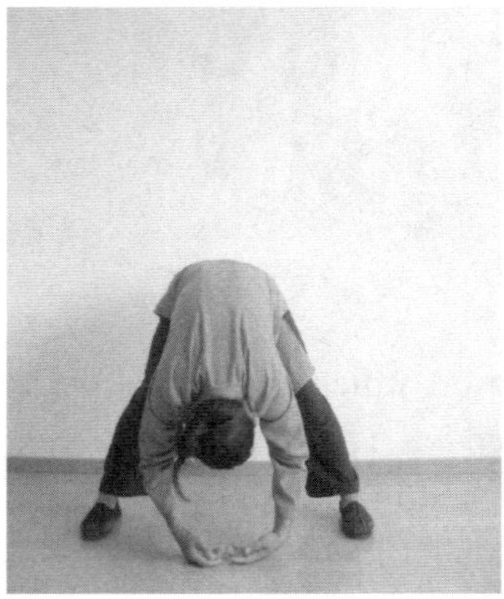

72

Meditation im Gehen

Verbeugen Sie sich, und wecken Sie das Qi (Abb. 73 bis 76). Dann verschränken Sie die Hände vor dem Körper (links ist außen), legen sie auf das untere Dantien und beginnen zu gehen (Abb. 77). Verlagern Sie das Gewicht auf das linke Bein, und drehen Sie den rechten Fuß in die rechte vordere Ecke (Abb. 78). Verlagern Sie das Gewicht nach rechts, und setzen Sie den linken Fuß vor dem Körper ab (Abb. 79, 80) – und so weiter (Abb. 81 bis 83). Sie setzen immer zuerst die Ferse auf und rollen den Fuß dann bewusst ab.

Bei dieser Übung kommt es nicht darauf an, irgendein Ziel zu erreichen oder möglichst weit zu kommen, sondern allein auf das Gehen. Konzentrieren Sie sich auf die Gewichtsverlagerung und den Kontakt zum Boden.

Sie können im Kreis gehen oder auf und ab. Wenn Sie die Übung beenden wollen, gehen Sie wieder in die Bärenstellung und beruhigen das Qi.

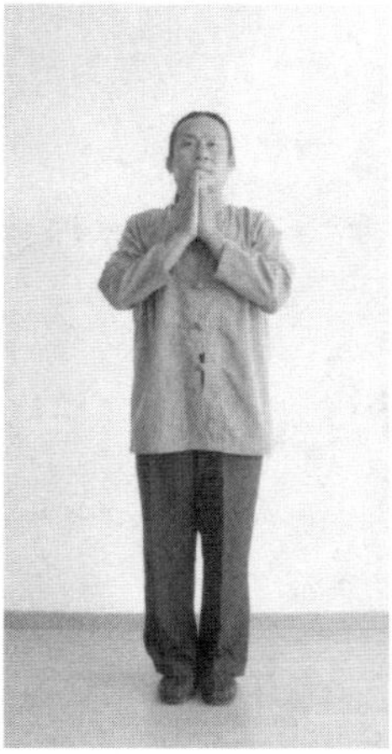
73

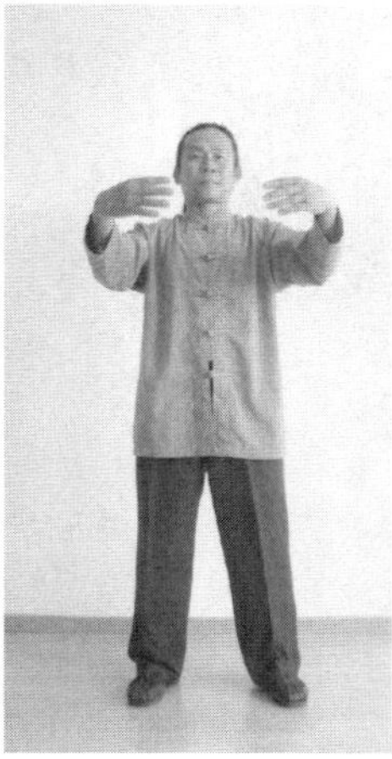
74

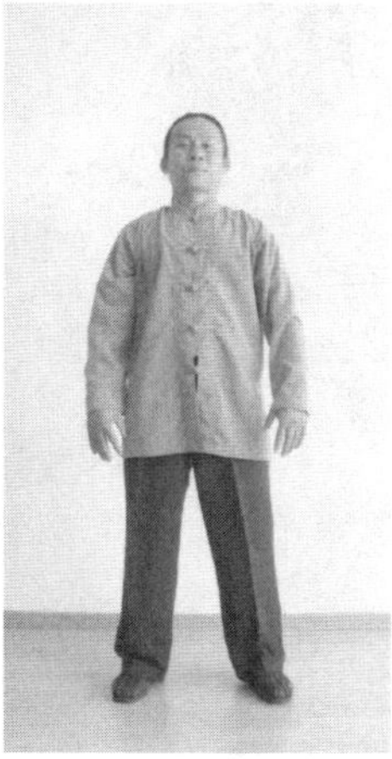
75

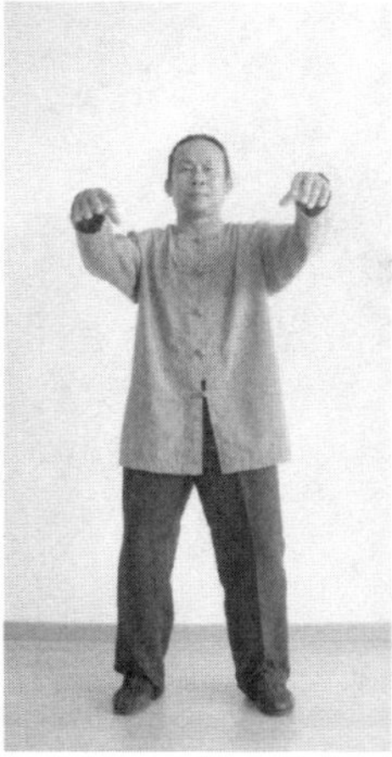
76

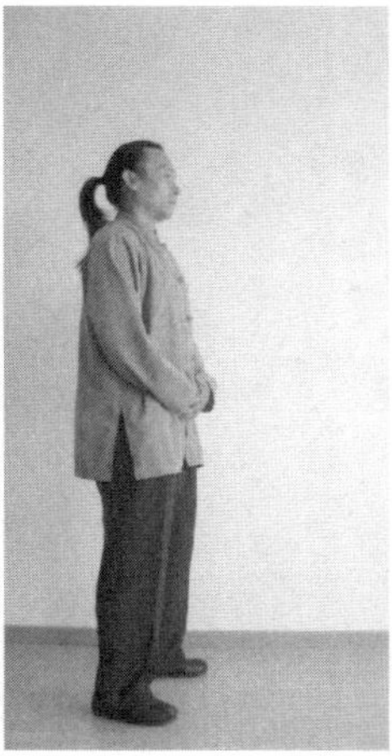
77

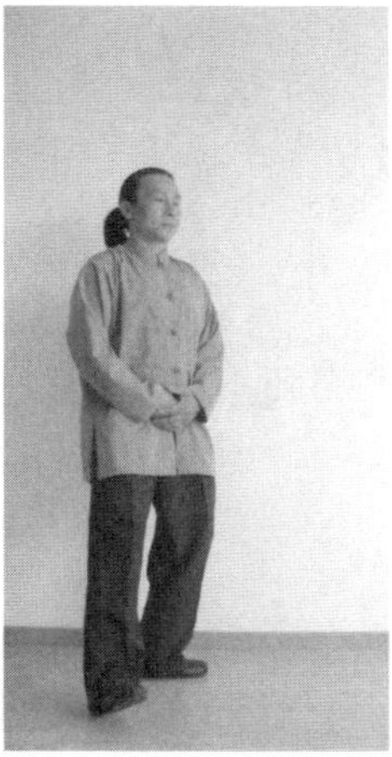
78

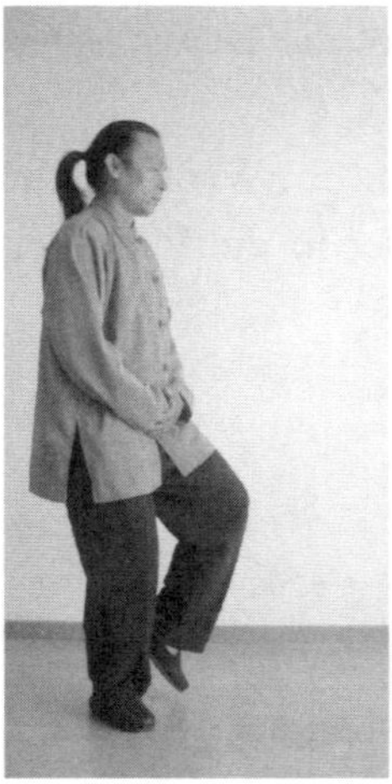
79

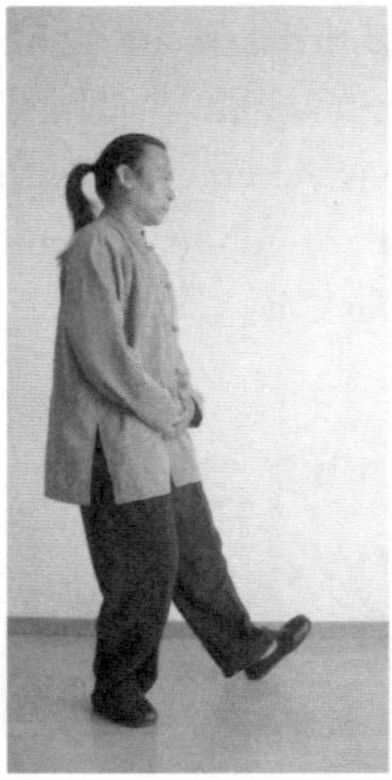
80

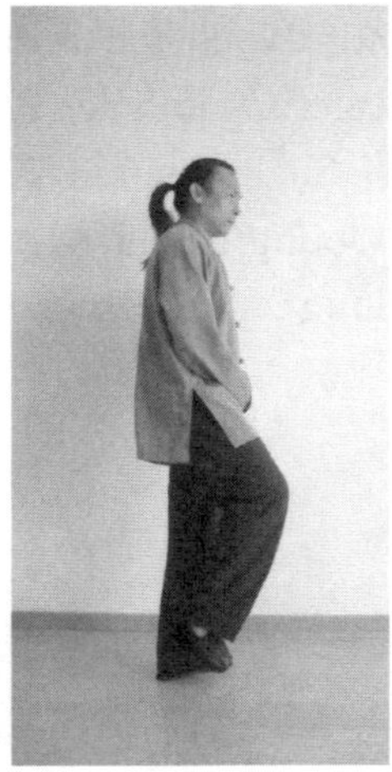
81

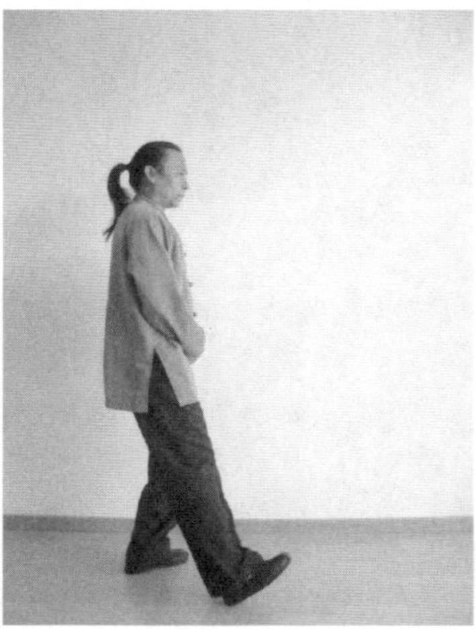
82

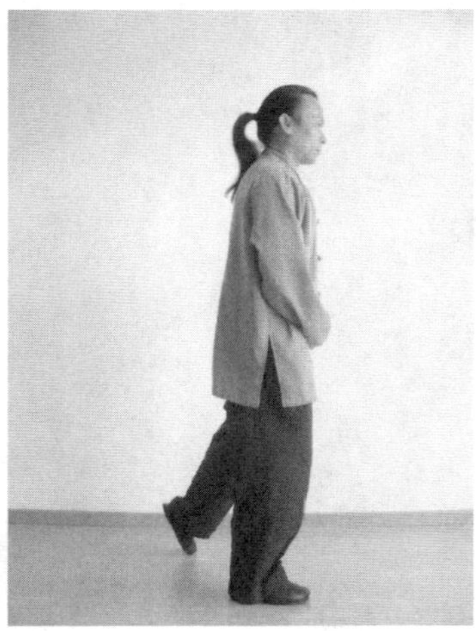
83

Meditation im Sitzen

Setzen Sie sich so hin, dass Sie bequem und entspannt sitzen und die Position eine Weile halten können. Die häufigsten Positionen sind:

- auf einem Stuhl (die Beine stehen nebeneinander)
- auf dem Boden, der Rücken lehnt an der Wand
- Schneidersitz
- vollendeter Lotossitz

Die Arme sind locker und die Schultern entspannt. Die Hände liegen im Schoß – die linke Hand ist unten –, die Handflächen zeigen nach oben. Meditieren Sie, so lange Sie möchten und sich wohlfühlen (Abb. 84, 85).

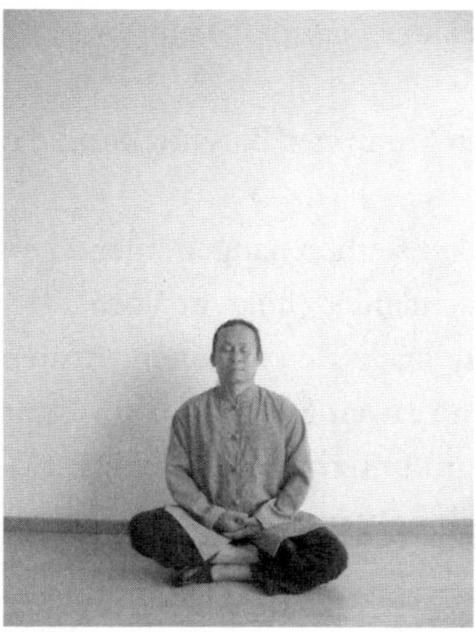

84

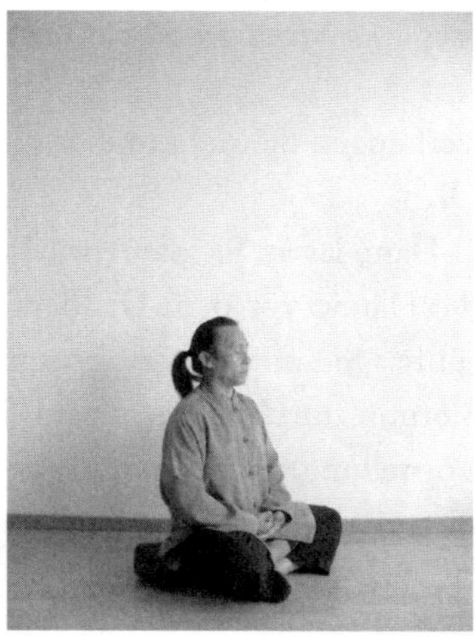

85

»Unter allem, was die Dinge endet und die Dinge anfängt, gibt es nichts Herrlicheres als das Stillehalten.«[19] (Schu Gua)

Der große Energiekreislauf

Diese Übung fördert die innere Kraft und hilft als Entspannungsübung bei Erschöpfung. Achten Sie darauf, dass der ganze Körper entspannt ist; auf diese Weise können Blockaden erspürt werden. Solche Stellen können Sie später, wenn Sie in der Praxis fortgeschritten sind, besonders »beatmen«, indem Sie die Vorstellungskraft genau dorthin lenken. Machen Sie die Übung im Sitzen, Stehen oder Liegen, je nachdem, wie Sie sich am wohlsten fühlen.

Verbeugen Sie sich, und wecken Sie in der Bärenstellung das Qi.

Dann lassen Sie die Arme locker seitlich hängen oder legen die Hände vor dem Dantien ineinander (links ist vorn). Berühren Sie mit der Zungenspitze leicht den Gaumen. Atmen Sie nun durch die Nase ein, und lassen Sie das Qi (in Ihrer Vorstellung) zum Energiezentrum unterhalb des Nabels strömen und gleichzeitig über die Innenseiten der Arme bis zu den Fingerspitzen.

Senken Sie das Qi dann an den Innenseiten der Beine hinab bis zu den Zehen. Stellen Sie sich vor, dass es von dort auf der Außenseite der Beine bis zur Hüfte hochfließt.

Richten Sie Ihre Aufmerksamkeit auf das Steißbein, über das das Qi weiterfließt, nämlich entlang der Wirbelsäule bis zum Scheitel hoch. Von dort strömt es zum oberen Gaumen.

Dort wird der Kreislauf durch die Zungenspitze (leicht am Gaumen) geschlossen.

An den Armen fließt das Qi an der Außenseite nach oben.

Und so atmen Sie bei dieser Übung: Während das Qi nach oben strömt, atmen Sie aus. Fließt es nach unten, atmen Sie ein. Sollten Ihnen die Abstände zu groß sein, können Sie auch 2-mal atmen. Atmen Sie, solange Sie mit der Übung noch nicht vertraut sind, in Ihrem eigenen Rhythmus, und konzentrieren Sie sich einfach auf den Weg, den das Qi nimmt (Abb. 86, 87).

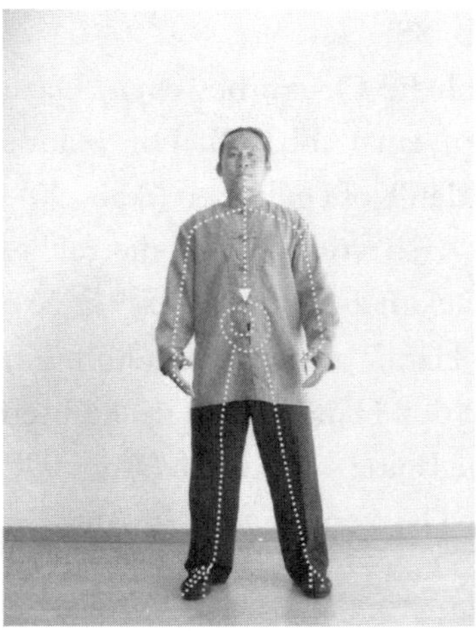

86

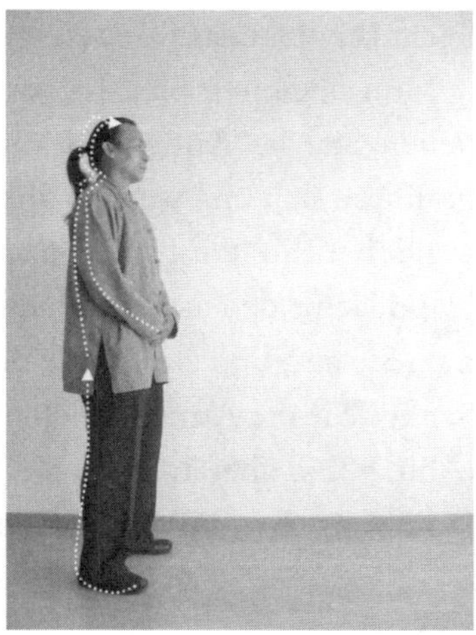

87

Weibliches und männliches Qi berühren sich

Diese Übung wirkt ausgleichend auf Yin und Yang und stärkt die Funktionen von Kreislauf und Herz. Achten Sie auf die Handhaltung – die Hände sollten sich leicht berühren.

Verbeugen Sie sich, und wecken Sie in der Bärenstellung das Qi.

Dann beugen Sie die Beine leicht und führen die Hände vor der Hüfte zusammen. Die rechte Hand liegt oben, die Handflächen zeigen zum Himmel. Die Hände berühren ganz leicht Ihr zentrales Dantien (Abb. 88).

Nun beginnen Sie, das »weibliche Qi« zu bewegen. Dazu heben Sie die Arme und atmen ein (Abb. 89). Die Hände berühren sich und werden über den Kopf gehoben (Abb. 90).

Drehen Sie die Hände dann nach vorn, wobei die rechte Handfläche den linken Handrücken berührt (Abb. 91). Atmen Sie aus, und ziehen Sie die Hände auseinander (Abb. 92). Senken Sie die Arme seitlich mit den Handflächen nach unten (Abb. 93). Dabei strecken Sie die Beine sanft durch (Abb. 94).

Führen Sie die Hände am Dantien wieder zusammen, rechts ist oben. Nun beginnt die Sequenz von vorn (Abb. 95 bis 99).

Beim Heben der Arme atmen Sie ein, beim Senken aus. Machen Sie diesen Teil der Übung 7- oder 12-mal. Dann beruhigen Sie das Qi (Abb. 100 bis 102).

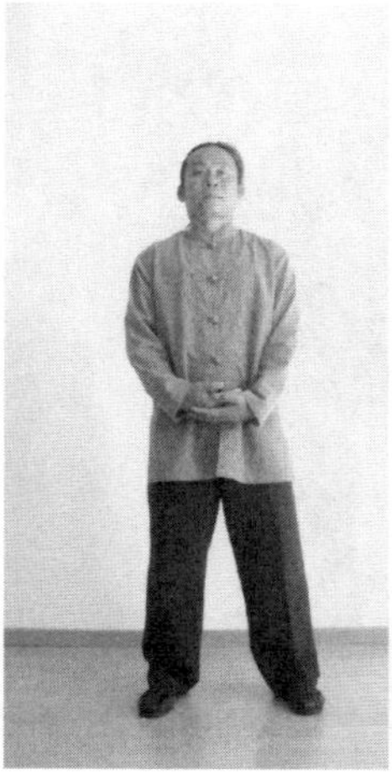
88

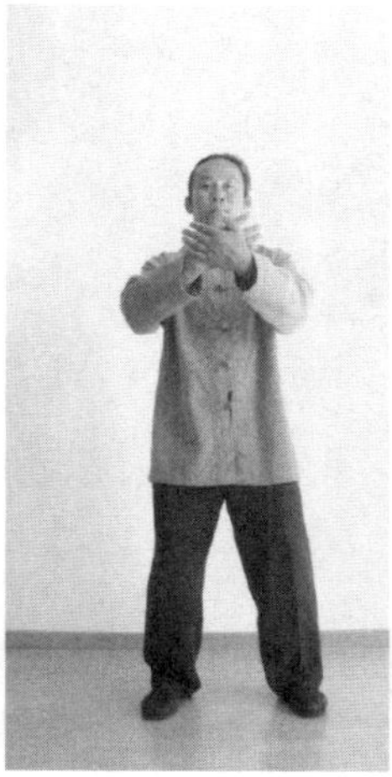
89

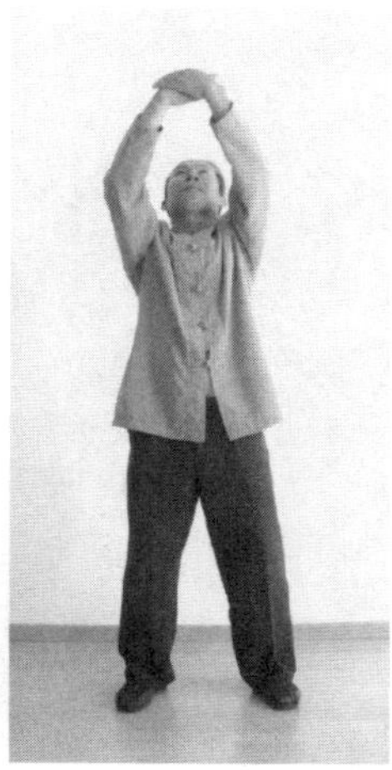
90

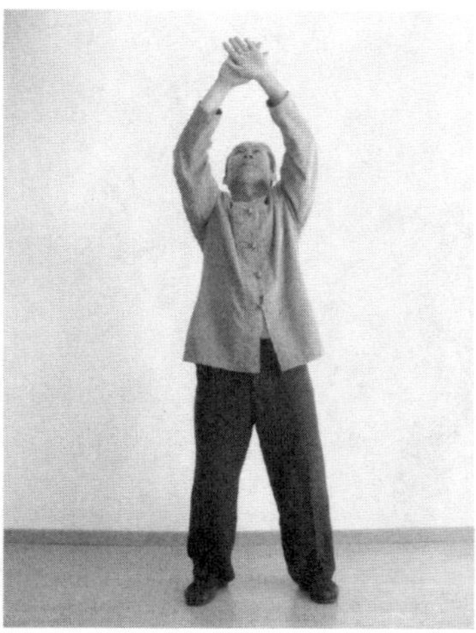
91

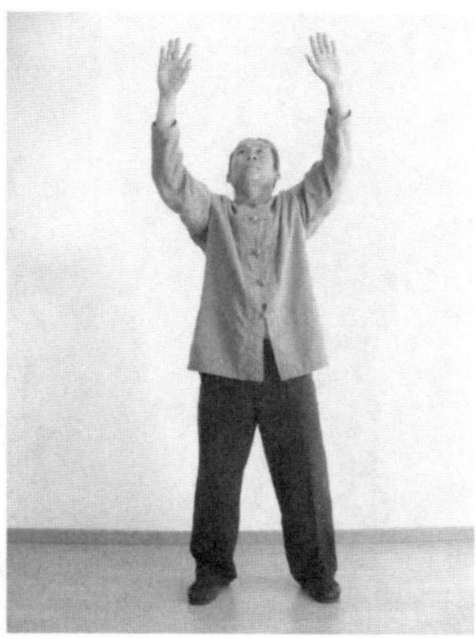
92

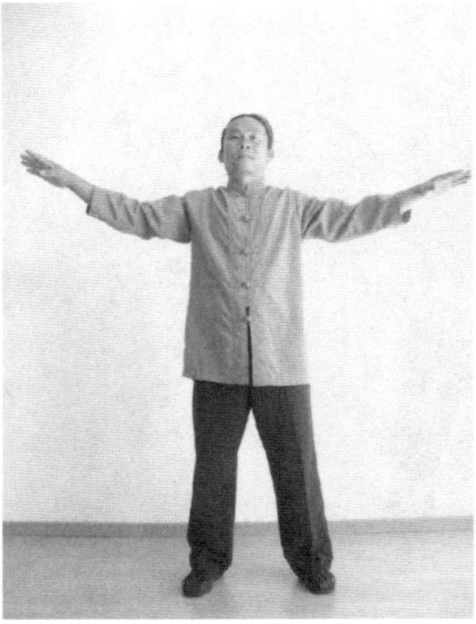
93

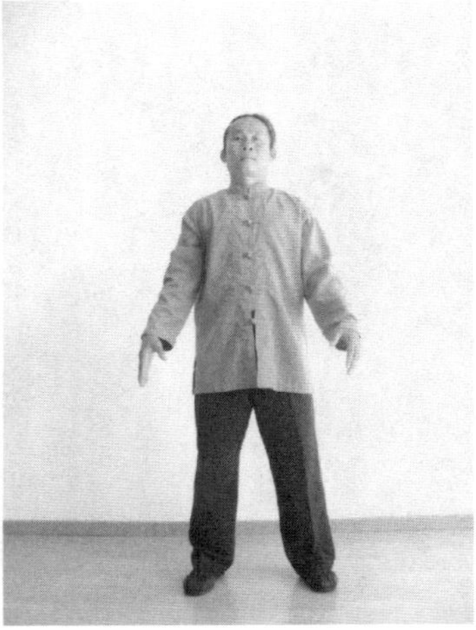
94

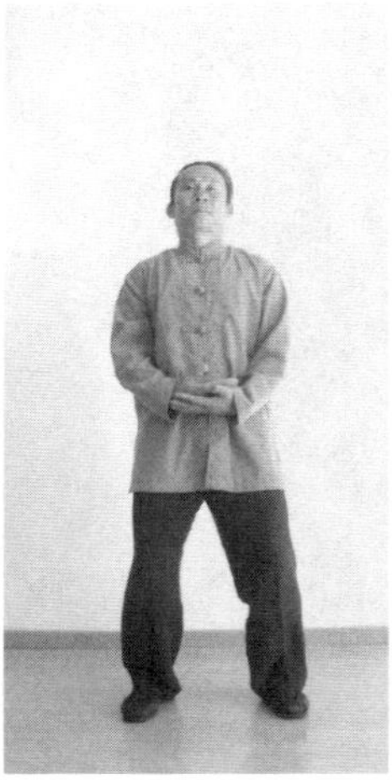
95

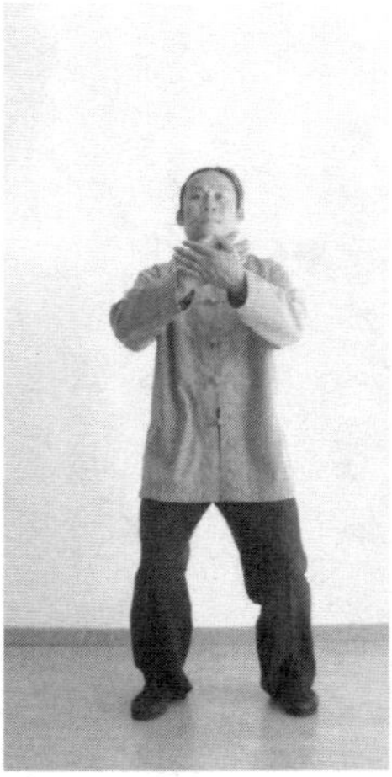
96

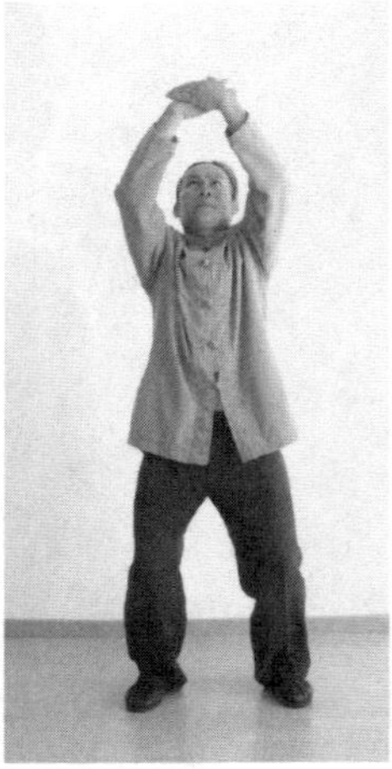
97

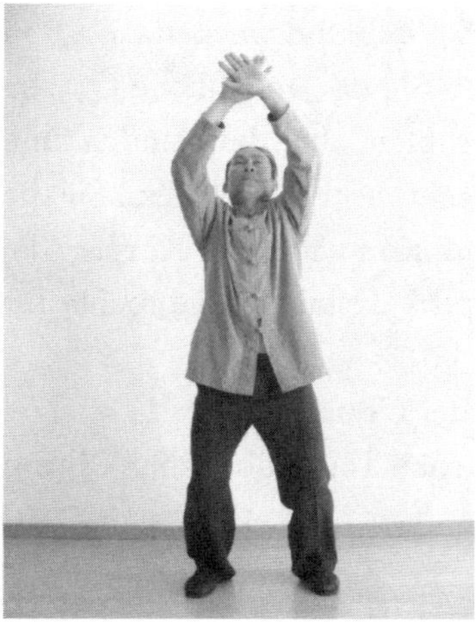
98

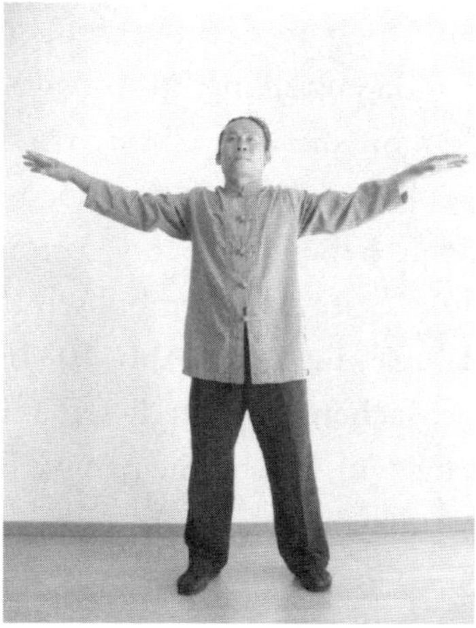
99

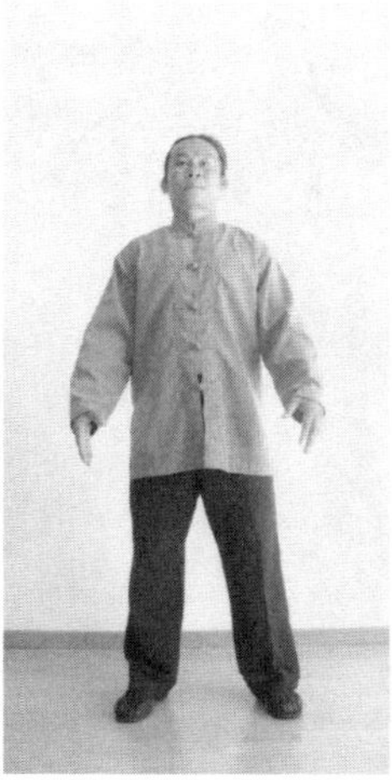
100

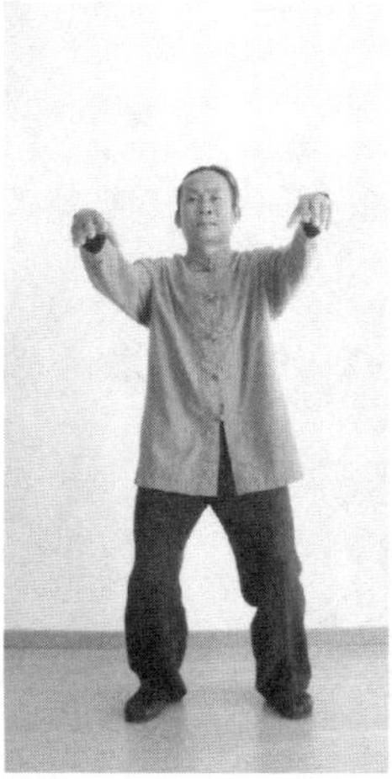
101

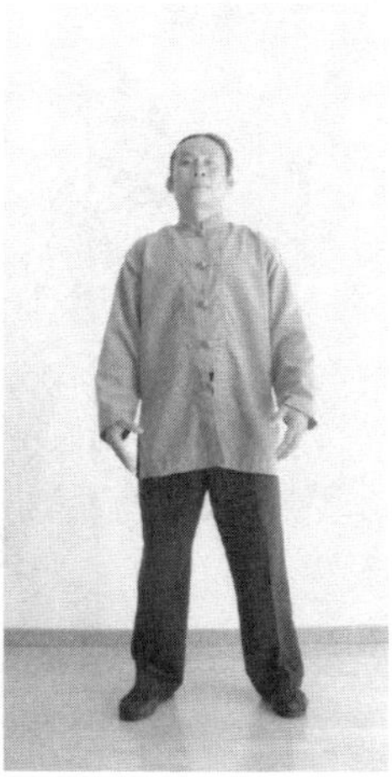
102

Im Anschluss daran verbeugen Sie sich und wecken das Qi in der Bärenstellung. Nun bewegen Sie das »männliche Qi«, indem Sie dieselbe Übung wiederholen, aber die Handhaltung wechseln – links ist nun oben, rechts unten, und wenn Sie die Arme heben, ist rechts vorn und links näher am Körper (die linke Seite steht symbolisch für das weibliche, die rechte für das männliche Qi, Abb. 103 bis 110).

Machen Sie auch diesen Teil der Übung 7- oder 12-mal (je nachdem, wie oft Sie den weiblichen Teil geübt haben). Dann beruhigen Sie das Qi.

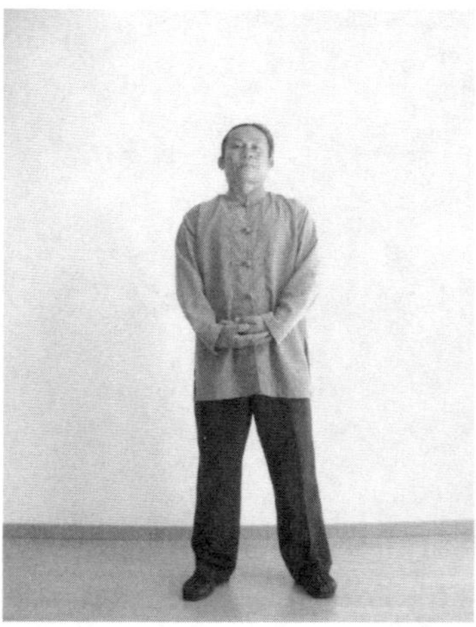
103

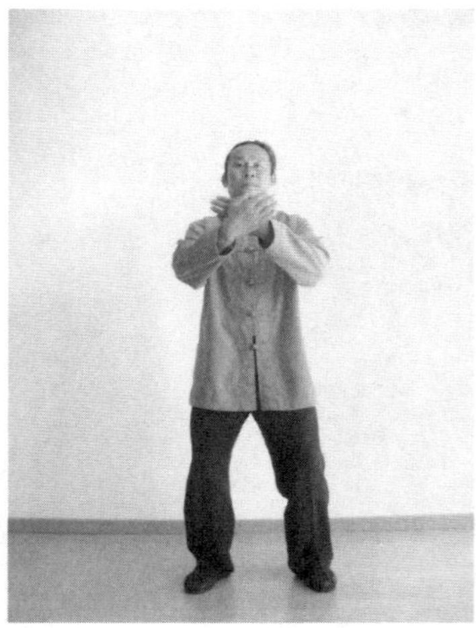
104

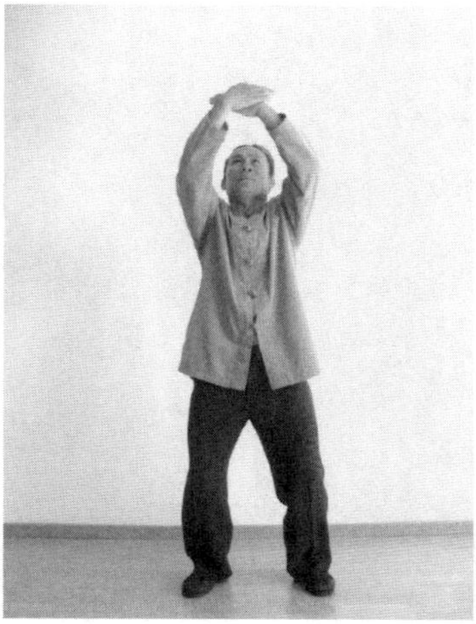
105

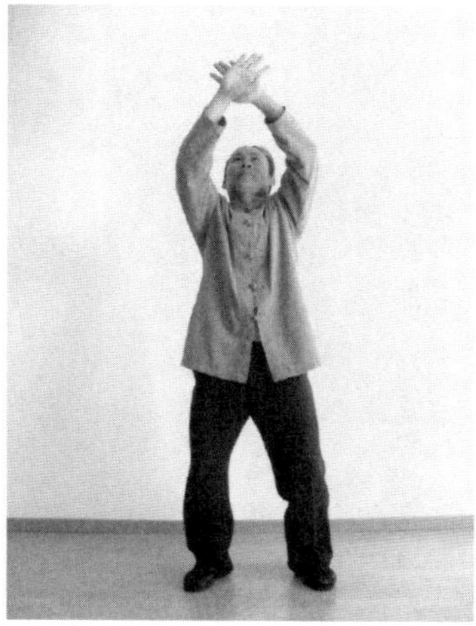
106

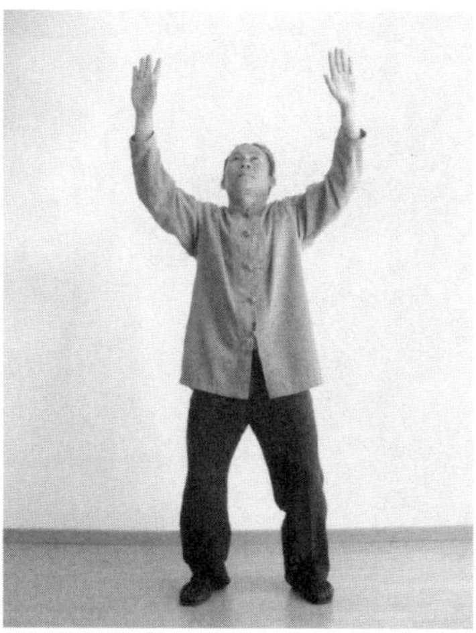
107

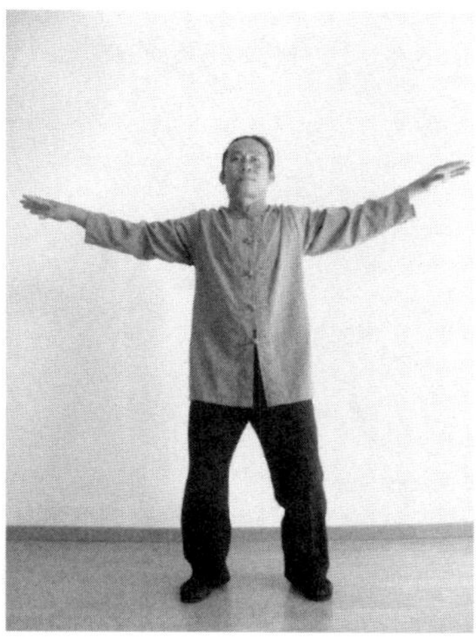
108

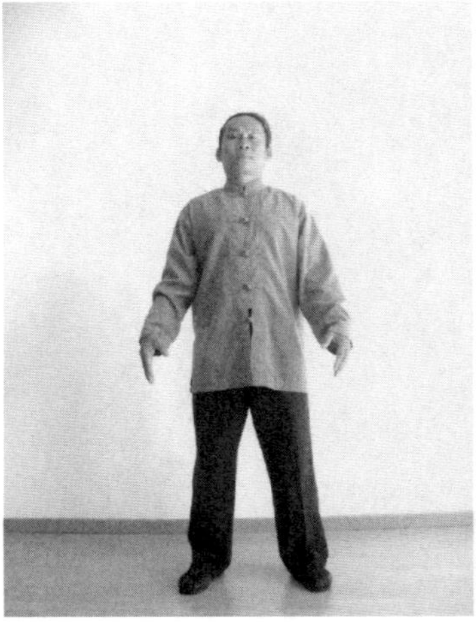
109

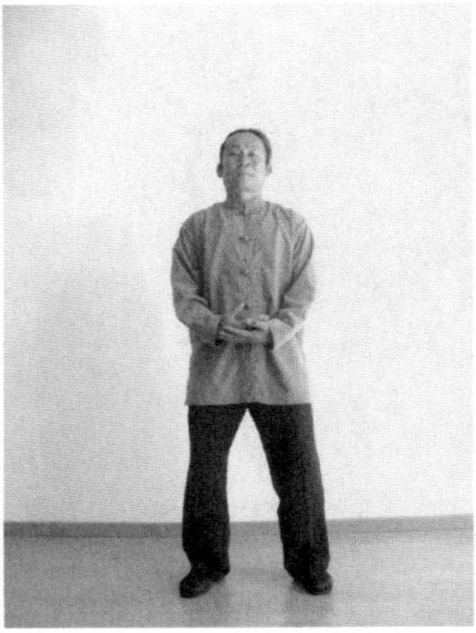
110

7 Übungen für die Beweglichkeit

Unser Körper hat es so an sich, dass er mit dem Älterwerden steifer und unbeweglicher wird, was wir meistens nicht wahrhaben wollen. Manchmal mangelt es ihm an Bewegung, manchmal bewegen wir uns falsch, oder eine Krankheit verhindert, dass wir uns so regelmäßig bewegen, wie der Körper es braucht. Vor allem Rücken, Knie und Hüfte verlangen besondere Aufmerksamkeit. Die Übungen für eine bessere Beweglichkeit, die in diesem Kapitel vorgestellt werden, helfen, die verspannte Muskulatur wieder zu dehnen bzw. es gar nicht erst zu Verspannungen oder Steifheit kommen zu lassen.

Ein beweglicher Körper beeinflusst unseren Geist und unsere Seele. Wir fühlen uns agiler, können uns freier bewegen. Die Energie fließt ohne größere Blockaden durch uns durch, und so können wir im Alltag entspannter leben.

Das Knie streifen

Diese Übung unterstützt durch die Rumpfdrehung die Beweglichkeit der Hüfte, was bei Arthrose und Verkalkung hilft. Achten Sie darauf, dass Sie die Ferse nicht zu fest am Boden absetzen und den Rumpf langsam drehen, damit der Oberschenkelhalsknochen gut mit der Hüfte »mitkommt«. Drehen Sie den Oberkörper nur so weit, wie es die Hüfte zulässt.

Verbeugen Sie sich, und wecken Sie in der Bärenstellung das Qi.

Verlagern Sie dann das Gewicht auf das linke Bein, und drehen Sie die rechte Fußspitze in die rechte vordere Ecke. Dabei formen Sie mit den Händen (links ist oben) einen großen Ball (Abb. 111, 112). Dann das Gewicht auf das rechte Bein verlagern, der linke Arm kreist vor dem Körper nach unten und der rechte nach oben. Dabei blicken Sie in Richtung der rechten Hand (Abb. 113).

Mit einem Bogenschritt gehen Sie nach vorn und setzen den linken Fuß schulterbreit ab (Abb. 114). Die rechte Hand wird auf Schulterhöhe nach vorn geschoben, die linke Hand »streift« das Knie, berührt es aber nicht (Abb. 115).

Jetzt verlagern Sie das Gewicht nach hinten und formen mit den Händen einen großen Ball; dieses Mal wird die rechte Hand nach oben geführt. Drehen Sie auf der Ferse in die linke vordere Ecke (Abb. 116), und machen Sie den nächsten Schritt. Dazu erfolgen wieder kreisende Armbewegungen: Die rechte Hand wird nach unten geführt, die linke Hand kreist nach oben (Abb. 117).

Mit einem Bogenschritt gehen Sie nach vorn und setzen den rechten Fuß schulterbreit ab. Gleichzeitig schieben Sie den linken Arm vor und streifen mit der rechten Hand das Knie (Abb. 118, 119).

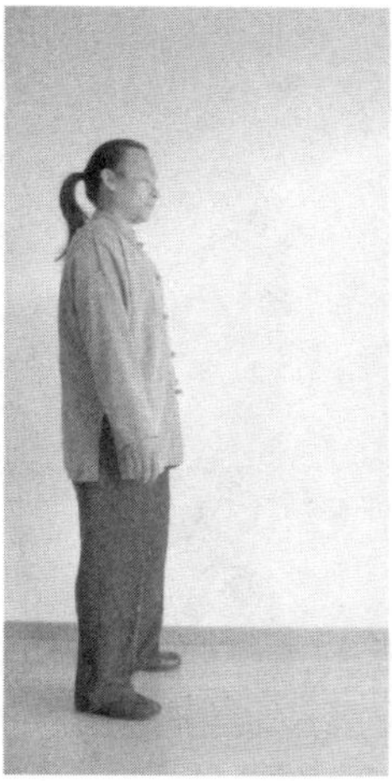
111

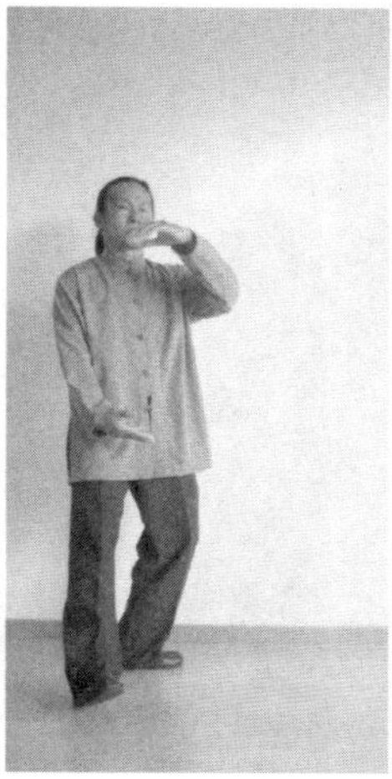
112

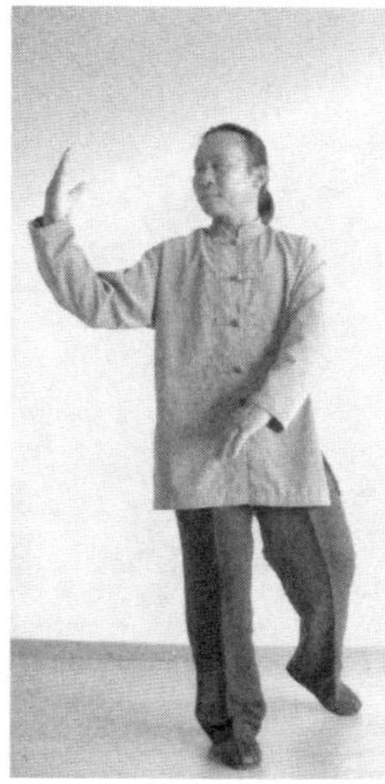
113

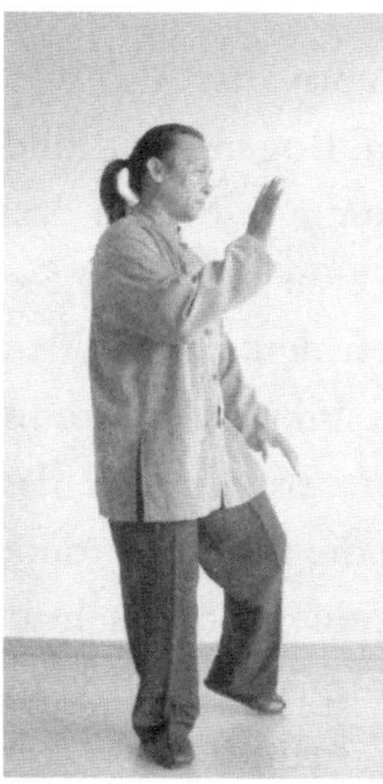
114

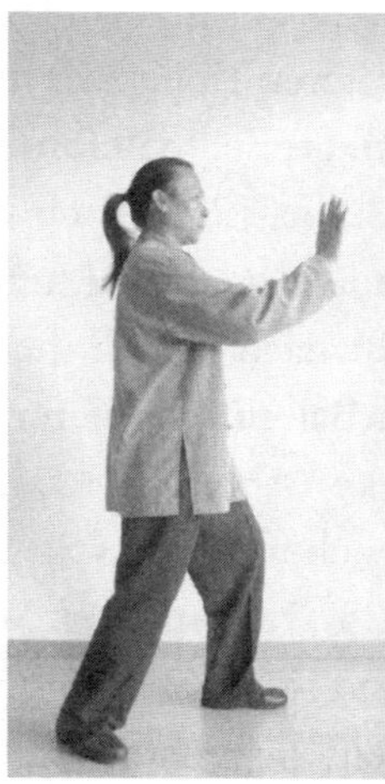
115

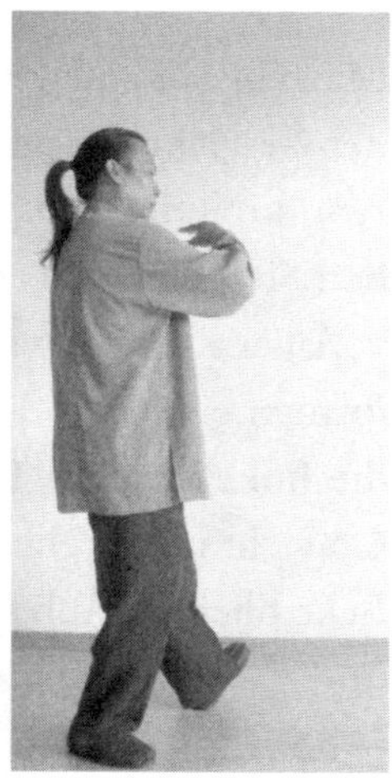
116

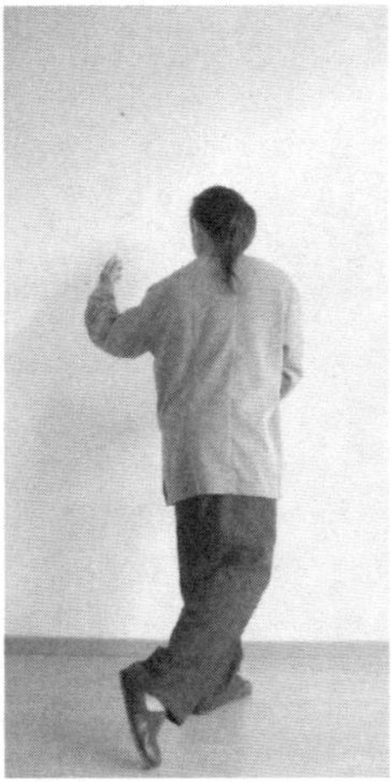
117

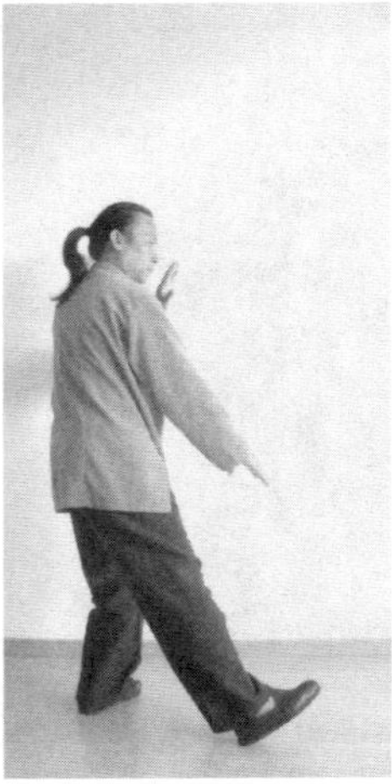
118

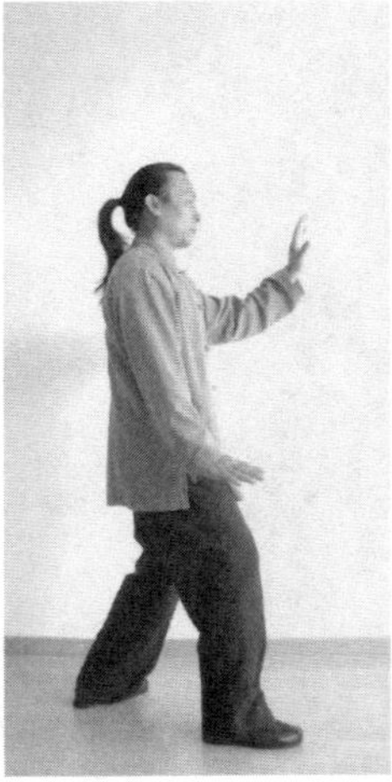
119

Machen Sie einen weiteren Bogenschritt vorwärts: Also wieder Gewicht verlagern, großen Ball formen, Bogenschritt und Arm kreisen (Abb. 120 bis 123). Nach diesem 3. Schritt drehen Sie sich in die andere Richtung, und zwar wie folgt: Sie verlagern das Gewicht nach hinten, heben den linken Arm, formen einen großen Ball und drehen die linke Fußspitze in die linke vordere Ecke (Abb. 124). Dann verlagern Sie das Gewicht und drehen sich weiter, bis Sie in die andere vordere Ecke blicken (Abb. 125). Jetzt machen Sie einen Bogenschritt in die 2. Richtung und schieben den linken Arm nach vorn (Abb. 126). Dabei streift die rechte Hand das Knie.

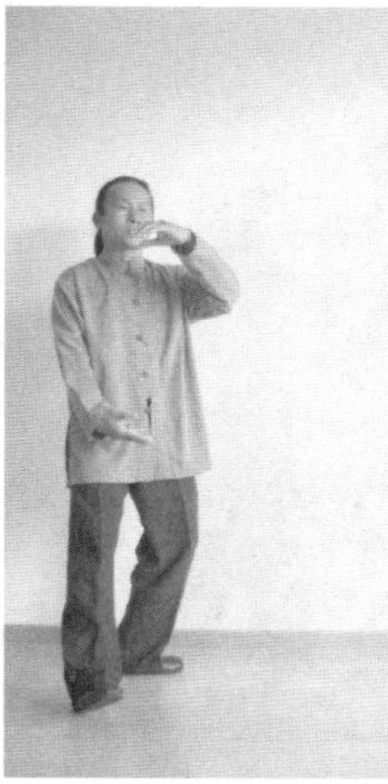
120

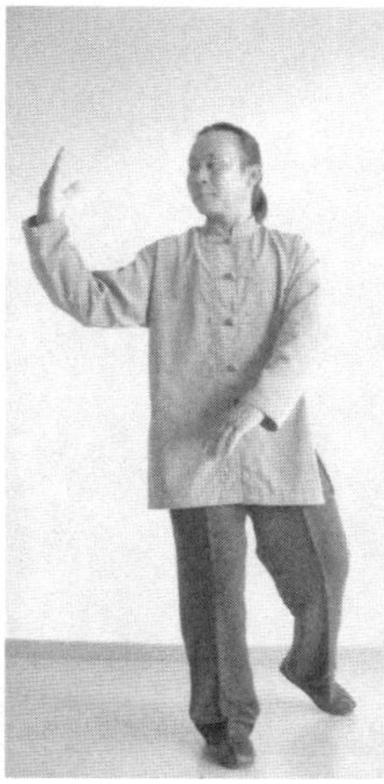
121

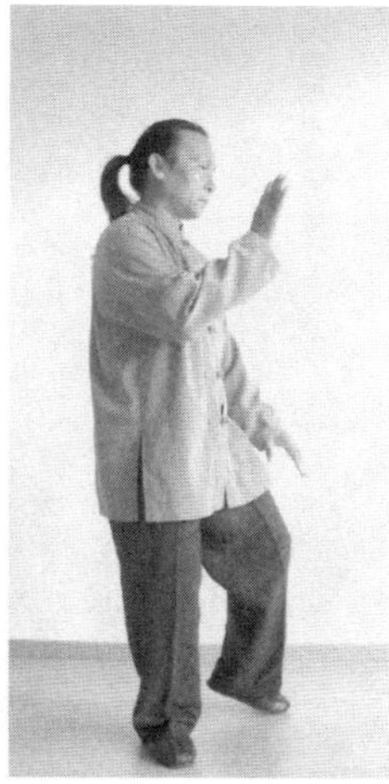
122

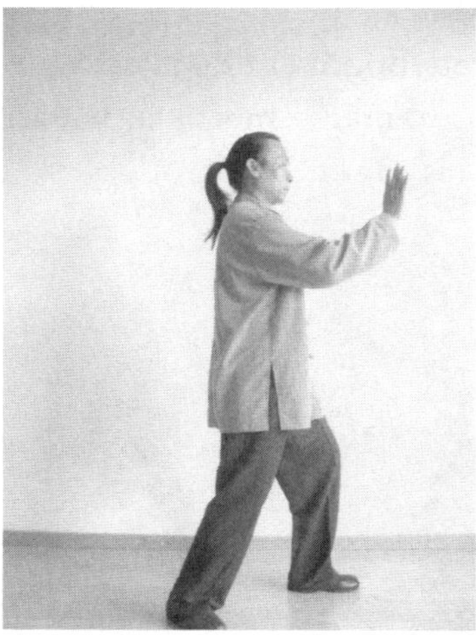
123

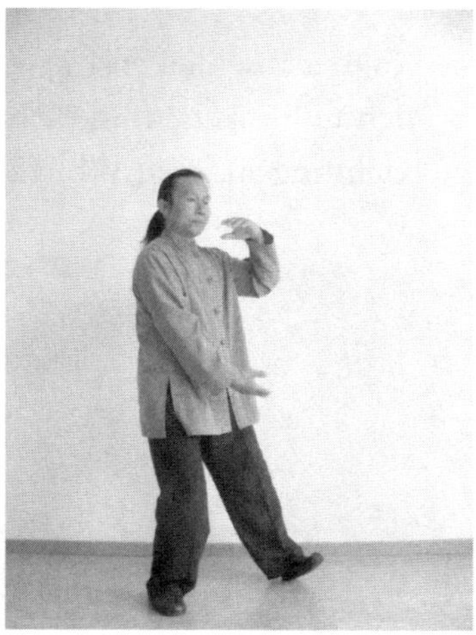
124

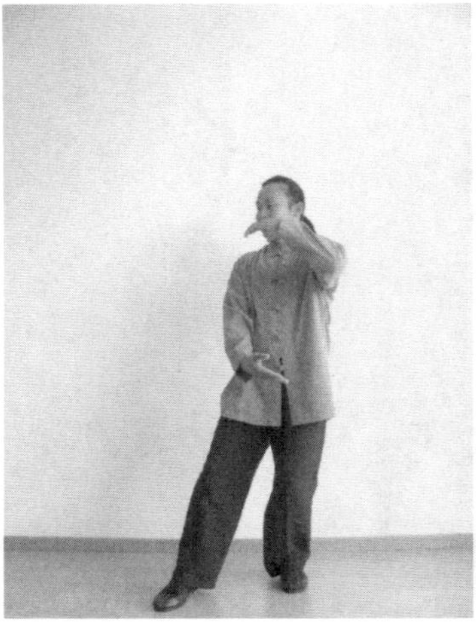

125

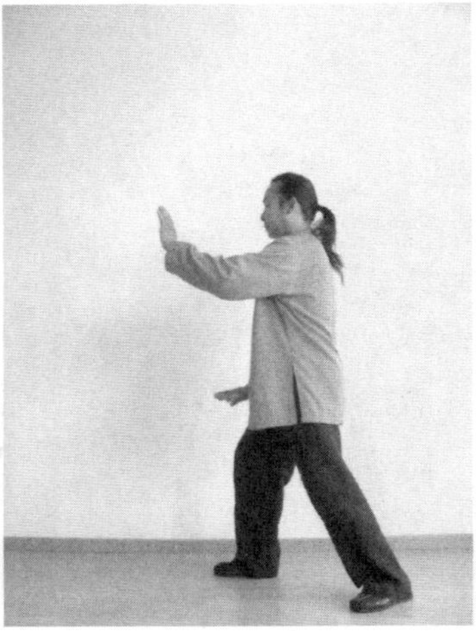

126

Sie können anschließend 2 weitere Bogenschritte in die andere Richtung machen und dann, wenn Sie möchten, wieder die Richtung ändern (Abb. 127 bis 134).

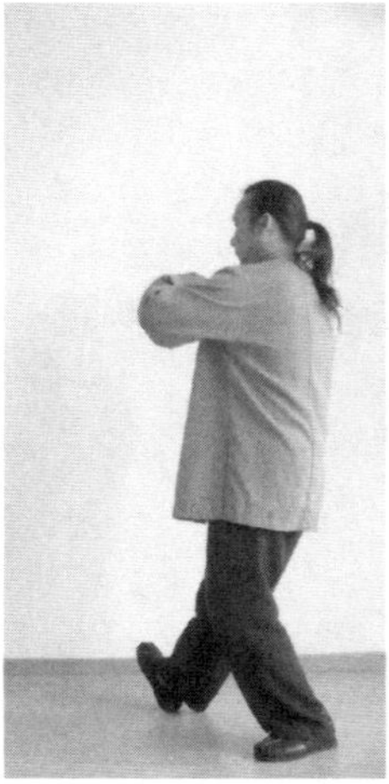

127

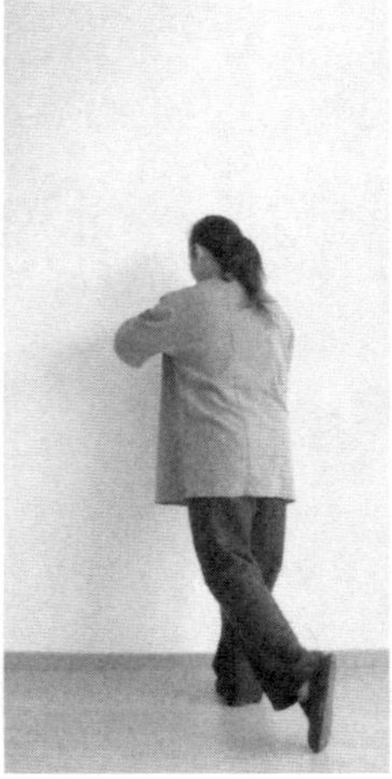

128

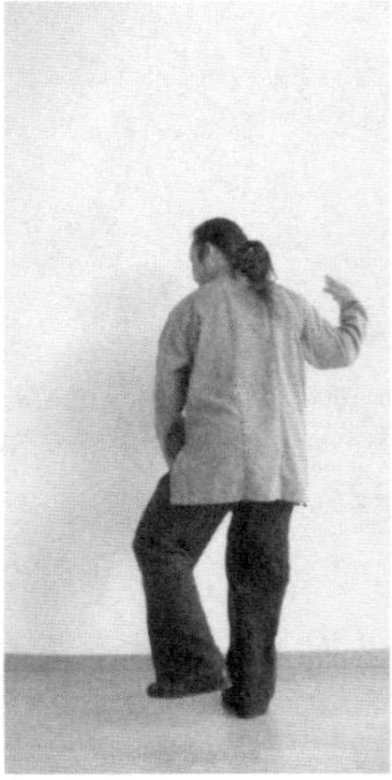

129

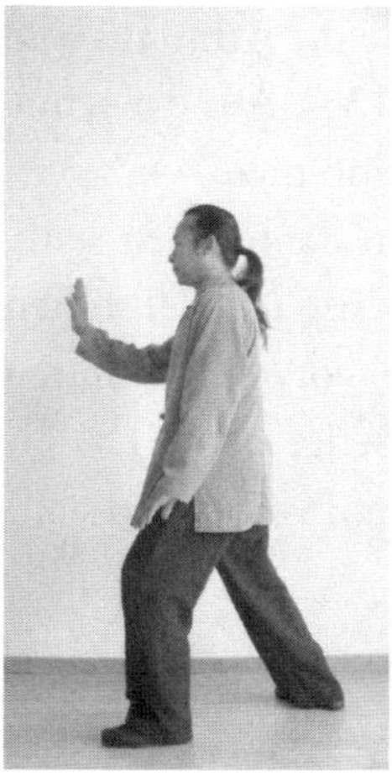

130

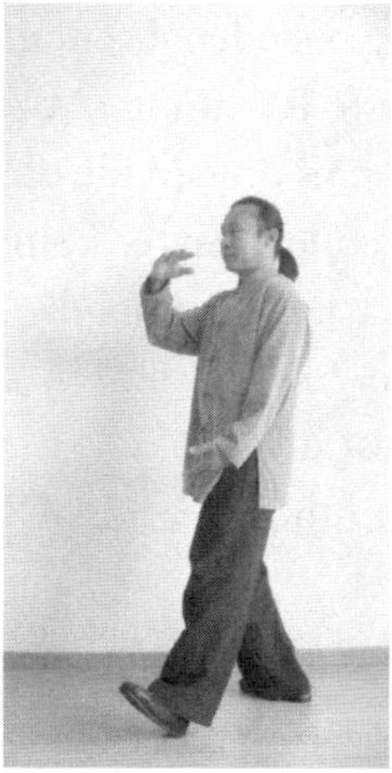

131

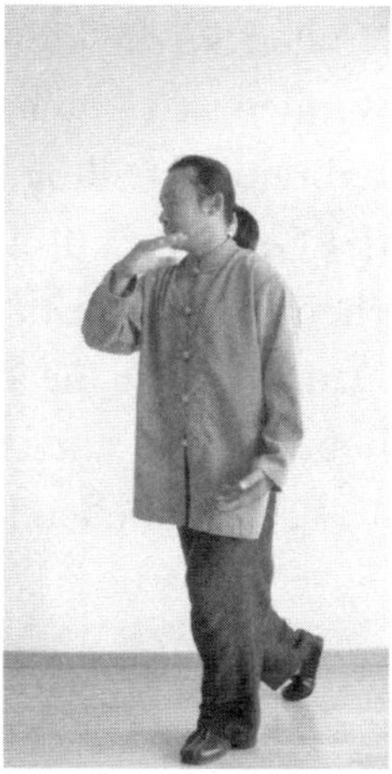

132

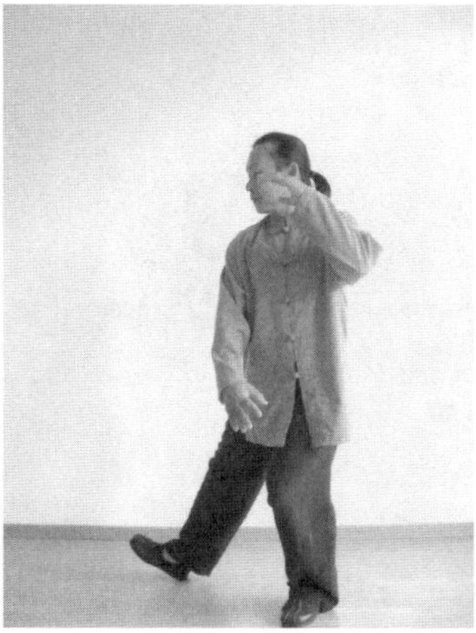

133

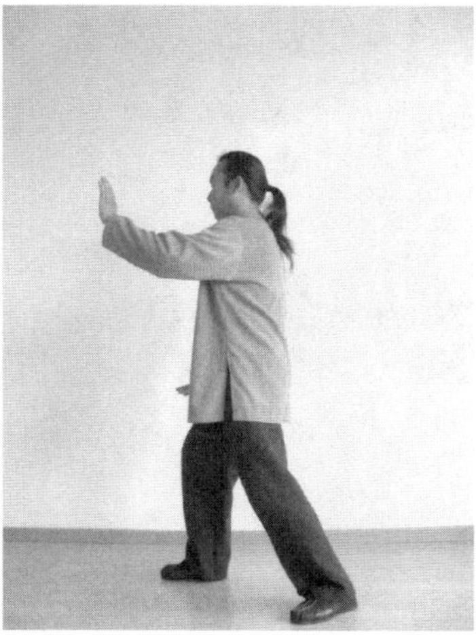

134

Wollen Sie die Übung beenden, breiten Sie die Arme aus und wenden sich in die erste Richtung (Abb. 135). Aus der schulterbreiten Stellung heraus drehen Sie die Fußspitze, verlagern das Gewicht auf die andere Seite, können dann einen seitlichen Bogenschritt machen, so dass die Beine parallel stehen. Dann senken Sie die Arme, kreuzen sie vor dem Dantien, heben sie bis zur Brust und senken sie wieder (Abb. 136 bis 139). Abschließend beruhigen Sie das Qi und verbeugen sich.

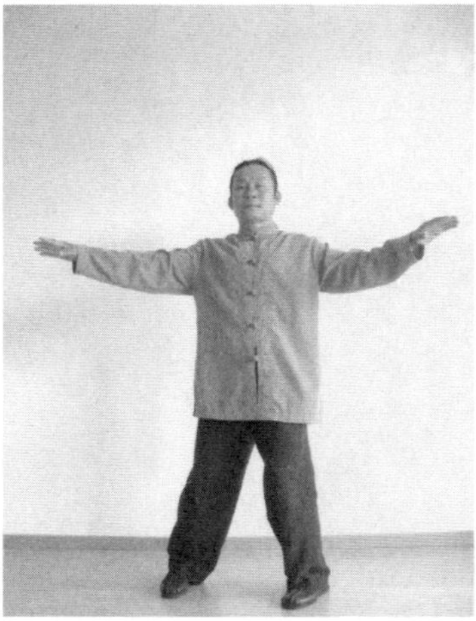

135

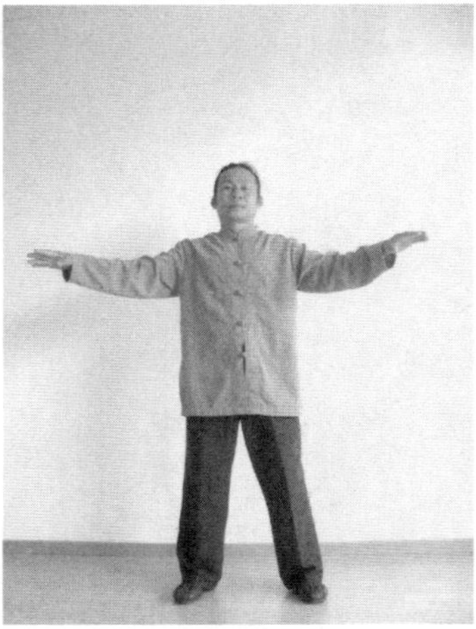

136

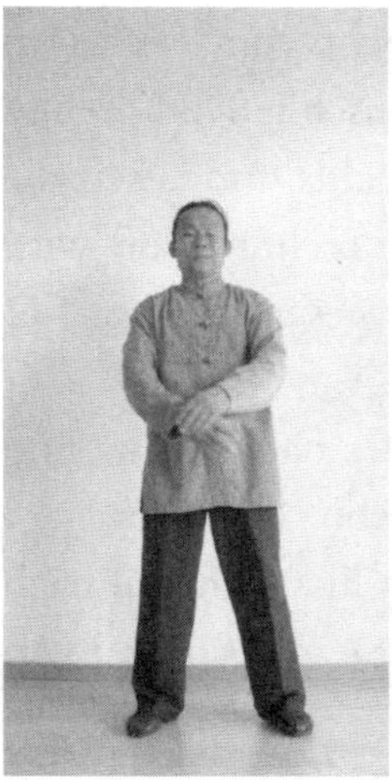
137

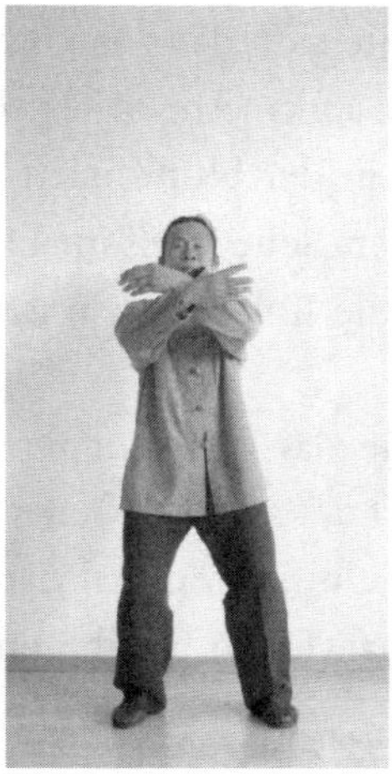
138

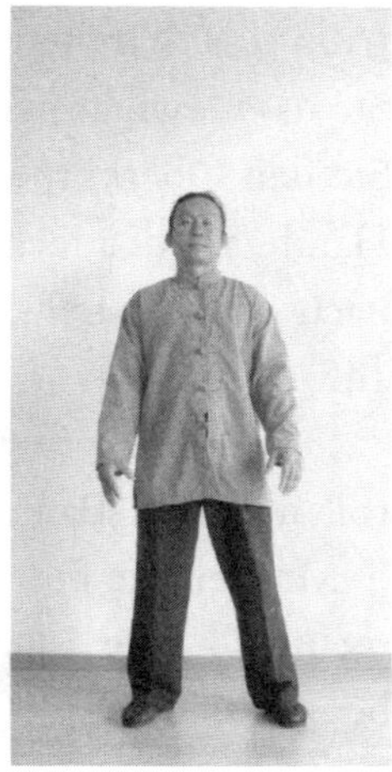
139

Das Qi rollen

Diese Übung unterstützt durch die Armbewegungen das Herz-Kreislauf-System. Die Rumpfdrehung lockert die Wirbelsäule vor allem im Lendenbereich, löst Blockaden im Bauchraum und fördert die Verdauung. Achten Sie darauf, dass Knie und Fußspitzen auf einer Linie sind. Bei der Rumpfdrehung muss die Ferse gut mitdrehen, da sonst leicht Knieschmerzen entstehen können.

Verbeugen Sie sich, und wecken Sie in der Bärenstellung das Qi.

Dann drehen Sie in der Bärenstellung nur aus der Hüfte heraus den Rumpf. Dabei »rollen« Sie das Qi mit Ihren Händen vor sich. Verlagern Sie dazu das Gewicht kurz nach rechts, formen Sie mit den Händen einen Ball (linke Hand ist oben), und drehen Sie den Oberkörper in der Hüfte nach links.

(Abb. 140) Drehen Sie sich dann nach rechts, und verlagern Sie das Gewicht nach links (Abb. 141). Anschließend drehen Sie den Oberkörper in der Hüfte nach rechts und lassen die Hände auf der rechten Seite kreisen: Die rechte Hand wird nach oben gedreht, die linke nach unten gesenkt (Abb. 142, 143).

Dann verlagern Sie das Gewicht wieder nach rechts und rollen den Qi-Ball auf der anderen Seite (Abb. 144, 145).

Machen Sie diese Übung (einmal nach links, einmal nach rechts) 6- oder 12-mal. Dann beruhigen Sie das Qi und verbeugen sich.

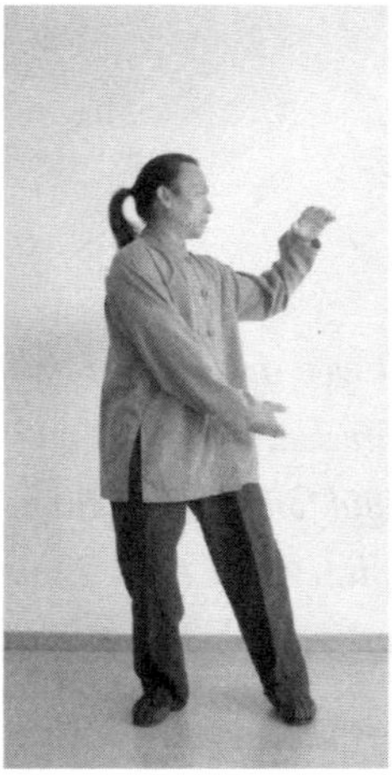
140

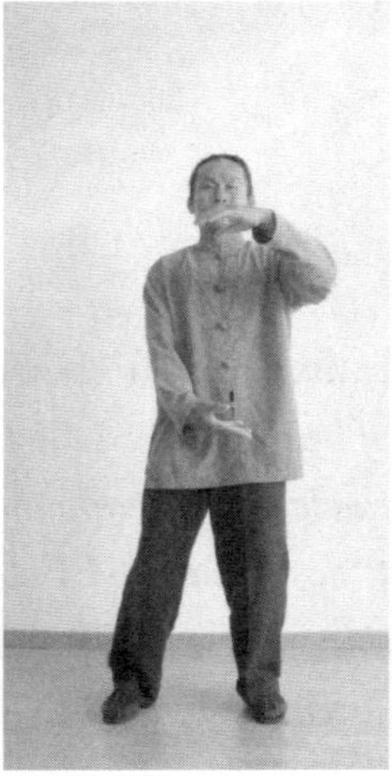
141

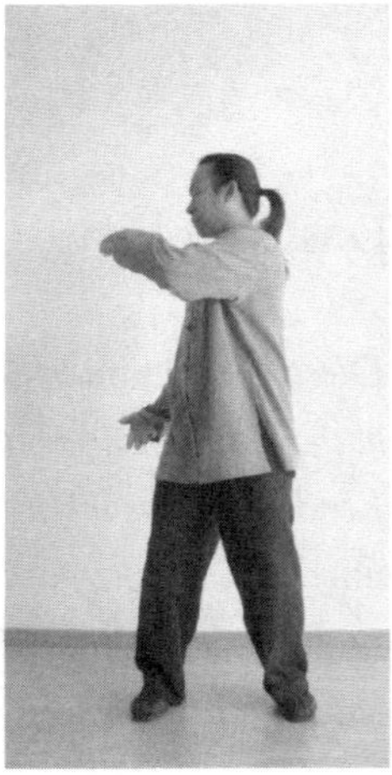
142

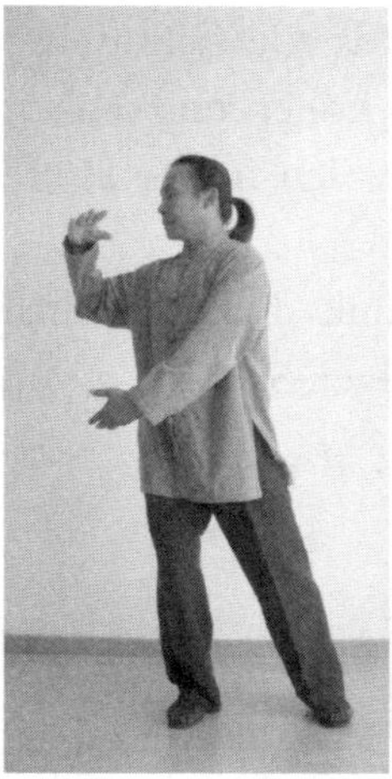

143

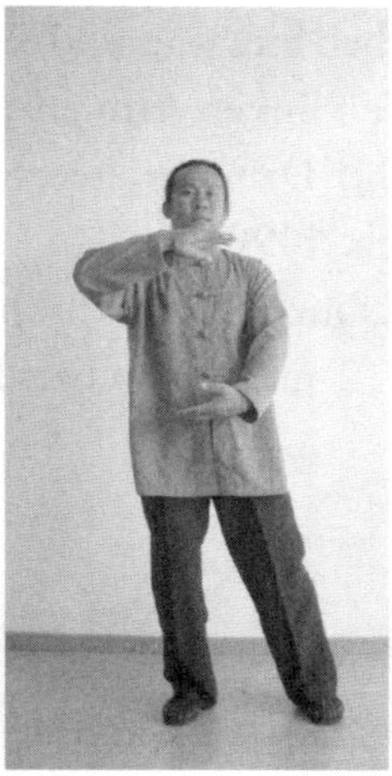

144

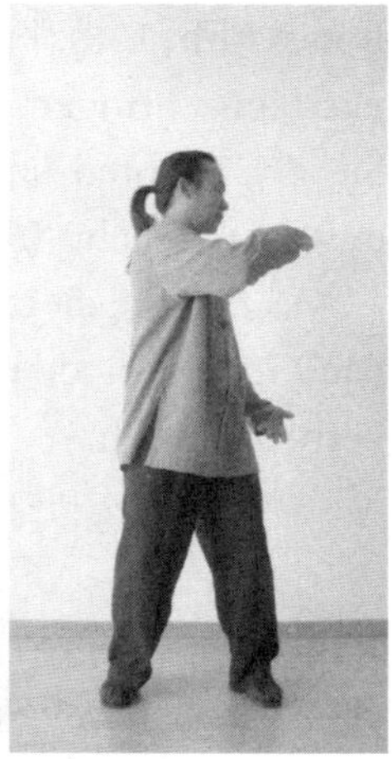

145

Der Regenbogen spannt sich über den Himmel

Diese Übung trainiert den Schultergürtel und dehnt die seitliche Körperpartie. Versuchen Sie, zwischen rechter und linker Handfläche eine energetische Verbindung herzustellen.

Verbeugen Sie sich, und wecken Sie in der Bärenstellung das Qi.

Heben Sie die Arme, als wären sie ein Regenbogen, der sich über Ihnen am Himmel spannt (Abb. 146). Verlagern Sie das Gewicht nach rechts, und heben Sie den rechten Arm etwas höher als den linken. Die Handflächen zeigen zueinander, der Körper ist leicht nach links gedreht, das Knie gebeugt (Abb. 147).

Dann verlagern Sie das Gewicht nach links; auf dem Weg dorthin, sozusagen in der Mitte, sind beide Arme auf Schulterhöhe (Abb. 148). Heben Sie, während Sie das Gewicht weiter nach links bringen, den linken Arm etwas höher, und senken Sie den rechten leicht. Dabei drehen Sie sich in der Hüfte etwas nach rechts (Abb. 149).

Machen Sie diese Übung (einmal nach links drehen, einmal nach rechts) 6- oder 12-mal. Dann beruhigen Sie das Qi und verbeugen sich.

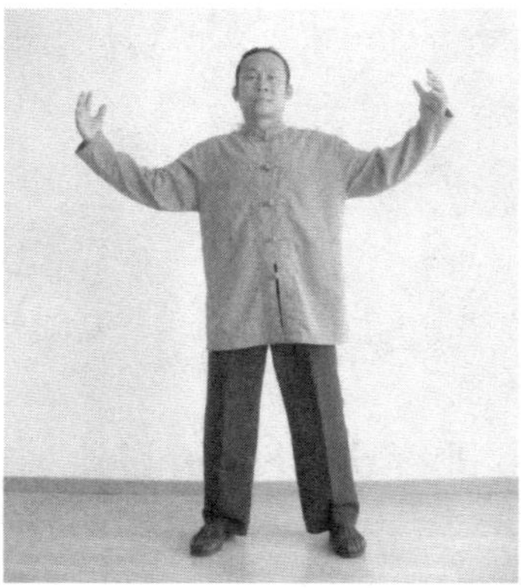

146

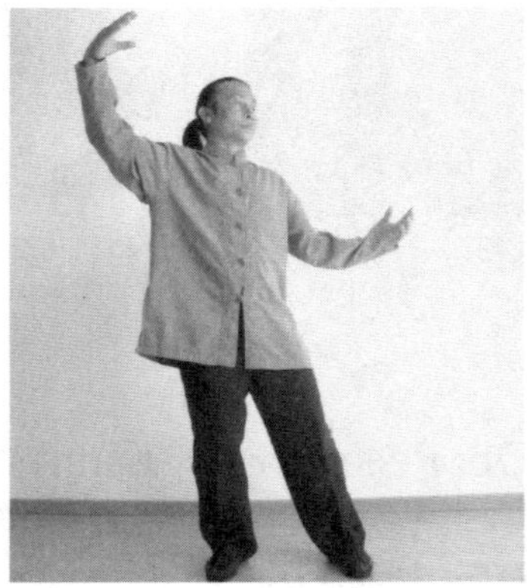

147

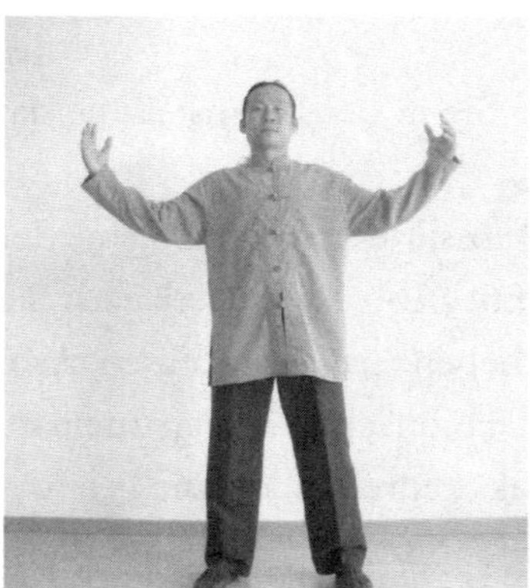

148

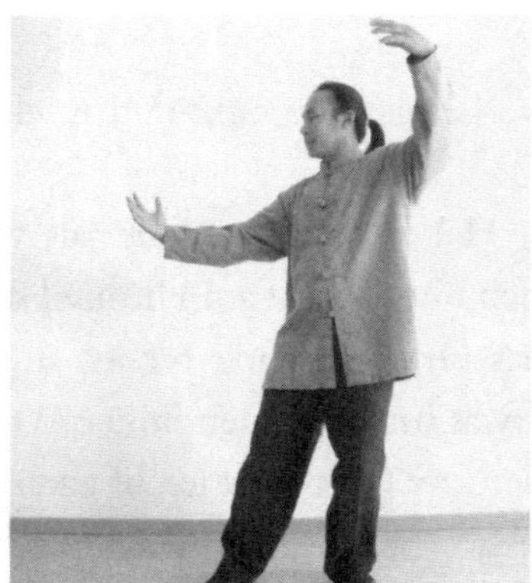

149

Der fliegende Drache

Diese Übung tut der Wirbelsäule gut, sorgt für mehr Gelenkigkeit und Kraft im Rücken. Achten Sie darauf, dass Sie sich nicht zu sehr verdrehen. Machen Sie die Bewegungen nicht zu ausladend, damit bei bereits bestehenden Rückenproblemen keine Schmerzen entstehen und Sie sich nicht überanstrengen. Wenn Sie Probleme mit dem Gleichgewicht haben oder sich nicht so tief beugen können, stehen Sie in etwas breiterer Beinstellung. Das stabilisiert Ihren Stand.

Verbeugen Sie sich, und wecken Sie in der Bärenstellung das Qi.

Legen Sie die Hände aneinander; die Handflächen berühren sich (während der ganzen Übung), die Fingerspitzen zeigen zum Boden. Beugen Sie die Knie mit fast geschlossenen Beinen, bis die Fingerspitzen den Boden berühren (Abb. 150). Führen Sie die Hände waagerecht auf Knöchelhöhe nach links – die rechte Hand ist oben –, und drücken Sie die Hüfte zugleich ein wenig nach rechts (Abb. 151). »Klappen« Sie die Hände »um«, so dass die linke nach oben kommt, bewegen Sie sie vor dem Körper auf Kniehöhe nach rechts, und drücken Sie dabei die Hüfte leicht nach links (Abb. 152).

Jetzt drehen Sie die Hände erneut und schieben sie auf Hüfthöhe nach links, während Sie die Hüfte leicht nach rechts bewegen (Abb. 153). Dann geht es auf gleicher Höhe in die andere Richtung (Abb. 154, 155). Wiederholen Sie das ganze auf Schulter- und auf Kopfhöhe (Abb. 156, 157).

Zum Abschluss dieses ersten Teils der Übung bringen Sie die Hände hoch über Ihren Kopf und strecken sich ein wenig (Abb. 158).

Der 2. Teil besteht darin, dass Sie sich in der umgekehrten

Reihenfolge wieder nach unten bewegen. Senken Sie die Hände bis knapp über den Kopf, und bringen Sie sie analog zur »schlängelnden« Aufwärtsbewegung bis hinunter zu den Fußknöcheln.

Machen Sie diese Übung (Teil 1 aufwärts, Teil 2 abwärts) 7-mal. Dann beruhigen Sie das Qi und verbeugen sich.

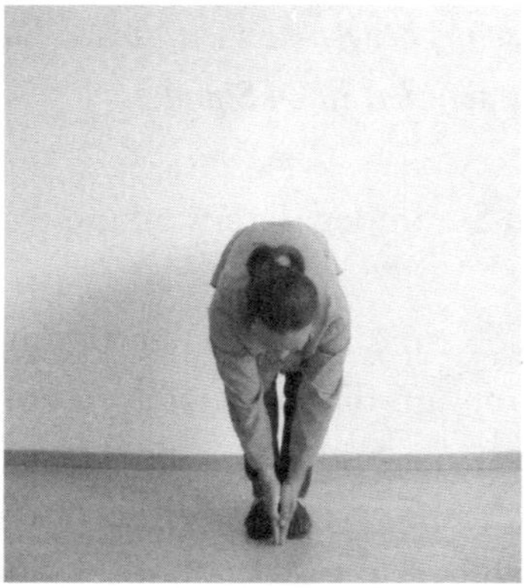

150

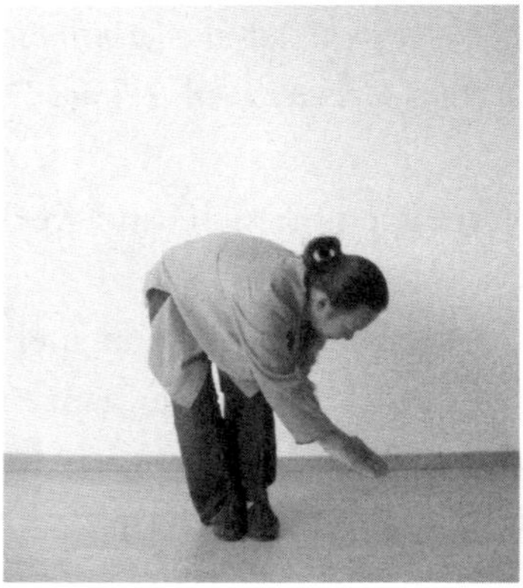

151

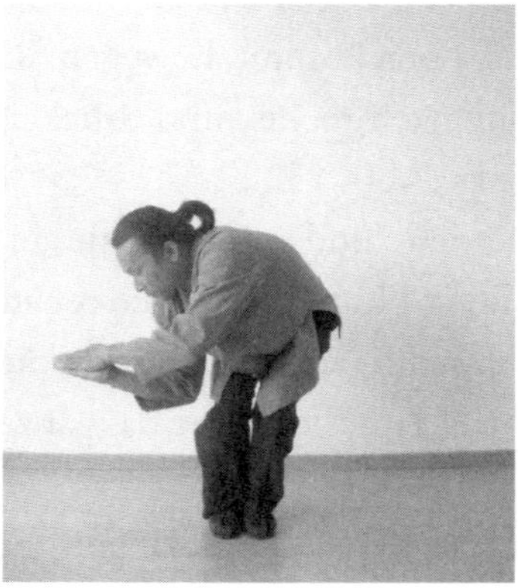

152

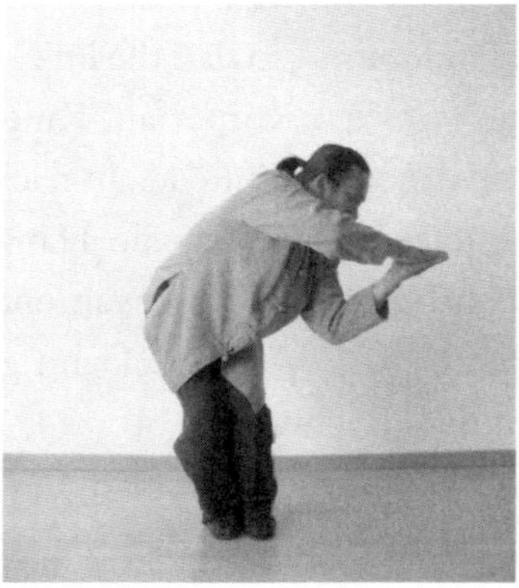

153

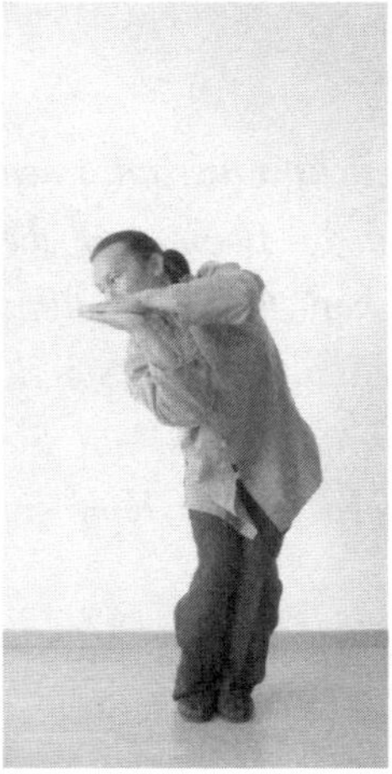
154

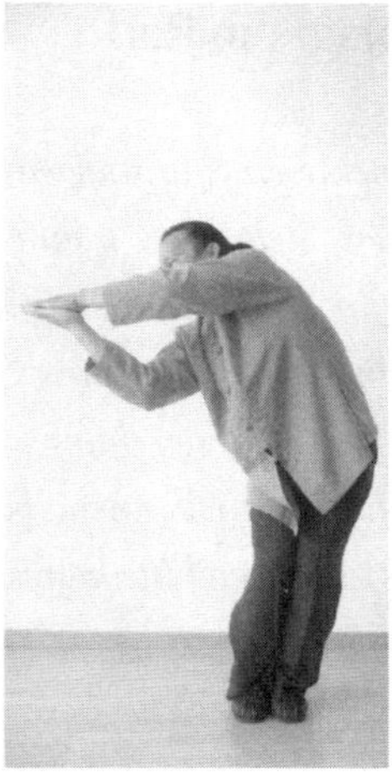
155

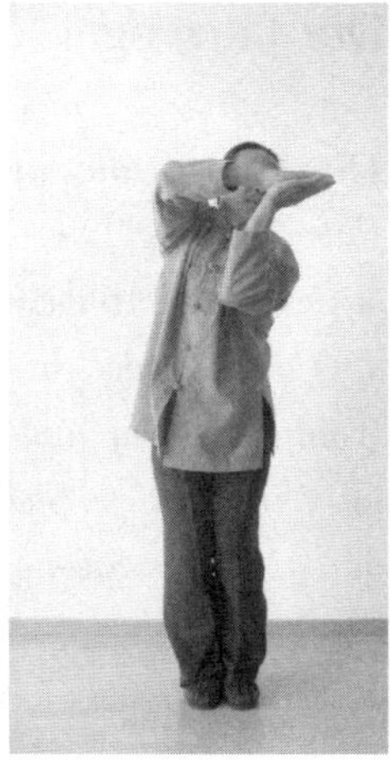
156

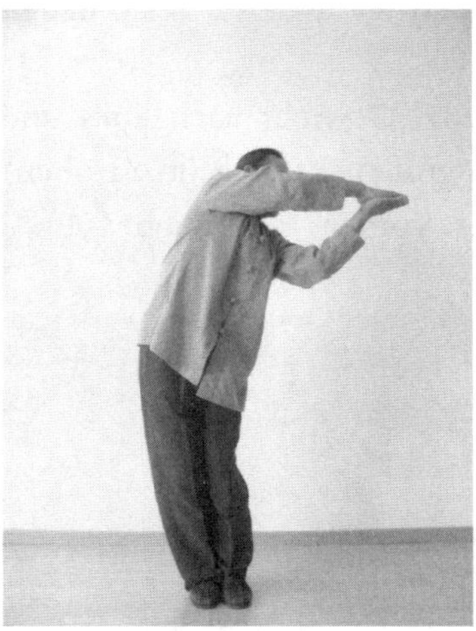
157

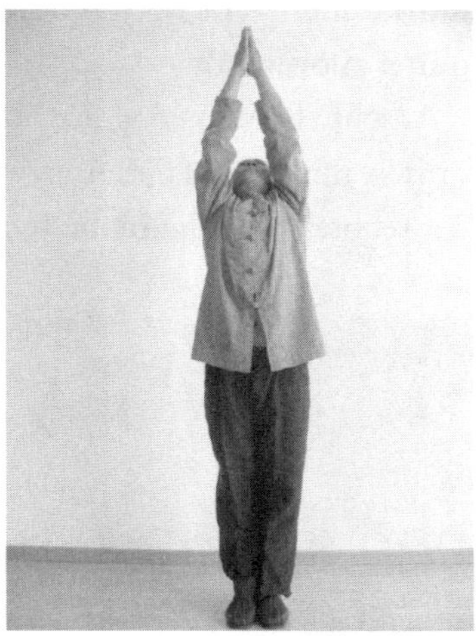
158

Der Tanzvogel schlägt ein Rad

Diese Übung, die aus mehreren Schrittfolgen besteht, unterstützt den Fluss des Qi. Die tiefen Stellungen trainieren die Beine, und die ausladenden Armbewegungen öffnen den Brustkorb, was dazu führt, dass man wieder frei atmen kann. Achten Sie darauf, dass Sie die Übung fließend und ohne Unterbrechung durchführen. Wenn Sie nicht in die tiefe Stellung gehen können, beugen Sie die Knie ein wenig. Halten Sie die Richtungen bitte korrekt ein.

1. Schrittfolge:
Verbeugen Sie sich, und wecken Sie in der Bärenstellung das Qi (anhand von Abb. 159 erkennen Sie die Ausgangsposition und können »vorn«, »hinten« und die anderen Richtungen immer zuordnen).

Anschließend verlagern Sie das Gewicht nach links und formen mit den Händen einen großen Ball (rechts ist oben). Der rechte Fuß zeigt in die rechte vordere Ecke (Abb. 160).

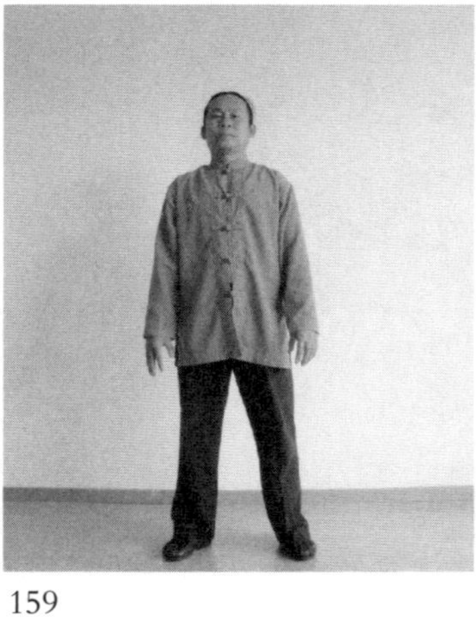
159

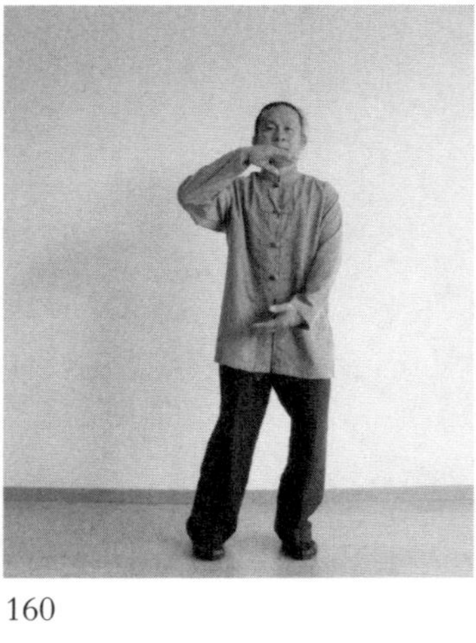
160

Bringen Sie das Gewicht auf den rechten Fuß, und streifen Sie mit dem linken Arm ab dem Ellenbogen am rechten Unterarm entlang (Abb. 161).

Nun machen Sie den ersten Bogenschritt mit links nach vorn. Währenddessen ziehen Sie die Arme auseinander. Der rechte wird in die rechte vordere Ecke (bezogen auf die Ausgangsposition!) gestreckt, mit der Hand formen Sie einen Kranichkopf. Die linke Hand zeigt mit der Handfläche nach vorn und ist auf Schulterhöhe fast nach vorn gestreckt (Abb. 162).

Nun verlagern Sie das Gewicht kurz nach vorn. Gehen Sie etwas in die Knie, und bringen Sie die Kranichkopfhand zur linken Hand. Die linke Handinnenfläche zeigt Richtung Fingerspitzen (Abb. 163). Verlagern Sie dann das Gewicht auf die andere Seite. Dabei führen Sie die Hände vor dem Körper mit bis zur rechten vorderen Ecke. Die rechte Hand, die immer noch den Kranichkopf formt, heben Sie etwas höher (Abb. 164).

Senken Sie nun den linken Arm – der rechte bleibt noch etwas gehoben –, und führen Sie dann beide Arme wie Schlangen am Boden entlang auf die andere Seite, also Richtung linkes Bein. Dabei verlagern Sie das Gewicht langsam nach links (Abb. 165, 166).

Erheben Sie sich, drehen Sie sich ganz in die 3. Richtung, und führen Sie die Hände vor der Hüfte zusammen. Ihr Gewicht ist auf dem linken Bein, Sie stellen den rechten Fuß in der Adlerstellung auf (berühren also mit dem Fußballen leicht den Boden, Abb. 167).

Nun hebt der »Tanzvogel« das Bein: Konzentrieren Sie sich kurz, öffnen Sie die Arme, und heben Sie das angewinkelte rechte Bein (Abb. 168).

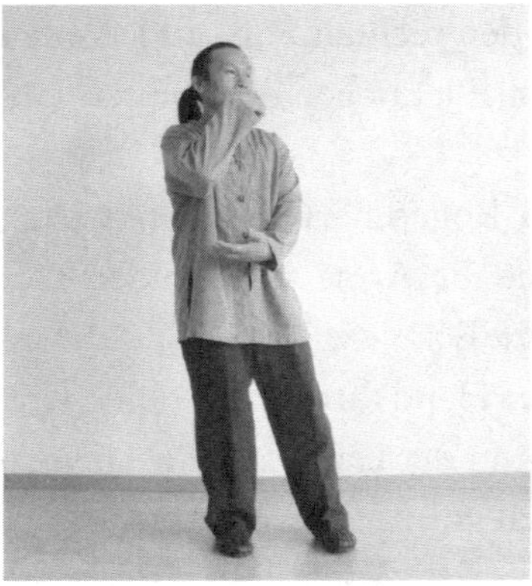

161

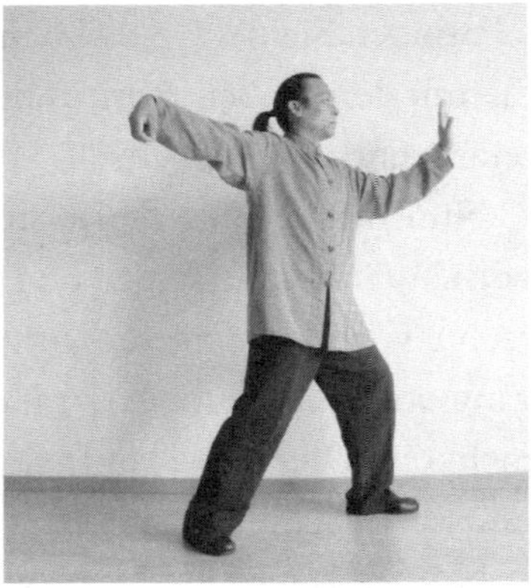

162

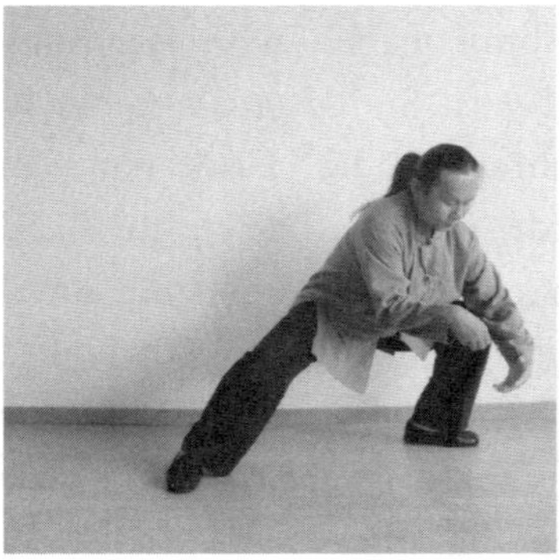

163

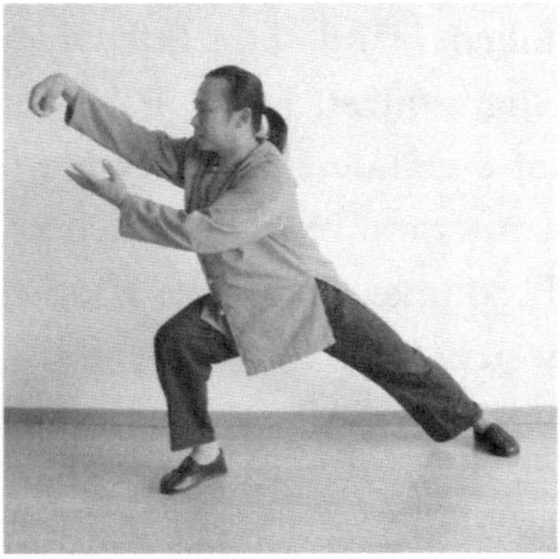

164

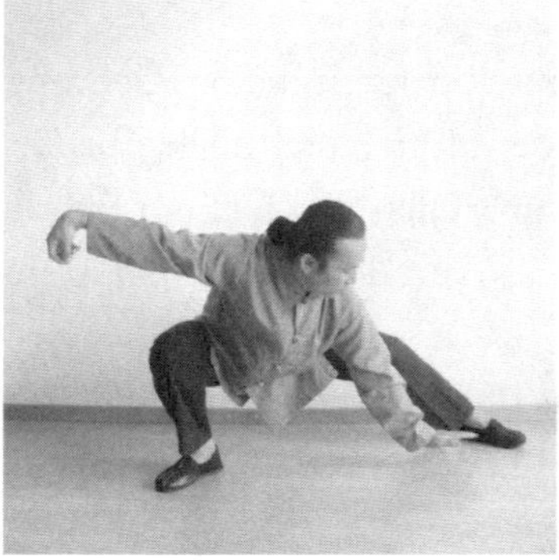

165

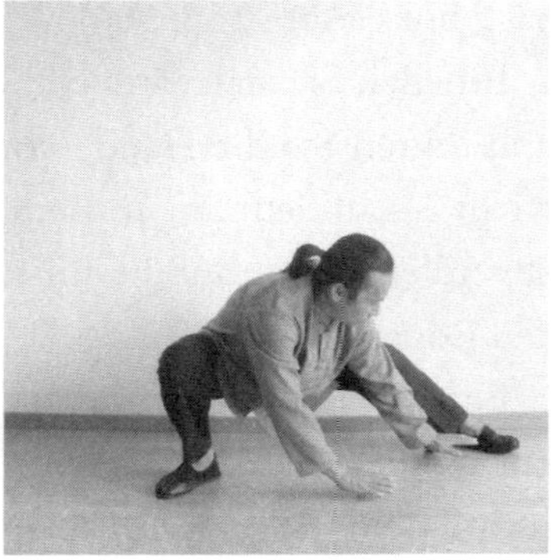

166

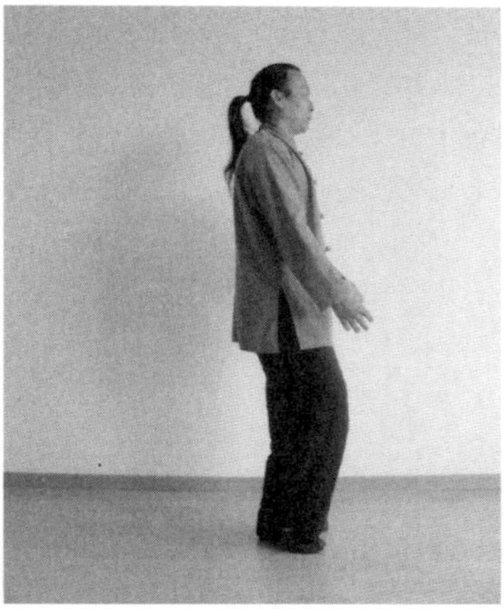
167

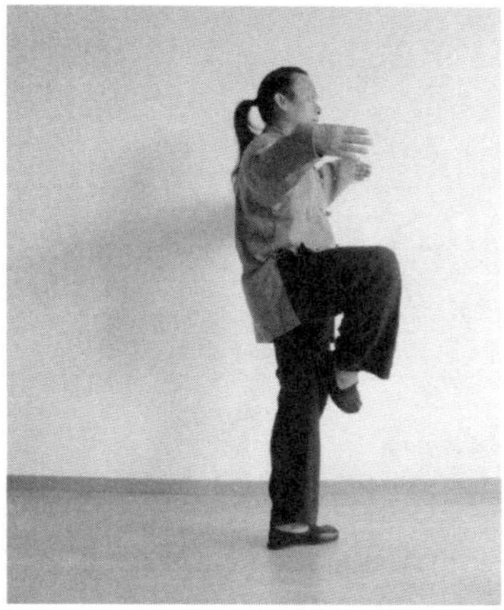
168

2. Schrittfolge:
Unmittelbar anschließend kehren Sie in die Adlerstellung zurück und formen mit den Händen einen großen Ball. Dieses Mal ist links oben (Abb. 169).

Machen Sie den nächsten Bogenschritt nach vorn, und führen Sie dabei die rechte Hand am linken Unterarm nach oben. Die rechte Hand wird vorgestreckt, die linke Hand formt den Kranichkopf und zeigt, bezogen auf die Ausgangsposition, nach hinten (Abb. 170).

Gehen Sie wieder etwas in die Knie, wobei Sie das Gewicht nach rechts verlagern. Formen Sie einen Ball; die rechte Hand ist offen, die obere linke Hand bildet einen Kranichkopf (Abb. 171).

Jetzt wenden Sie sich mit einer Gewichtsverlagerung nach links und strecken die Hände in die hintere rechte Ecke (gemessen an der Ausgangsposition!). Die linke Hand ist etwas höher als die rechte (Abb. 172).

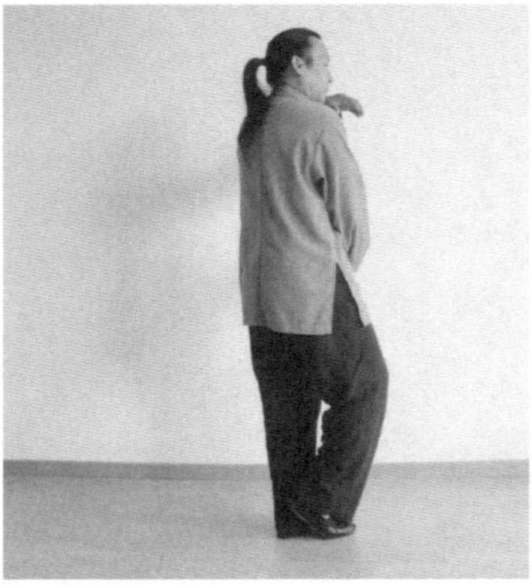

169

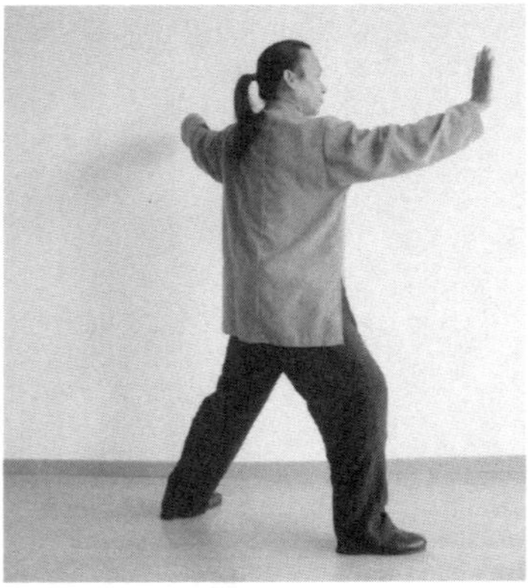

170

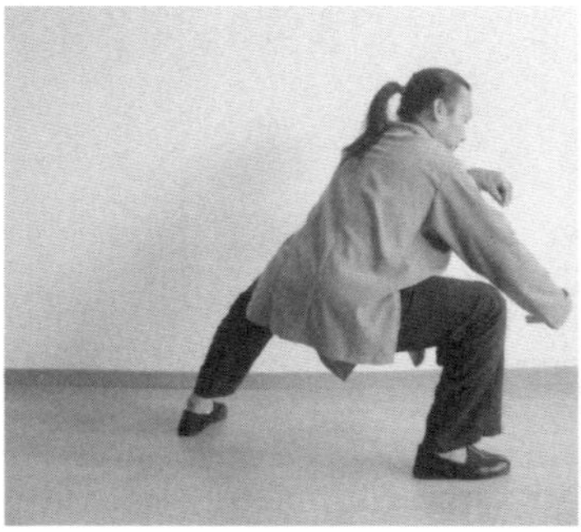

171

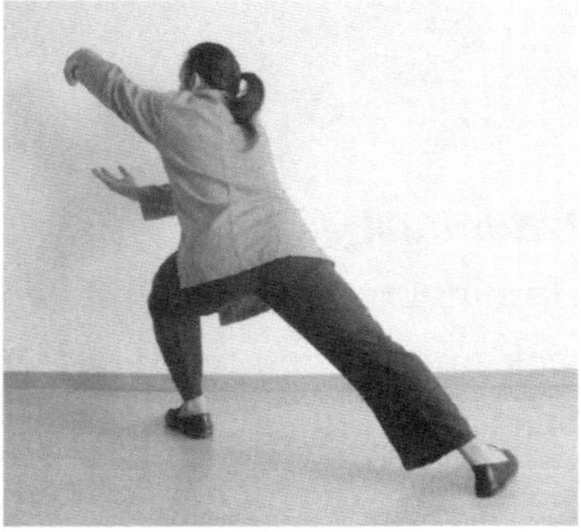

172

Wenden Sie sich diagonal in die vordere Ecke, und ziehen Sie dabei die Schlangenhände am Boden entlang (Abb. 173, 174).

Richten Sie sich auf, konzentrieren Sie sich kurz, und heben Sie dann das linke Bein. Dabei öffnen Sie die Arme seitlich (Abb. 175, 176).

Mit einem Bogenschritt wechseln Sie die Seite: Gehen Sie in die Adlerstellung, und formen Sie mit der gehobenen rechten Hand wieder einen Kranichkopf. Die untere linke Hand ist geöffnet (Abb. 177). Dann machen Sie einen Bogenschritt nach vorn und ziehen die Hände auseinander (Abb. 178).

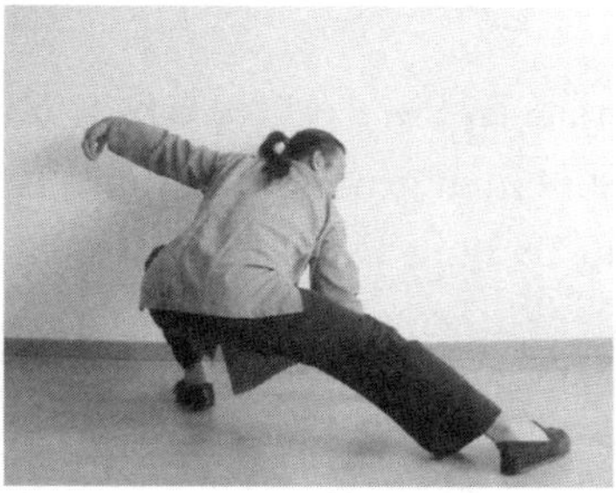
173

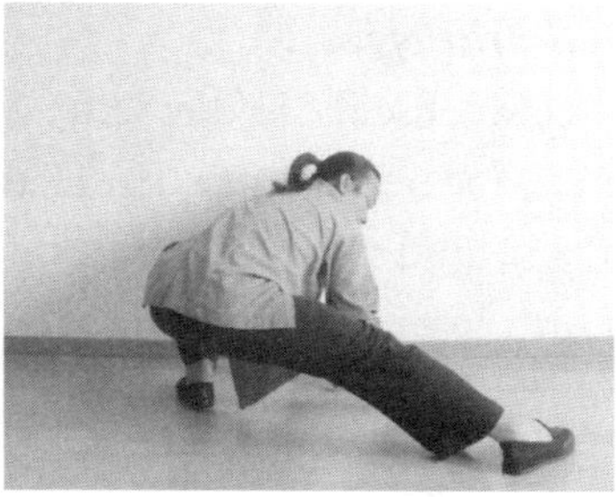
174

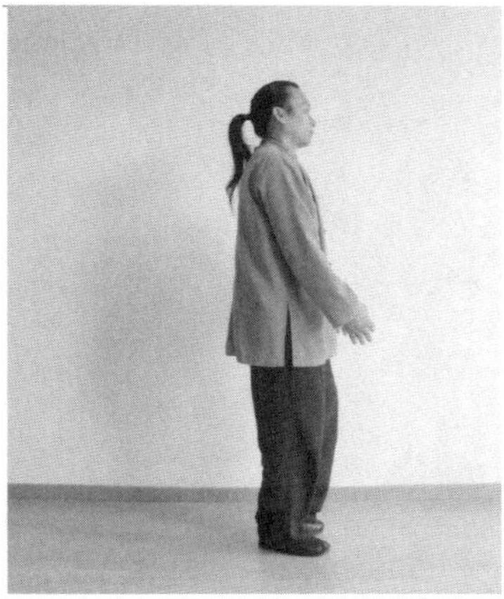
175

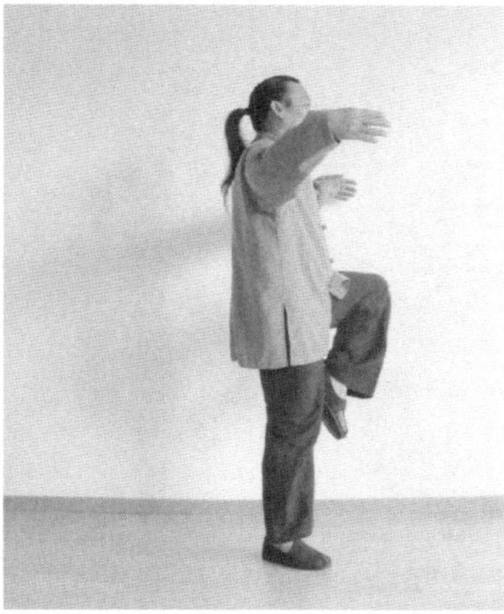
176

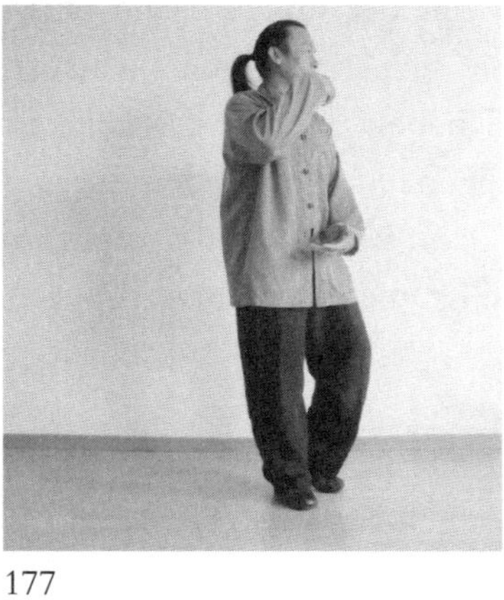
177

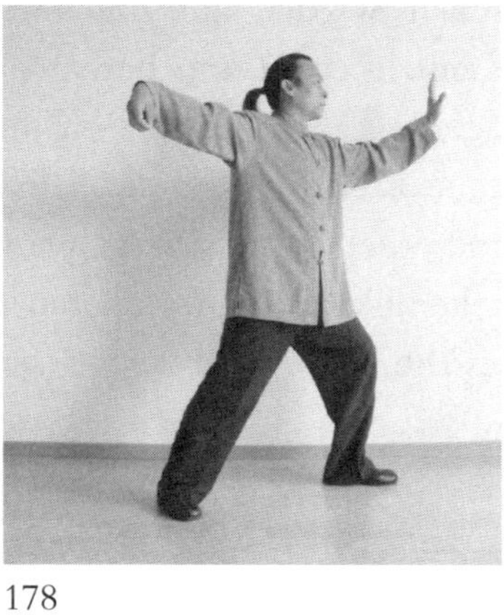
178

3. Schrittfolge:

Jetzt wechseln Sie die Seite. Verlagern Sie das Gewicht nach links, formen Sie mit den Händen einen großen Ball (links ist oben), und machen Sie mit dem rechten Bein einen Bogenschritt in die 2. Richtung (von der Ausgangsposition aus gesehen rechts, Abb. 179, 180).

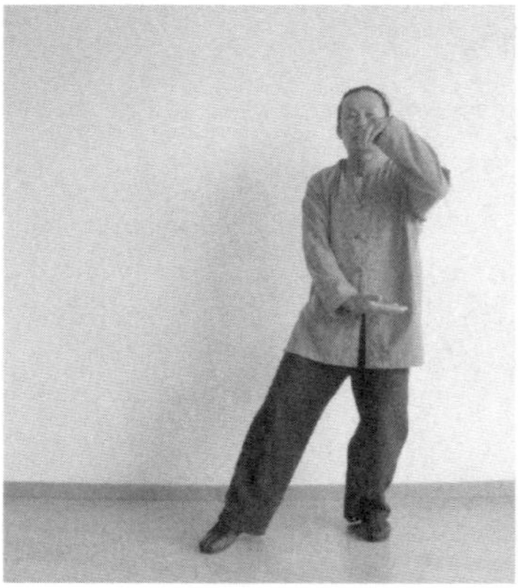

179

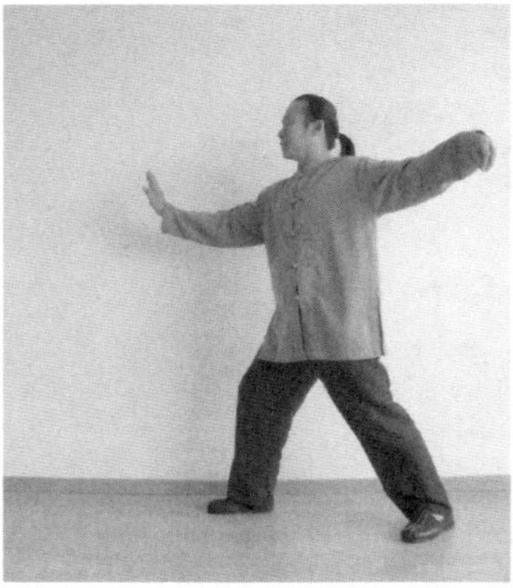

180

Verlagern Sie das Gewicht nach vorn auf das rechte Bein, gehen Sie tief, und bilden Sie mit der linken Hand einen Kranichkopf. Dann bewegen Sie sich mit der Gewichtsverlagerung zum linken Bein und heben die Hände (linke ist höher). Führen Sie die Schlangenhände am Boden entlang, und erheben Sie sich langsam. Dann heben Sie das angewinkelte linke Bein und breiten die Kranichflügel aus (Abb. 181 bis 186).

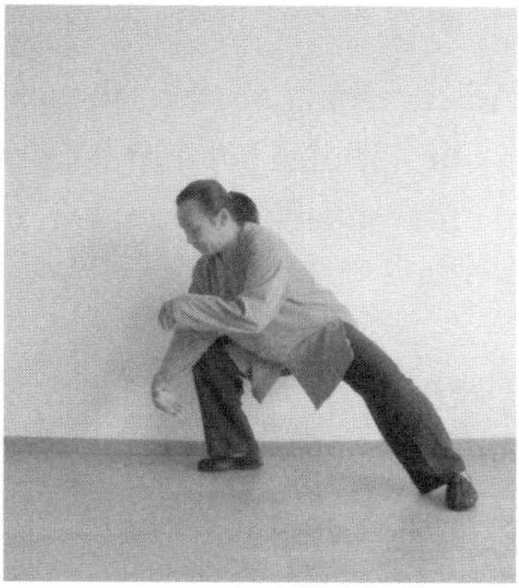
181

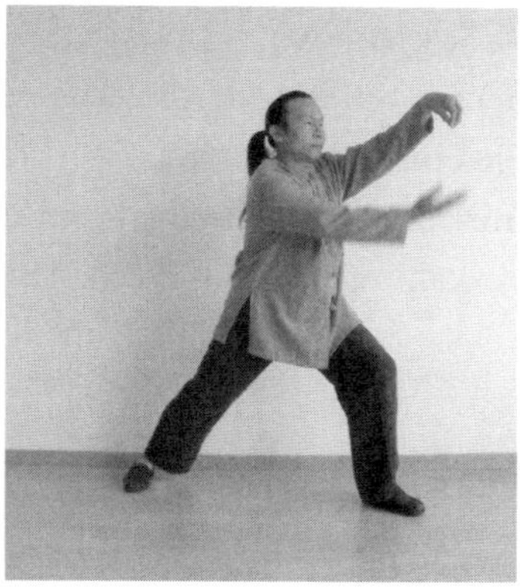
182

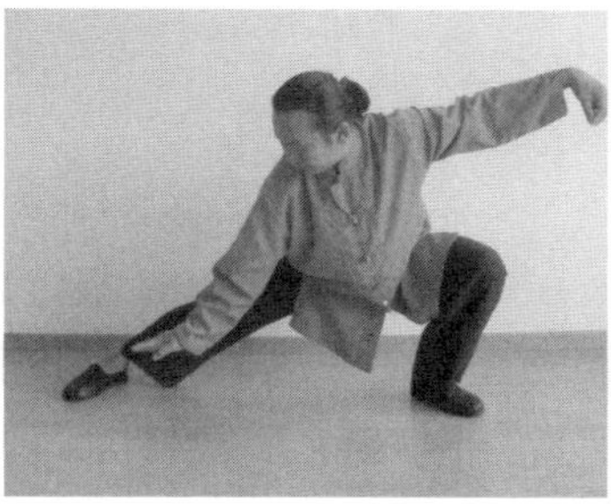
183

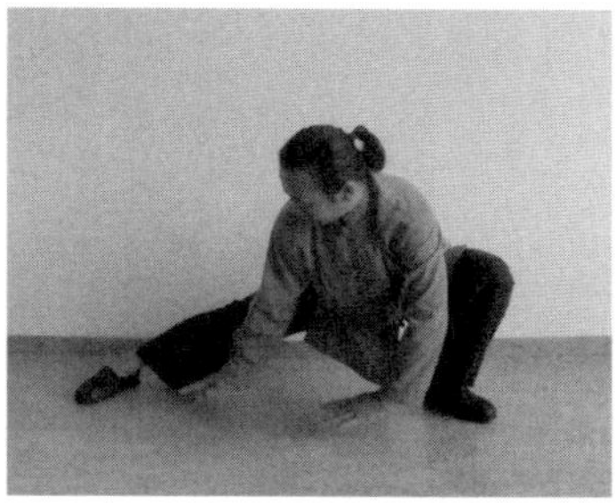
184

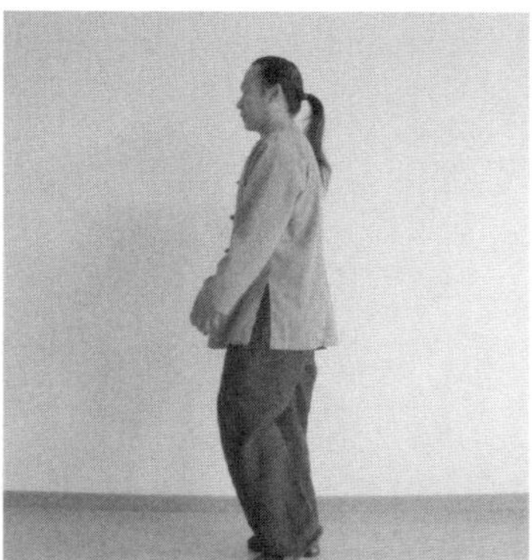
185

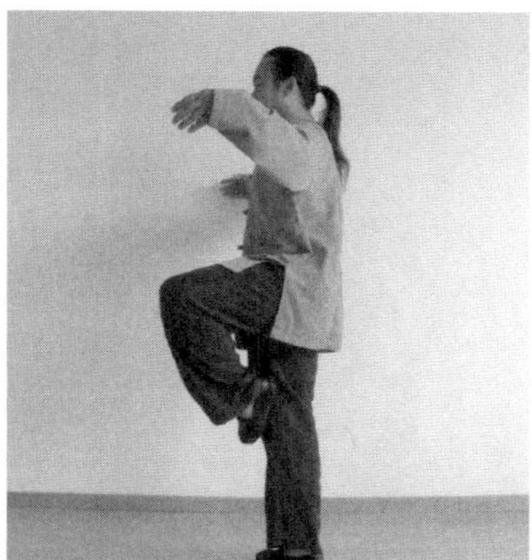
186

4. Schrittfolge:

Setzen Sie nun den Fuß in der Adlerstellung ab, und formen Sie einen großen Ball (Abb. 187). Die 4. Folge beginnt wieder mit einem Bogenschritt und wird im Vergleich zu oben seitenverkehrt ausgeführt (Abb. 188 bis 196).

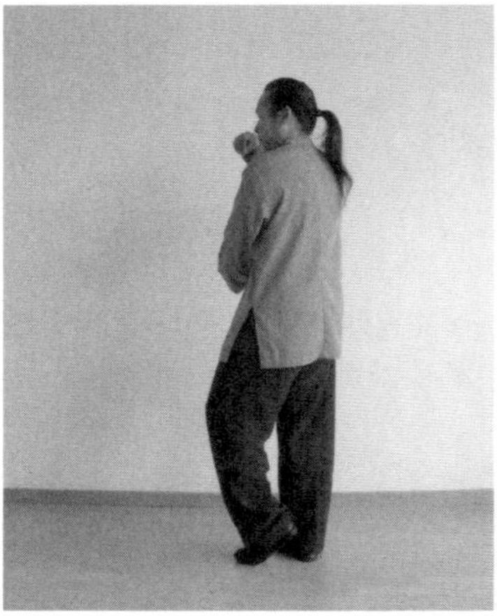

187

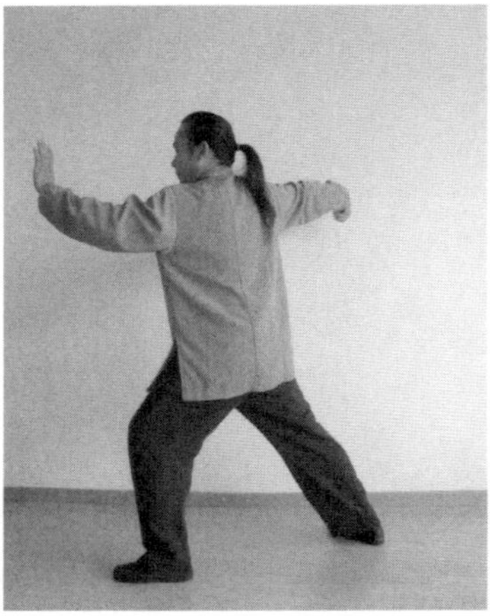

188

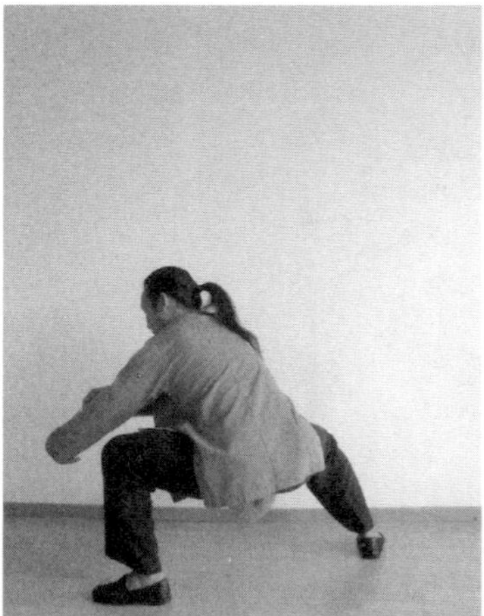

189

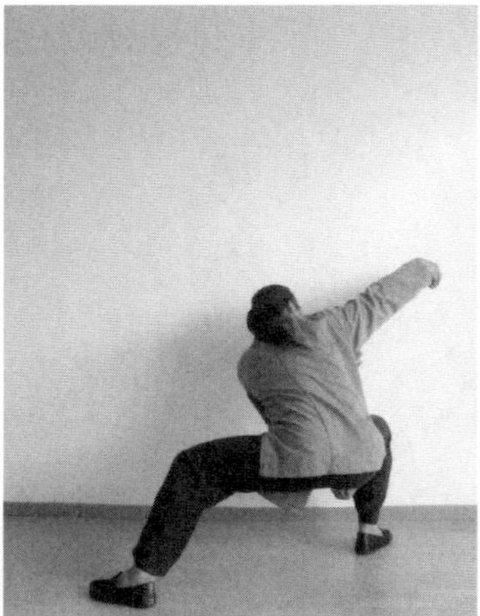

190

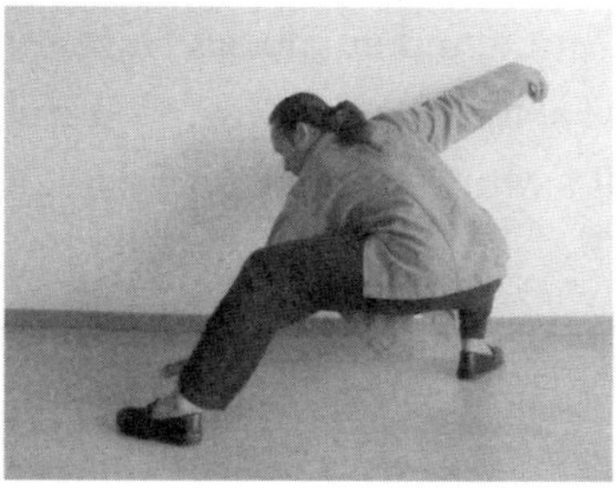
191

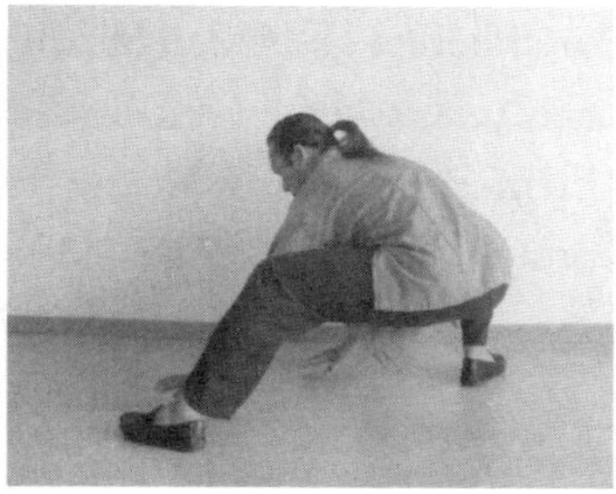
192

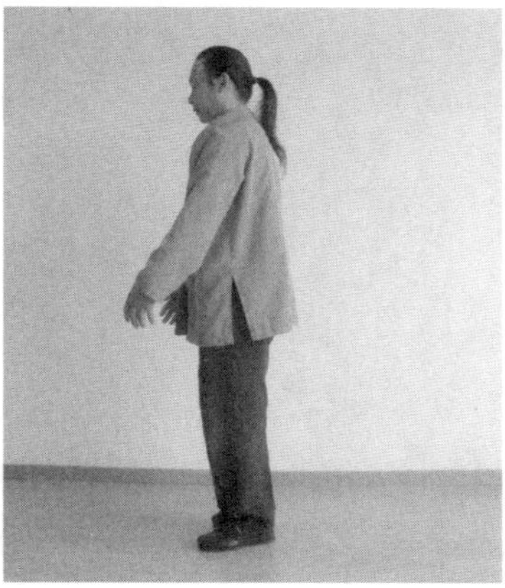
193

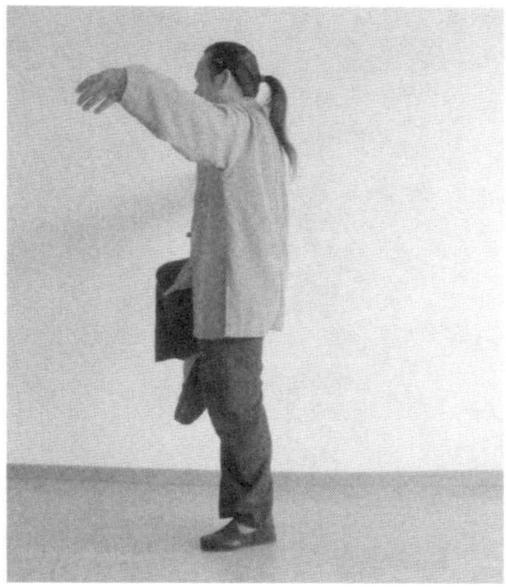
194

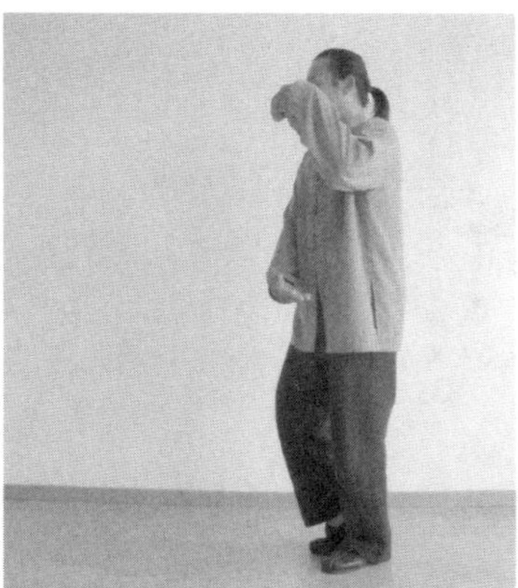
195

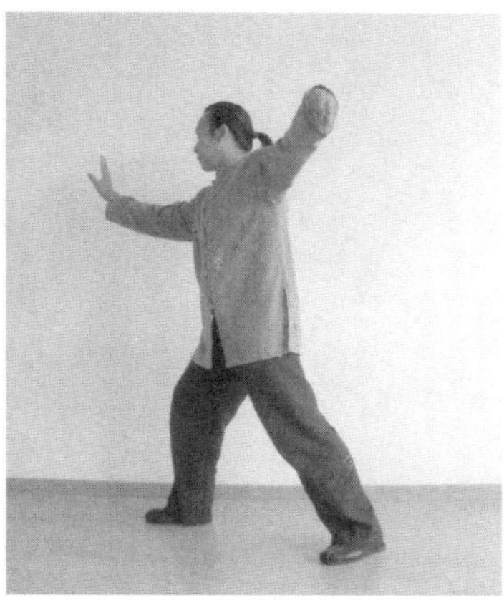
196

Anschließend beenden Sie die Übung, indem Sie das Gewicht nach rechts verlagern, die Arme seitlich ausbreiten, sich mit einem Bogenschritt in die 1. Richtung drehen und das Qi beruhigen (Abb. 197 bis 199).

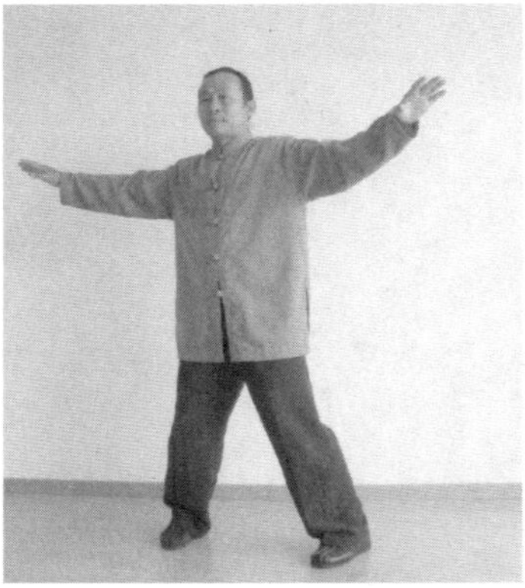

197

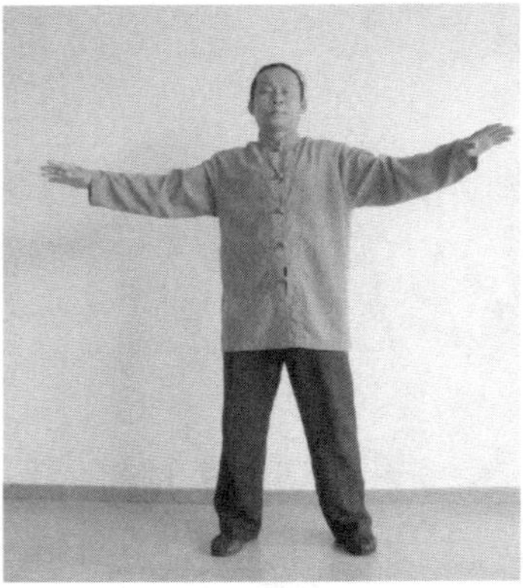

198

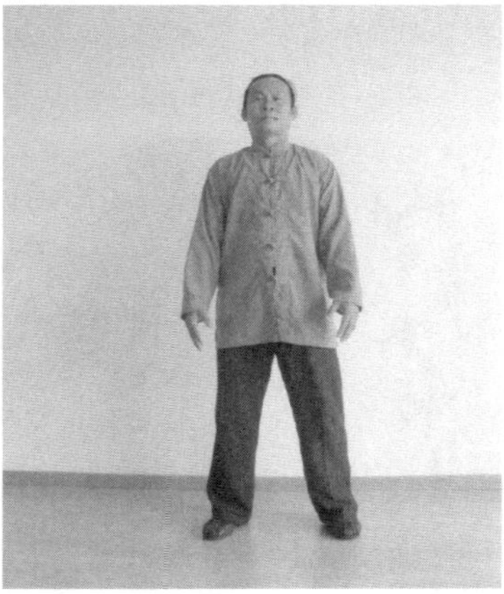

199

8 Übungen für Koordination und Gleichgewicht

Die Koordination von Armen und Beinen, das gleichzeitige Ausführen mehrerer Bewegungen wirkt im Taiji und Qi Gong sehr einfach, weil man sich so langsam bewegt. Aber lassen Sie sich nicht täuschen! Das komplexe Zusammenspiel, die runden, fließenden Bewegungen sind oft das Ergebnis jahrelanger Praxis. Wir haben einige Übungen ausgewählt, mit denen Sie die Körperkoordination und den Gleichgewichtssinn trainieren können. Sie sind leicht zu erlernen, aber sehr effektiv.

Wichtig in diesem Zusammenhang ist das »Zentrieren«. In den Schriften heißt es: »Im Stehen muss der Körper zentriert, gerade und ruhig entspannt sein, so dass man nach allen 8 Richtungen reagieren kann.«[20] Damit sind die Konzentration auf das Energiezentrum unterhalb des Nabels gemeint sowie die Entspannung und Gelöstheit im unteren Bauchraum.

Der Kranich steht auf einem Bein

Diese Gleichgewichtsübung trainiert zugleich die Kraft in den Beinen und unterstützt die Konzentration auf das Hier und Jetzt. Achten Sie darauf, die Hände nicht zu hoch zu nehmen, und heben Sie Beine und Arme bewusst und erst dann, wenn Sie auf dem anderen Bein sicher stehen. Wer Probleme mit dem Gleichgewicht hat, kann immer wieder absetzen und das Bein dann erneut heben.

Verbeugen Sie sich, und wecken Sie in der Bärenstellung das Qi.

Dann verlagern Sie das Gewicht nach links und drehen den rechten Fuß auf der Ferse in die rechte Ecke (Abb. 200).

Führen Sie die Hände vor dem Körper zusammen, und heben Sie das angewinkelte linke Bein an. Dabei nehmen Sie die Arme seitlich auf Schulterhöhe hoch und atmen ein (Abb. 201).

Setzen Sie nach einem Moment den linken Fuß seitlich parallel ab, senken Sie die Arme, und verlagern Sie das Gewicht nach links. Dabei atmen Sie aus (Abb. 202, 203).

Jetzt heben Sie das rechte Bein und breiten die Arme wieder aus. Nachdem Sie den Fuß abgesetzt haben, wechselt das Gewicht auf die rechte Seite (Abb. 204 bis 206).

Machen Sie diese Übung (einmal linkes Bein, einmal rechtes Bein) 6- oder 12-mal. Dann beruhigen Sie das Qi und verbeugen sich. Wenn es Ihnen gelingt, im Atemrhythmus zu bleiben, bringt die Übung am meisten.

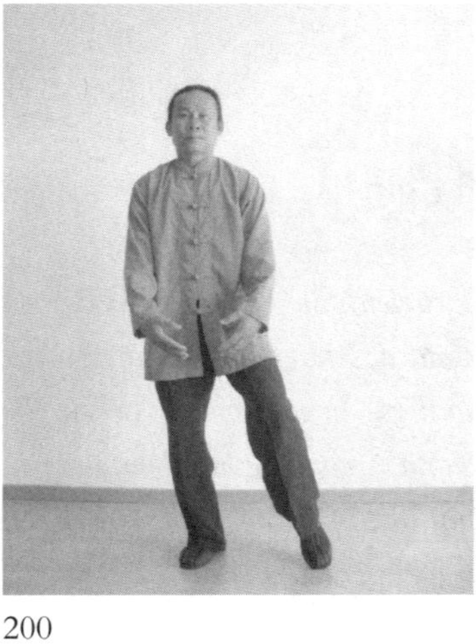
200

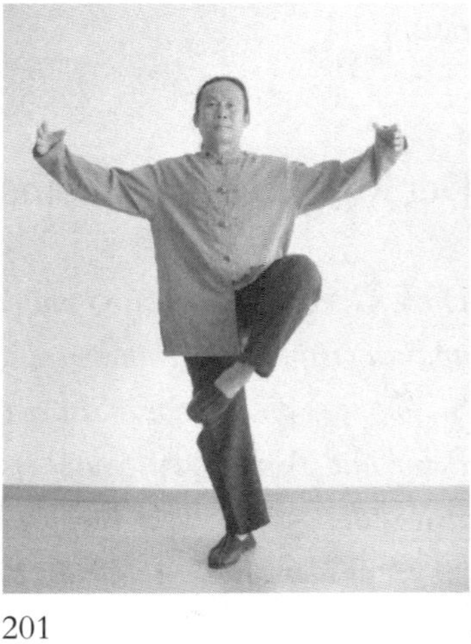
201

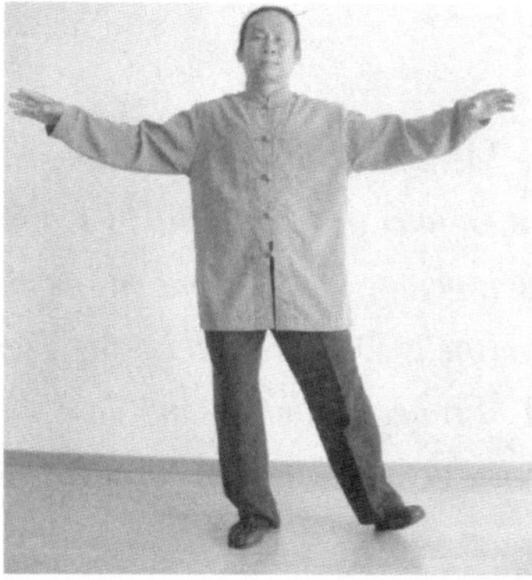

202

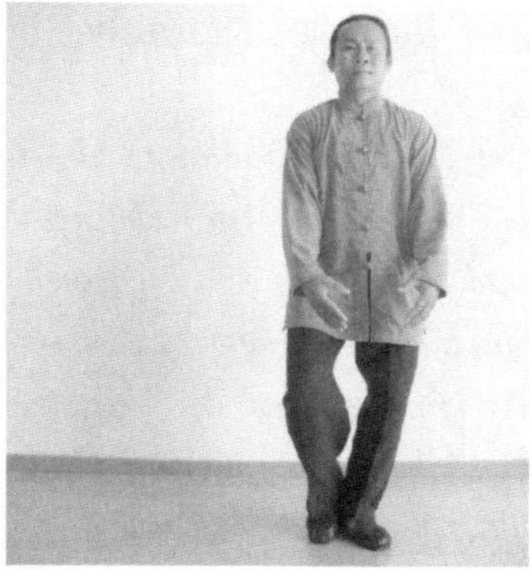

203

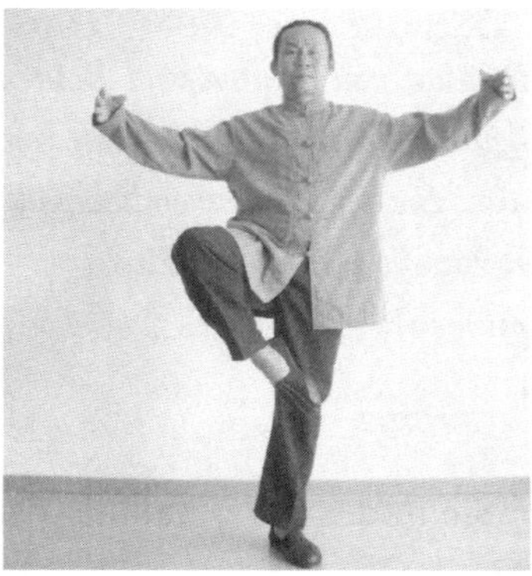

204

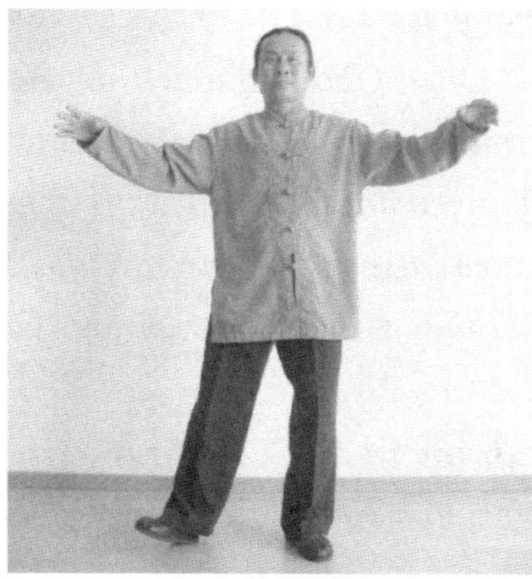

205

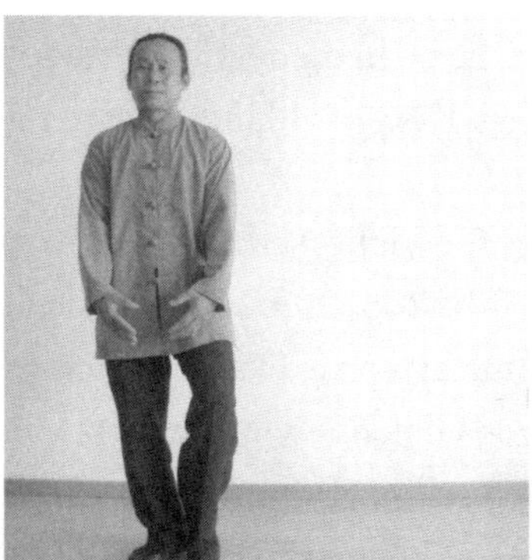

206

Der Tanz des Kranichs

Der Tanz des Kranichs fasziniert die Menschen schon seit Jahrtausenden. Es gibt die verschiedensten Mythen über den Kranich: In Korea wird in den Tempeln zu seinen Ehren getanzt, in China gilt er als Sinnbild für ein langes Leben und Weisheit. Der Kranich ist das Tier des Himmels und der Verstorbenen. Früher glaubte man, dass die Verstorbenen von ihm ins Himmelreich getragen werden. Außerdem gilt er als geduldig und gelassen.

Die folgende Übung ist ein kleiner Ausschnitt aus der Kranich-Form des Taiji.

Diese Übung trainiert die Koordination von Armen und Beinen, schult durch die kleinen Sprünge Gleichgewichtssinn und Kraft und aktiviert das Qi. Achten Sie darauf, dass Sie beim Springen lieber nur einen kleinen »Hüpfer« machen, um korrekt zu landen. Es ist nicht wichtig, wie hoch oder wie weit Sie springen!

Sprung in die 2. Richtung

Verbeugen Sie sich, und wecken Sie in der Bärenstellung das Qi.

Dann verlagern Sie das Gewicht nach rechts, drehen den linken Fuß auf der Ferse in die rechte vordere Ecke und halten die Hände vor den Körper (Handflächen zeigen zueinander, Abb. 207).

Bringen Sie das Gewicht nach links, und sammeln Sie sich für den Sprung (Abb. 208, 209). Gehen Sie etwas in die Knie, und springen Sie nach vorn. Dabei öffnen Sie die Arme zur Seite, damit Sie das Gleichgewicht halten können (Abb. 210). Sie landen auf demselben Bein, also dem linken. Die Arme bleiben weiterhin seitlich geöffnet (Abb. 211). Wichtig ist wie gesagt nicht, wie hoch oder wie weit Sie springen, sondern

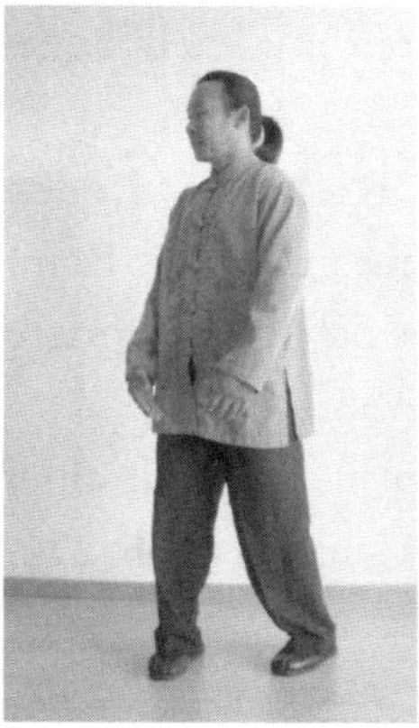
207

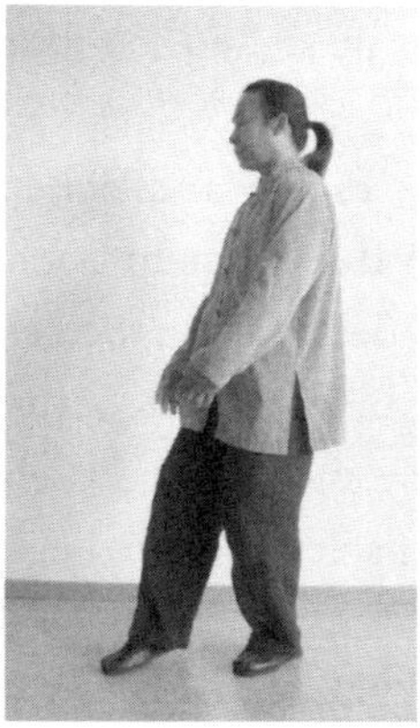
208

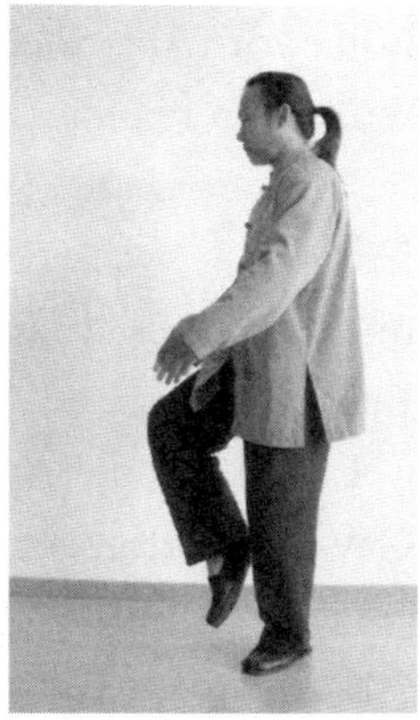
208

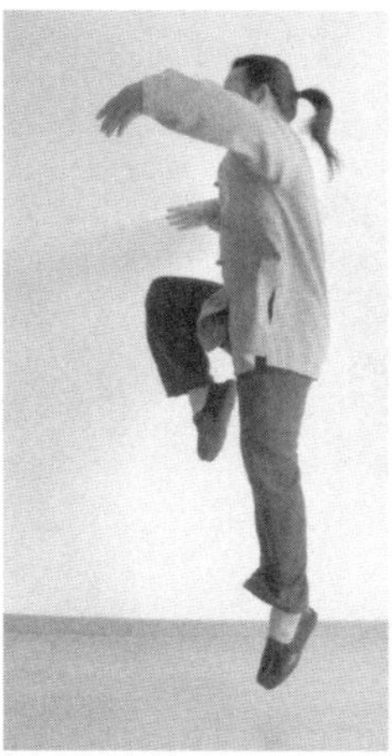
210

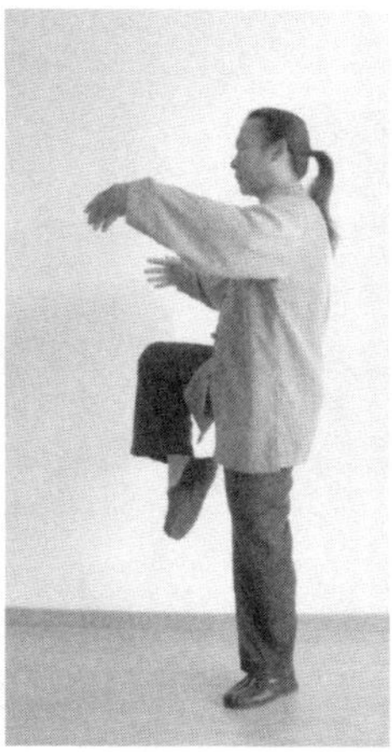
211

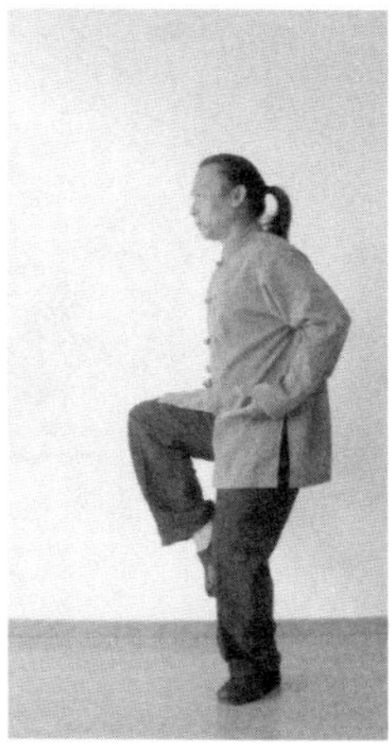
212

nur, dass Sie das rechte Bein erst nach dem Sprung absetzen. Federn Sie den Sprung gut ab. Wenn Sie gar nicht springen können, beugen Sie nur das Knie.

Beugen Sie beim Absetzen des Fußes das linke Bein, und senken Sie die Hände zur Hüfte (die Handflächen zeigen nach oben, Abb. 212). Machen Sie mit dem rechten Bein einen Schritt nach vorn, und schieben Sie beide Hände auf Schulterhöhe vor (Abb. 213). Sie stehen schulterbreit mit leicht angewinkelten Händen.

Jetzt senken Sie die Handflächen Richtung Boden (Abb. 214), verlagern das Gewicht nach hinten (linkes Bein) und drehen sich auf der rechten Ferse in die linke vordere Ecke. Rumpf und Arme drehen sich mit (Abb. 215).

Lassen Sie die Arme sinken, und drehen Sie sich mit einer Gewichtsverlagerung nach hinten in die 3. Richtung (Abb. 216).

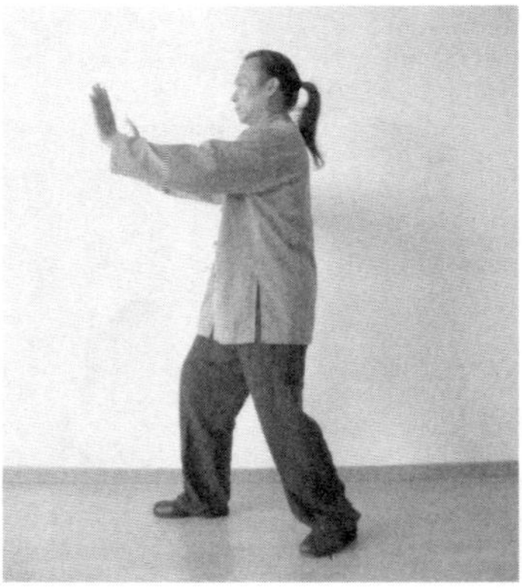

213

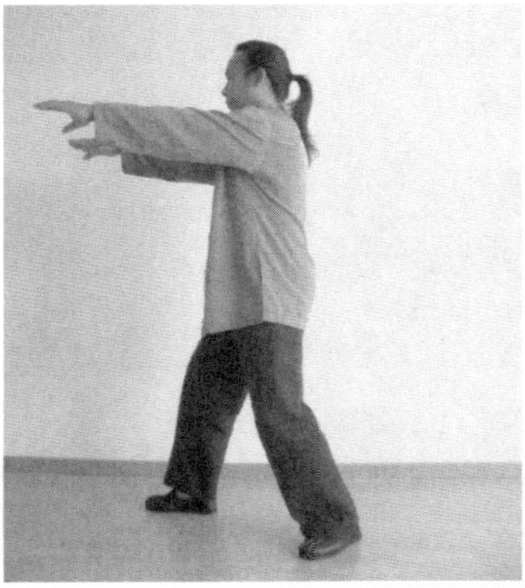

214

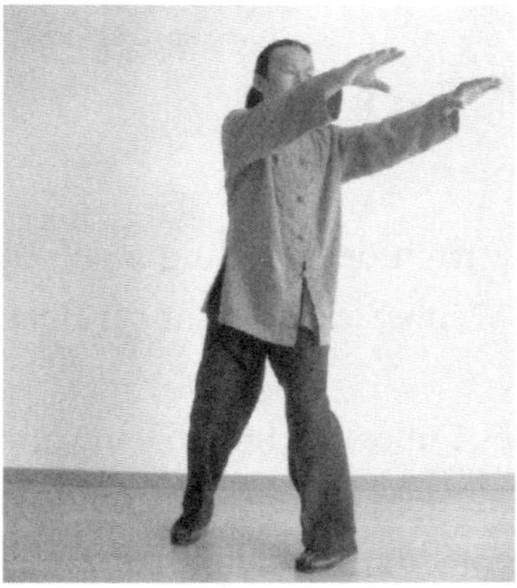

215

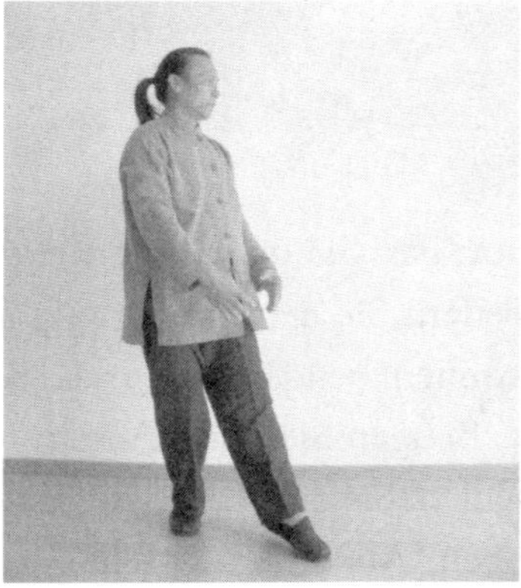

216

Sprung in die 3. Richtung

Verlagern Sie nun das Gewicht nach rechts, und sammeln Sie sich für den nächsten Sprung. Gehen Sie etwas in die Knie, und springen Sie nach vorn. Dabei öffnen Sie die Arme zur Seite, damit Sie das Gleichgewicht halten können (Abb. 217, 218). Sie landen auf demselben Bein, also dem rechten. Die Arme bleiben weiterhin seitlich geöffnet (Abb. 219).

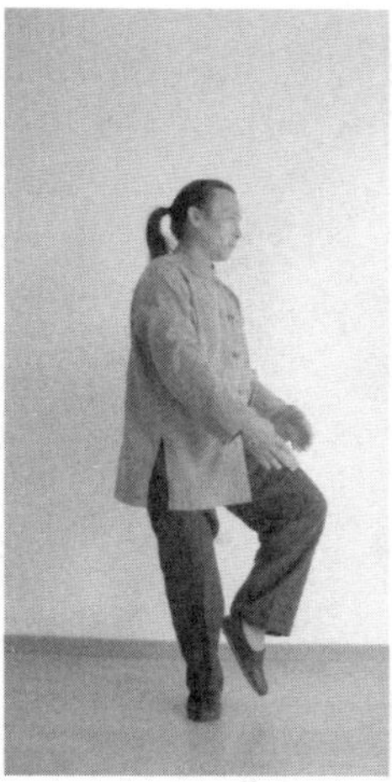

217

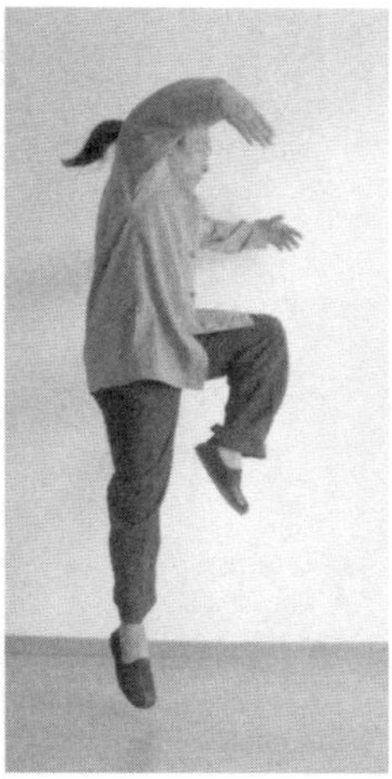

218

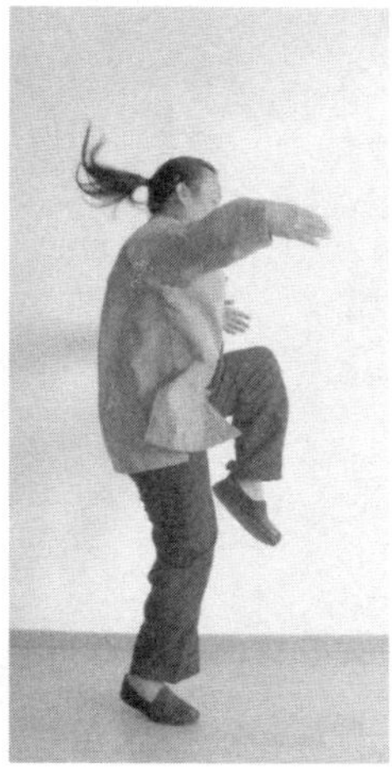

219

Beugen Sie beim Absetzen des Fußes das rechte Bein, und senken Sie die Hände zur Hüfte (die Handflächen zeigen nach oben, Abb. 220). Machen Sie mit dem linken Bein einen Schritt nach vorn, und schieben Sie beide Hände auf Schulterhöhe vor (Abb. 221). Sie stehen schulterbreit mit leicht angewinkelten Händen.

Jetzt senken Sie die Handflächen Richtung Boden (Abb. 222), verlagern das Gewicht nach rechts und drehen sich auf der rechten Ferse in die 1. Richtung. Rumpf und

Arme drehen sich mit. Der linke Fuß wird mit einer Fersendrehung in die linke vordere Ecke gesetzt (Abb. 223).

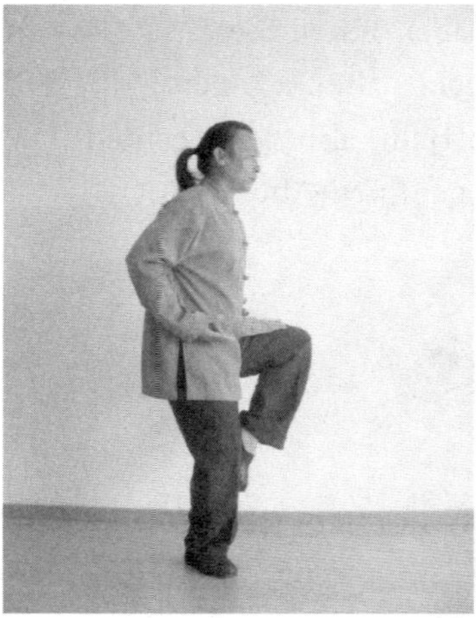

220

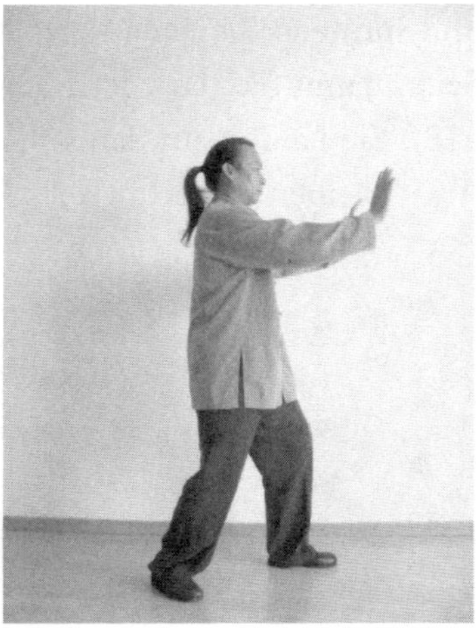

221

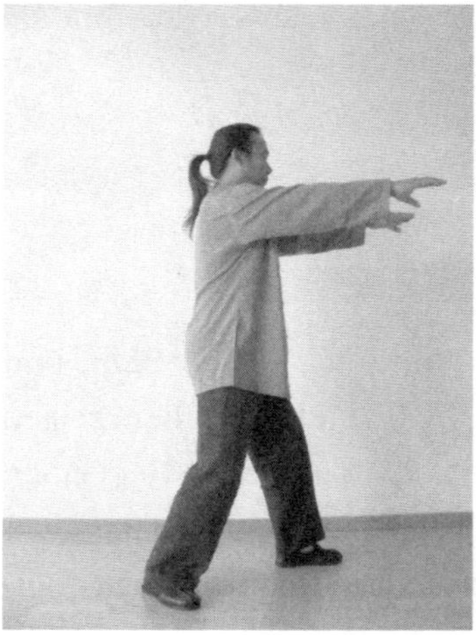

222

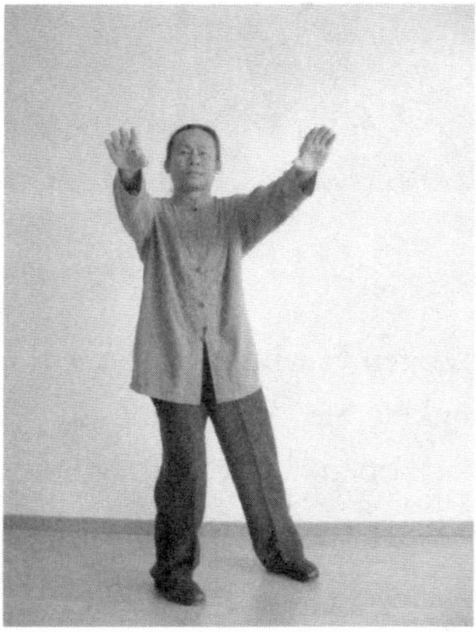

223

Sprung in die 1. Richtung

Senken Sie die Hände zur Hüfte (Handflächen zeigen zueinander), und gehen Sie leicht in die Knie (Abb. 224). Dann springen Sie auf dem linken Bein vor, das rechte Bein ist leicht angewinkelt (Abb. 225 bis 227). Setzen Sie den rechten Fuß schulterbreit vorn ab, und schieben Sie gleichzeitig die Hände auf Schulterhöhe vor (Abb. 228, 229).

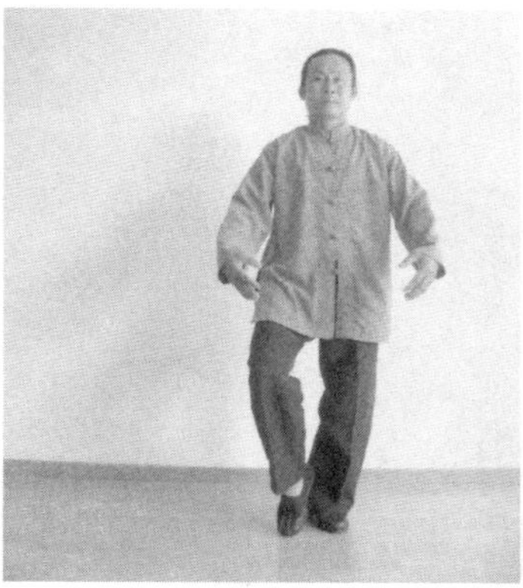

224

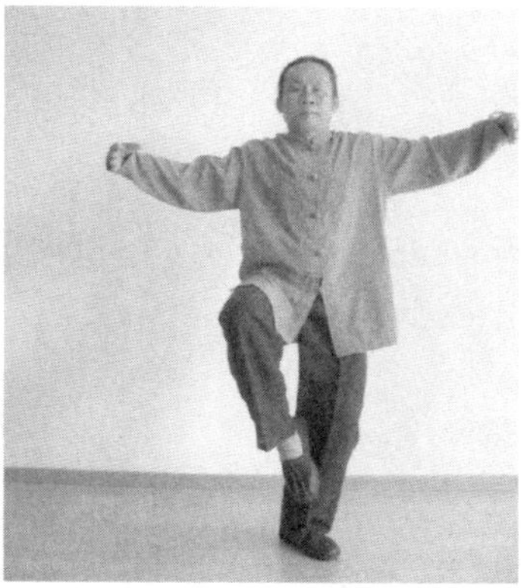

225

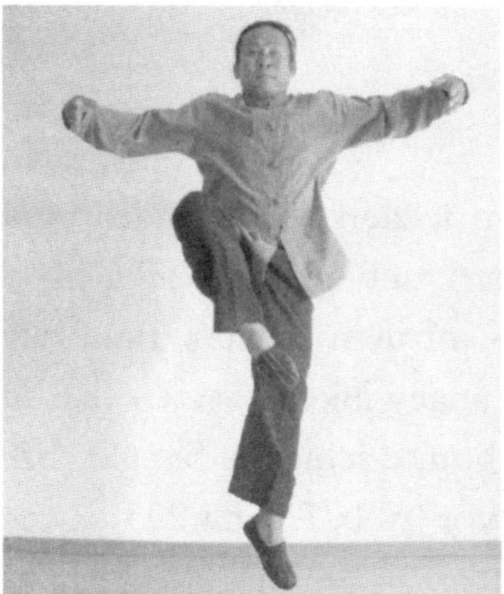

226

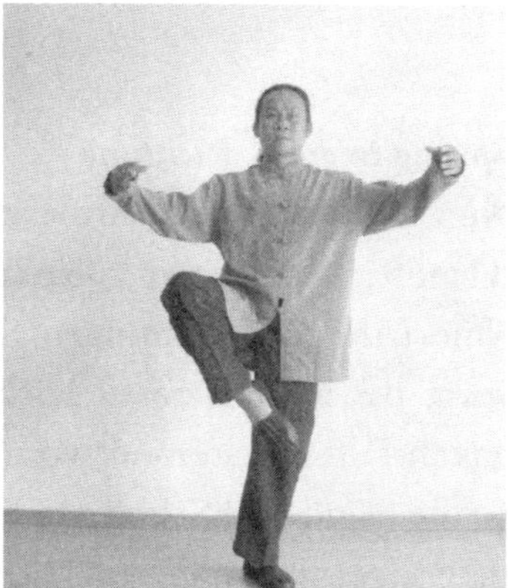

227

Dann wenden Sie sich nach hinten: Dazu verlagern Sie das Gewicht nach links und drehen auf der rechten Ferse die Fußspitze in die Ecke. Gleichzeitig drehen Sie den Rumpf in die linke hintere Ecke. Dann verlagern Sie das Gewicht nach rechts, senken die Arme und drehen sich ganz in die 4. Richtung (Abb. 230).

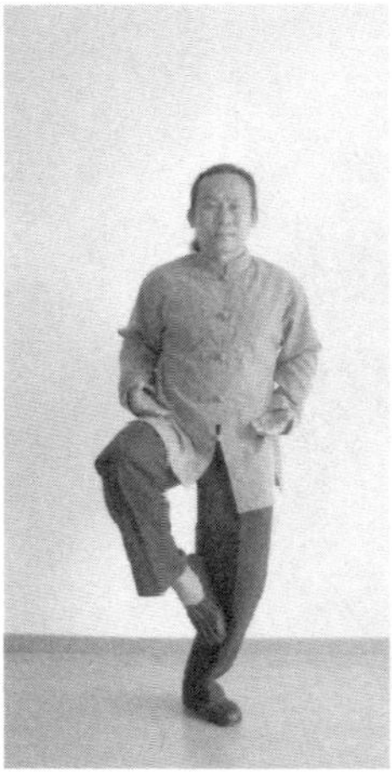
228

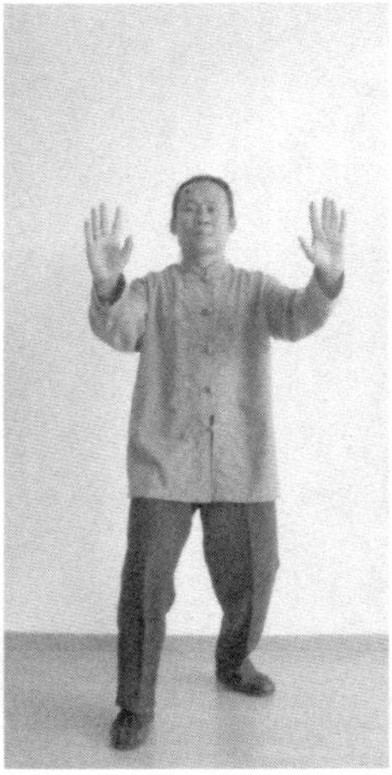
229

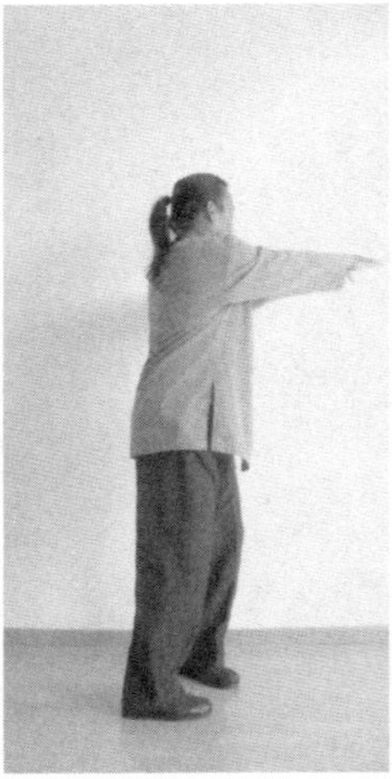
230

Sprung in die 4. Richtung

Nun senken Sie die Arme zum letzten Mal vor der Hüfte (Handflächen zeigen zueinander) und gehen leicht in die Knie (Abb. 231). Springen Sie auf dem rechten Bein nach vorn, das linke Bein ist leicht angewinkelt. Setzen Sie den linken Fuß schulterbreit vorn ab, und schieben Sie gleichzeitig die Hände auf Schulterhöhe vor (Abb. 232 bis 235).

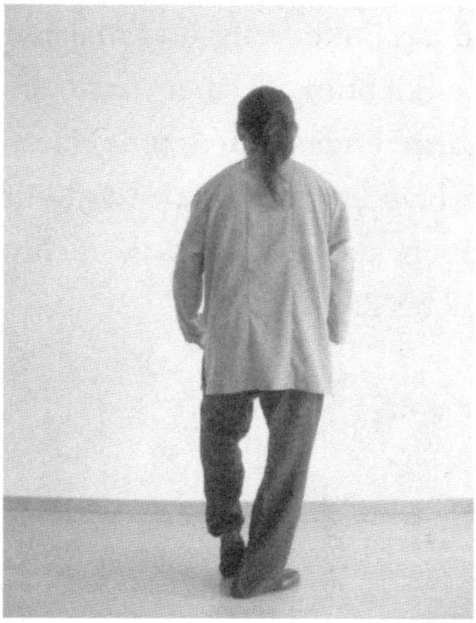
231

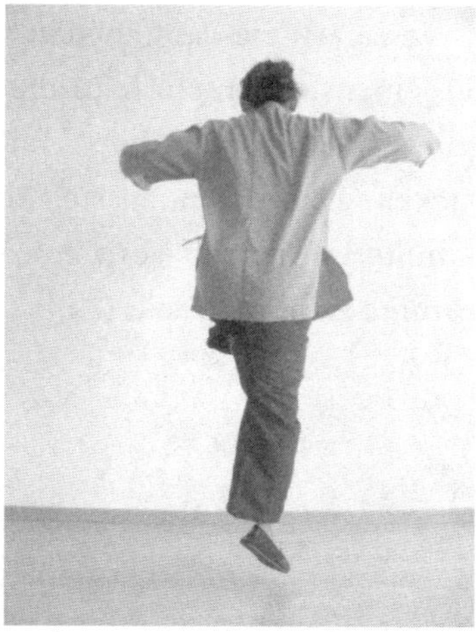
232

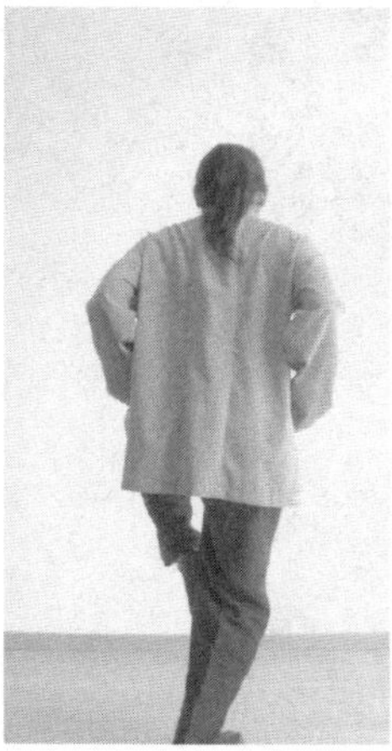
233

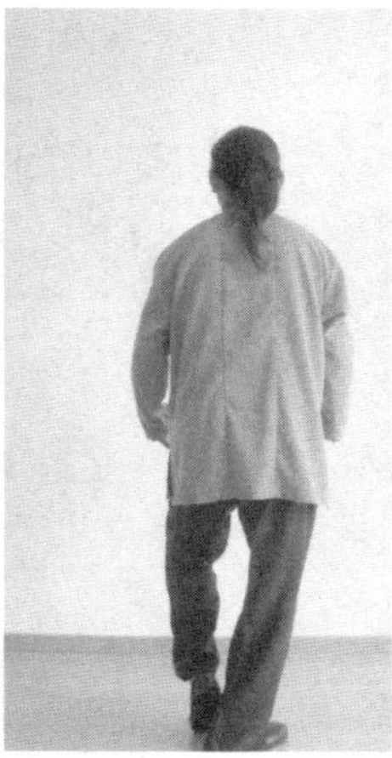
234

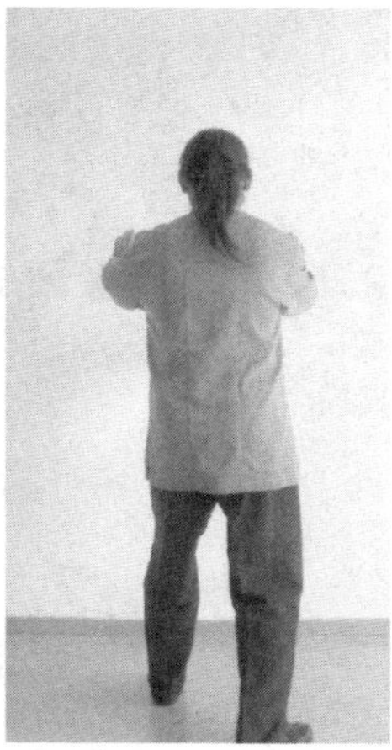
235

Jetzt folgen 2 Schritte in die 3. Richtung: Verlagern Sie das Gewicht nach rechts hinten, und senken Sie die rechte Hand, bis Sie mit Ihren Händen einen großen Ball vor Ihrem Körper formen (Abb. 236). Dabei heben Sie die linke Fußspitze und drehen sie mit dem Rumpf in die 3. Ecke.

Verlagern Sie das Gewicht auf das linke Bein, und machen Sie einen Bogenschritt in die 3. Richtung. Dabei streift die rechte Hand am linken Unterarm entlang bis zum Handrücken. Dann trennen sich die Hände – die linke wird auf Schulterhöhe nach vorn geschoben, die rechte in die rechte vordere Ecke gestreckt (Abb. 237 bis 239).

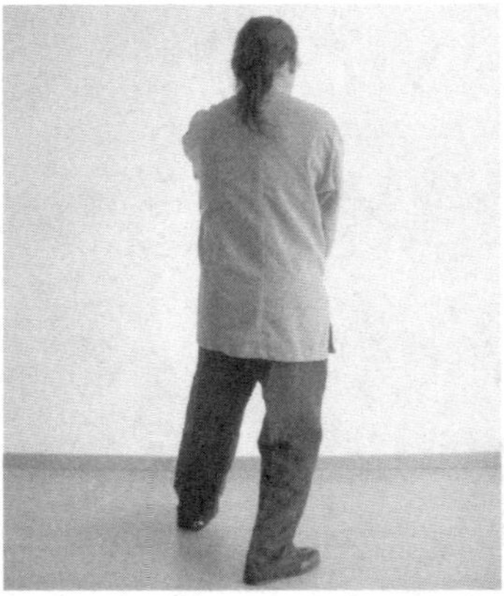

236

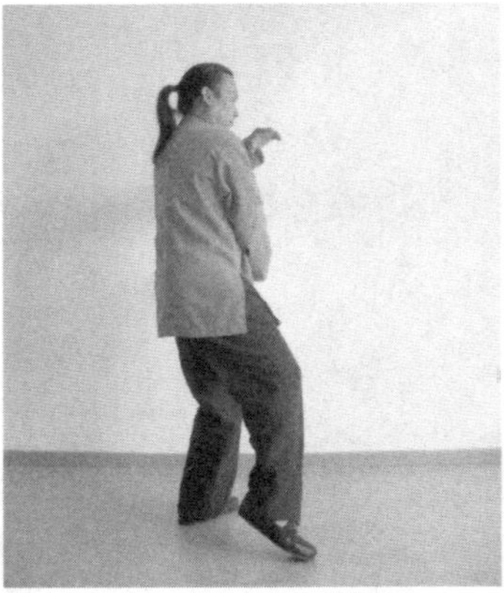

237

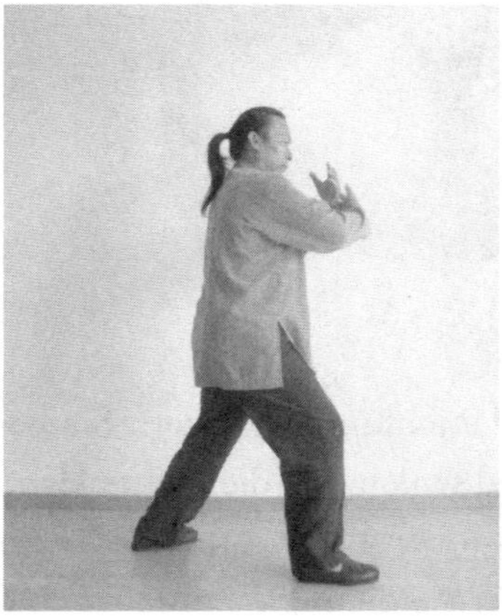

238

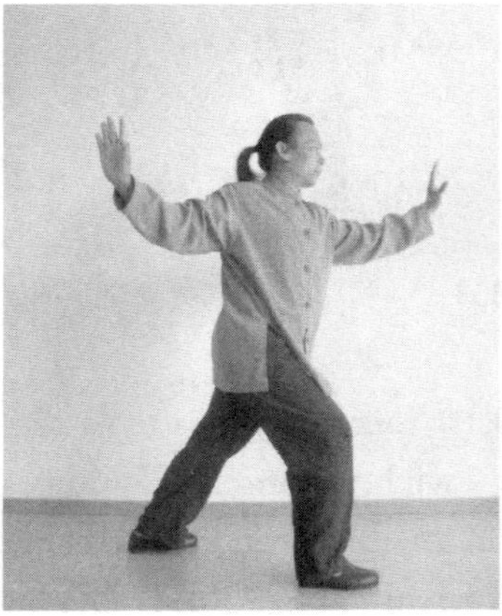

239

Nun der 2. Schritt: Verlagern Sie das Gewicht nach hinten, senken Sie den linken Arm, und formen Sie wieder einen Ball (rechts ist oben, Abb. 240). Heben Sie die rechte Fußspitze, verlagern Sie das Gewicht nach rechts vorn, und machen Sie einen Bogenschritt mit dem linken Bein nach vorn. Dabei streifen Sie den Ellenbogen dieses Mal mit links. Wenn Sie das Gewicht ganz nach vorn gebracht haben, strecken Sie die Arme: Rechts wird nach vorn geschoben, links in die linke hintere Ecke (Abb. 241 bis 243).

Um die Übung zu beenden, breiten Sie die Hände seitlich aus (Handflächen zeigen nach unten), verlagern das Gewicht nach rechts und drehen sich auf der Ferse in die 1. Richtung (Abb. 244). Dann verlagern Sie das Gewicht nach links und machen mit dem rechten Fuß einen kleinen Bogenschritt nach innen. Setzen Sie ihn seitlich parallel zum linken Fuß ab (Abb. 245).

Beruhigen Sie das Qi, und verbeugen Sie sich.

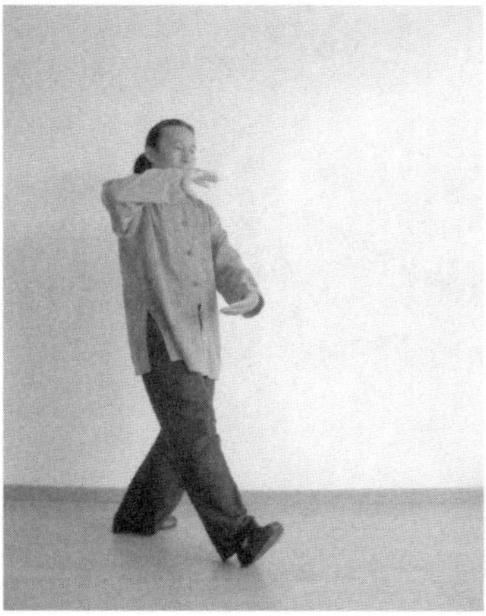

240

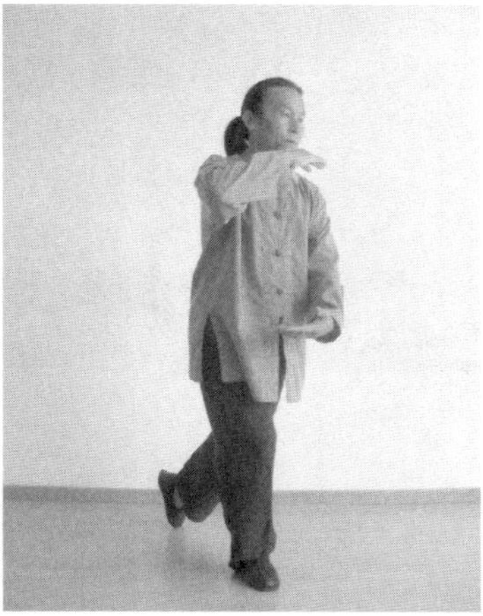

241

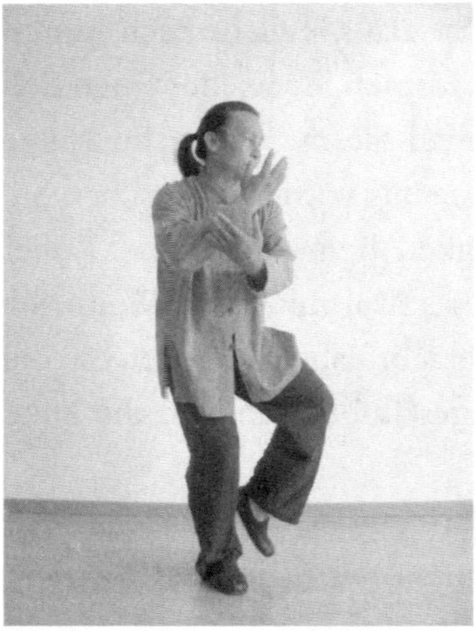

242

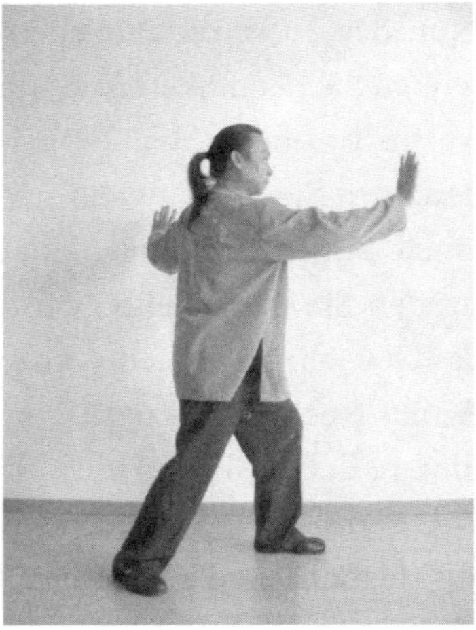

243

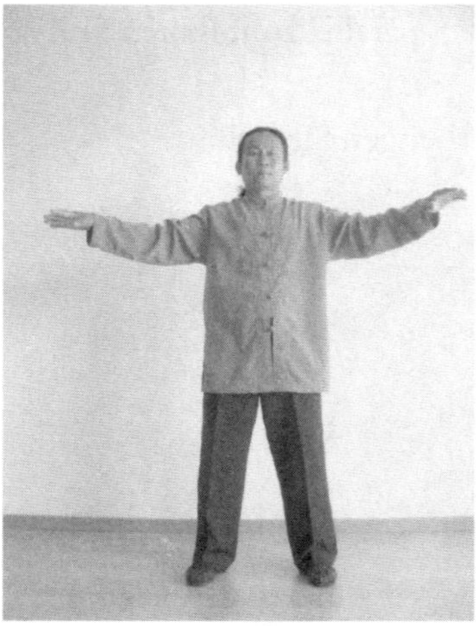

244

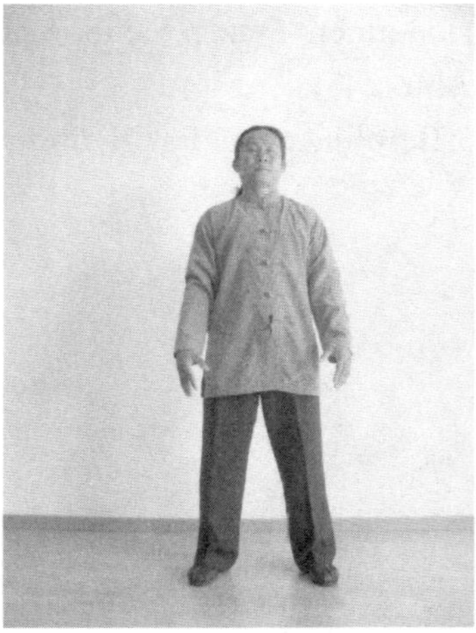

245

Der Bär stellt sich auf die Hinterbeine

Diese Übung hilft bei Beschwerden in den Beinen. Gestaute Venen und schwache Wadenmuskeln verursachen oft Schmerzen und machen das Gehen beschwerlich. Die »dicken Beine« zeigen sehr anschaulich, dass sich das Qi dort staut. Achten Sie darauf, dass der Körper gerade ist, wenn Sie auf den Fersen oder auf den Fußballen stehen. Sie können aber anfangs auch etwas ausbalancieren.

Verbeugen Sie sich, und wecken Sie in der Bärenstellung das Qi.

Gehen Sie dann in der Bärenstellung ganz langsam auf die Zehenspitzen. Dabei heben Sie die Hände bis auf Schulterhöhe (Abb. 246 bis 248). Bleiben Sie kurz so stehen, senken Sie die Arme dann wieder, und rollen Sie den Fuß ab, bis Sie normal stehen. Wenn Sie die Übung intensivieren wollen, heben Sie kurz die Zehen an und stehen einen Moment auf der Ferse (Abb. 249, 250).

Machen Sie diese Übung 6- oder 12-mal. Dann beruhigen Sie das Qi und verbeugen sich.

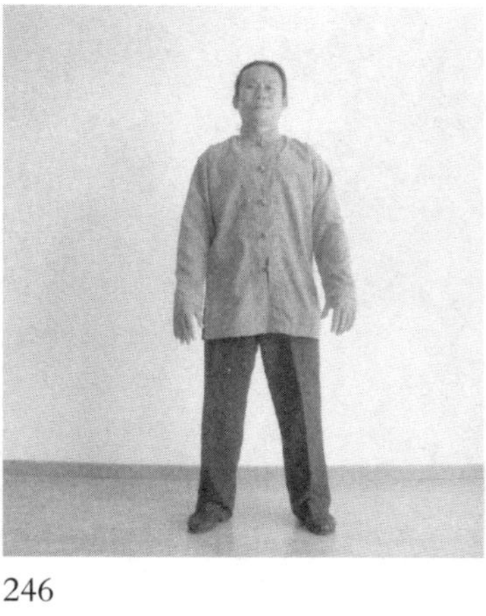

246

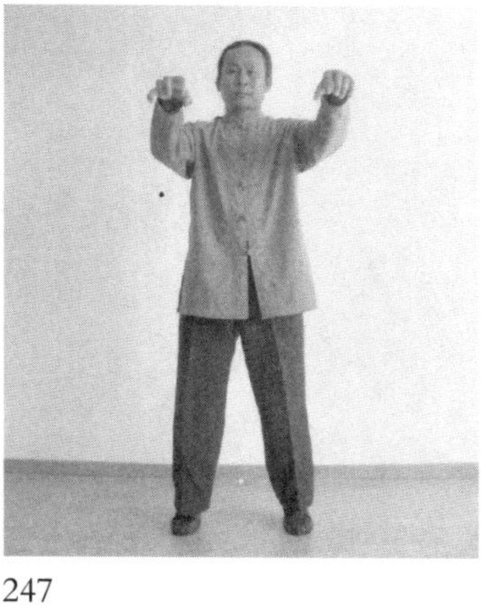

247

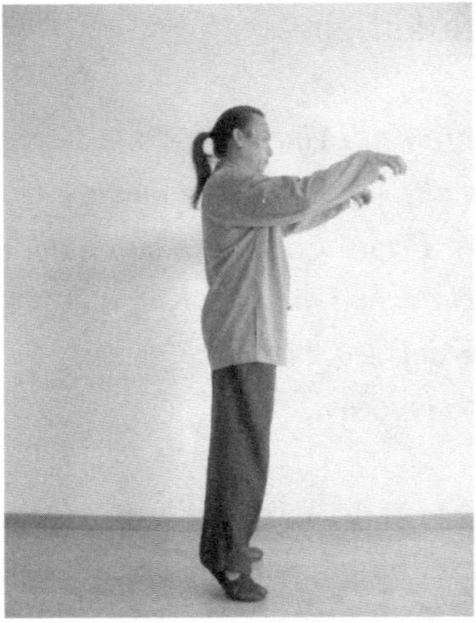
248

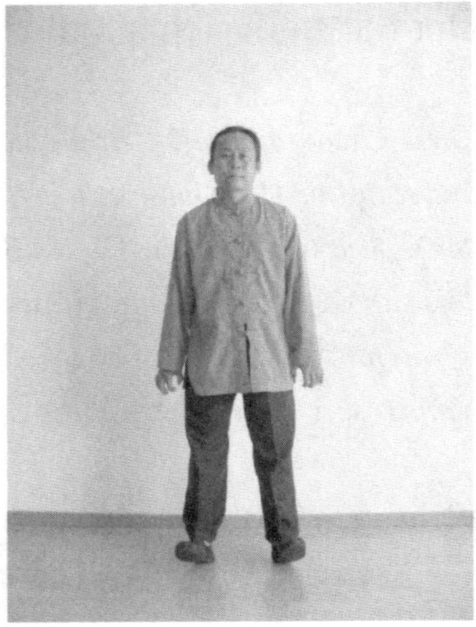
249

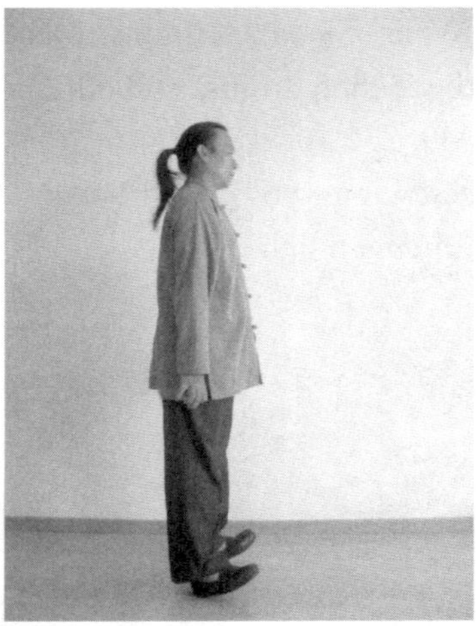
250

Die Schlange beißt zu

Diese Übung kommt aus dem Eisenhemd-Qi-Gong, einer harten, den Kampfkünsten nahestehenden Form des Qi Gong. Sie trainiert Schnelligkeit und wirkt positiv auf den Schultergürtel und die Oberschenkel. Achten Sie darauf, dass Sie den Körper weich und entspannt halten und nur während des Vorschnellens des Armes anspannen.

Weitere Hinweise:

- *Wenn Sie die tiefe Pferdestellung nicht ausführen können, nehmen Sie eine höhere Position ein.*
- *Bei der Gewichtsverlagerung achten Sie auf Ihre Knie. Sie sollten nicht über die Fußspitze hinausragen.*
- *Beim Stoß nach vorn lassen Sie die Schulter ein klein wenig angespannt und strecken den Arm nicht durch. Der Stoß ist nur kurz, und die Hand wird sofort zurückgezogen.*
- *Wenn eine Schlange zubeißen will, lässt sie zuerst den Kopf kreisen, um dann blitzschnell zuzuschlagen. Stellen Sie sich diese Bewegungen beim Üben vor.*

Verbeugen Sie sich, und gehen Sie mit einem weiten Schritt in die Pferdestellung, um das Qi zu holen und zu senken (Abb. 251).

Stoßen Sie nun die Hände vor der Brust nach vorn (Abb. 252), senken Sie die Arme (Abb. 253), drehen Sie die Handflächen nach innen, und führen Sie die Hände mit einem Innenkreis bis zur Brust. Dabei zeigen die Handflächen zum Gesicht (Abb. 254). Ziehen Sie die Hände zur Hüfte (Abb. 255).

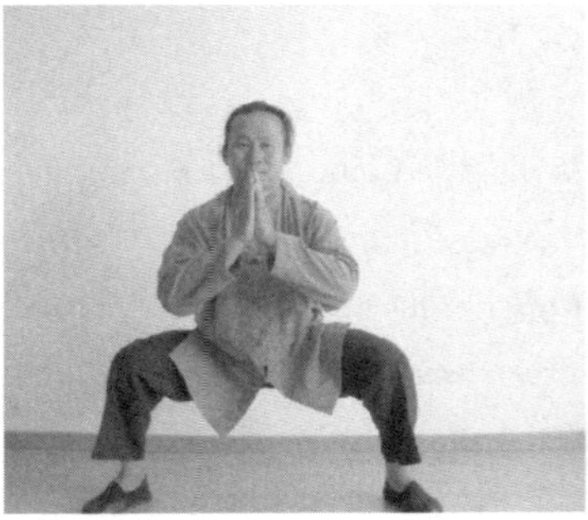

251

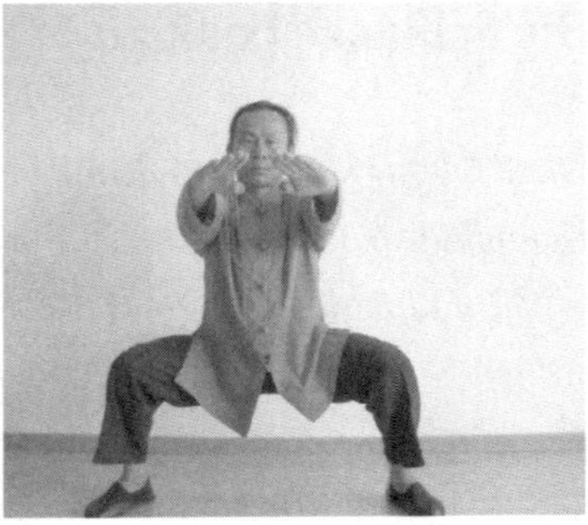

252

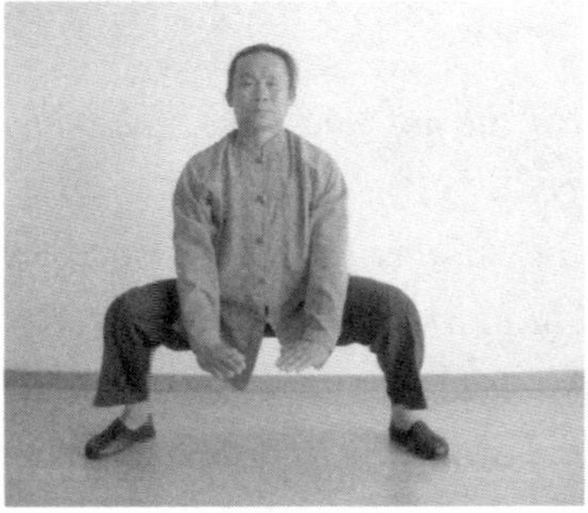

253

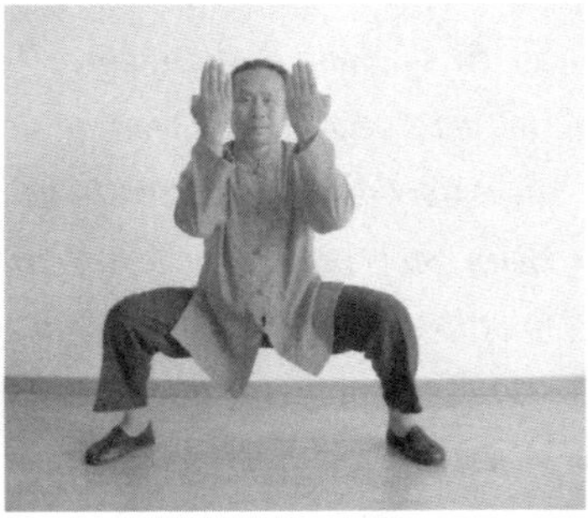

254

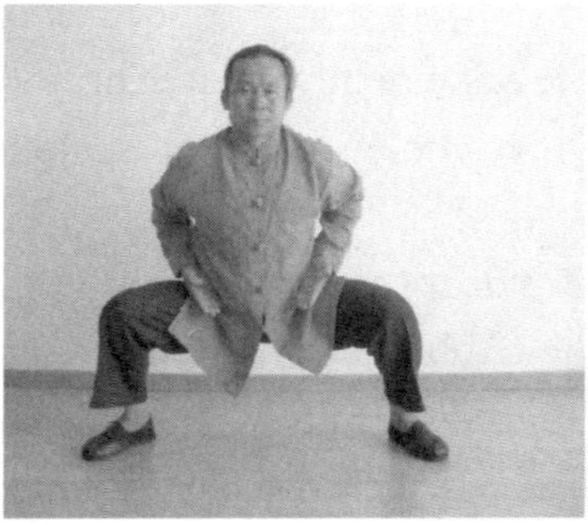

255

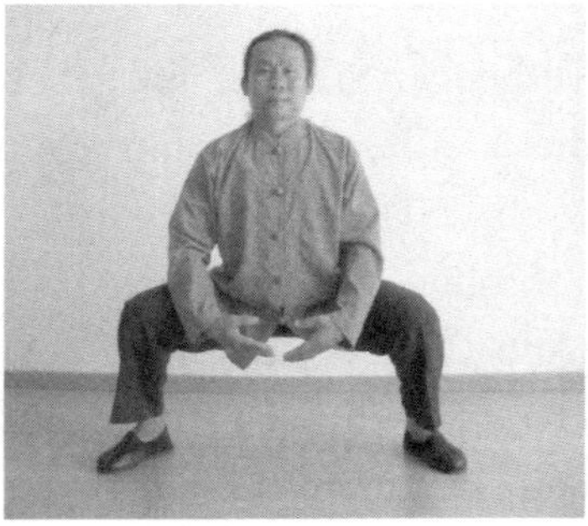

256

Jetzt holen Sie das Qi und senken es zum Dantien (Abb. 256 bis 260).

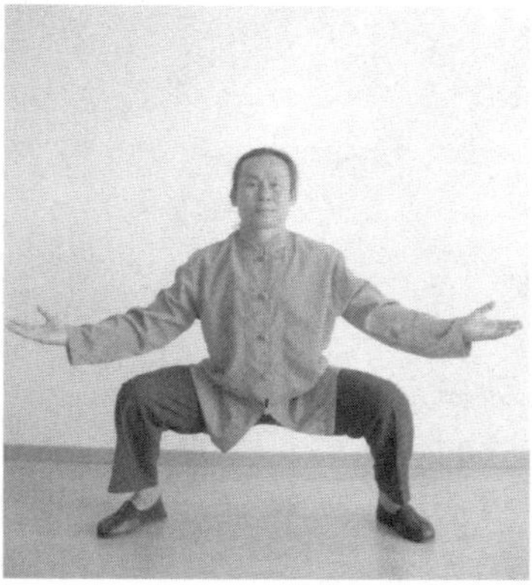

257

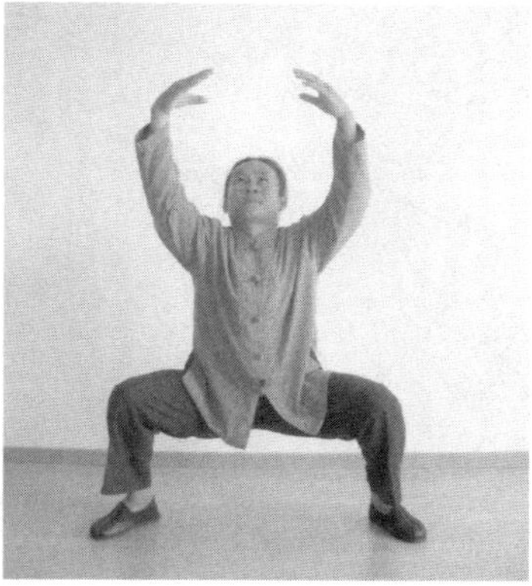

258

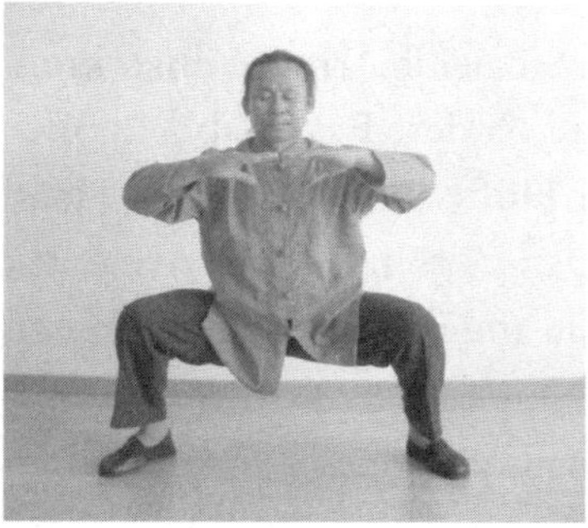

259

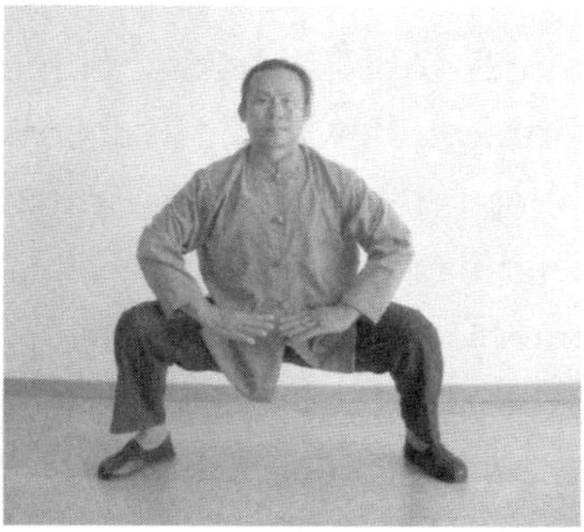

260

Wenn Sie die Arme wieder an die Hüfte geführt haben, beginnen Sie mit den »Schlangenbewegungen«: Verlagern Sie das Gewicht langsam nach links (das rechte Bein ist nicht ganz durchgestreckt). Dabei lassen Sie den rechten Arm wie eine Schlange, die Witterung aufnimmt, kreisen (Abb. 261, 262).

Wenn der rechte Arm in die linke vordere Ecke zeigt, heben Sie den linken Arm und führen ihn mit einem leichten Kreis etwas höher als den rechten Arm in die Ecke. Die rechte Hand zieht sich bei einer Gewichtsverlagerung nach hinten

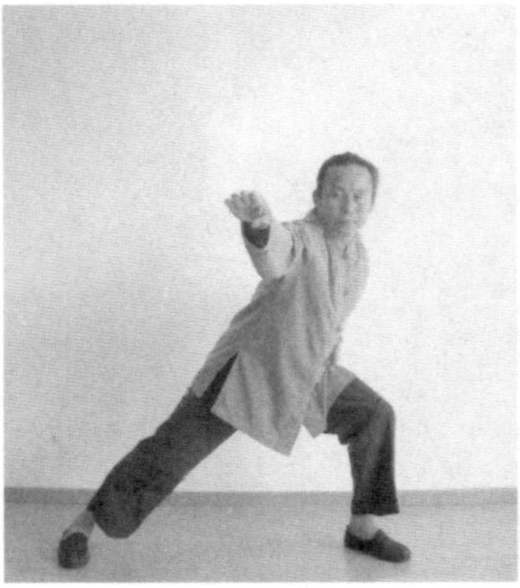

261

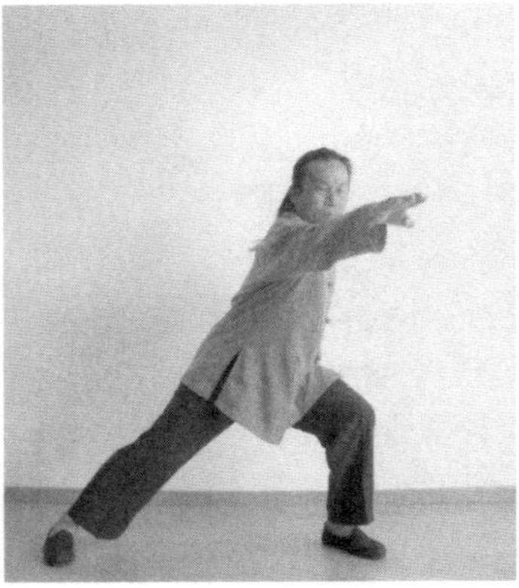

262

zurück (Abb. 263, 264). Führen Sie beide Arme in einer kreisförmigen Bewegung in die rechte vordere Ecke (Abb. 265).

Jetzt sinkt der linke Arm zur Hüfte, und die rechte Hand zeigt nach vorn in die Ecke. Dann lassen Sie die Arme mit einer Gewichtsverlagerung in die andere Ecke erneut kreisen (Abb. 266 bis 268).

Sie haben den Schlangenkopf also insgesamt 3-mal kreisen lassen.

Anschließend führen Sie den Schlangenbiss aus: Sie sammeln Ihre Kraft, ziehen auch die rechte Hand zur Hüfte (Abb. 269) und stoßen dann ruckartig mit der rechten Hand in die 1. Richtung (Abb. 270, 271).

Wechseln Sie die Seite. Sie führen die rechte Hand an die Hüfte zurück, verlagern das Gewicht auf das rechte Bein und beginnen mit dem Schlangenkopf-Kreisen auf der anderen Seite: Lassen Sie die Arme wie vorhin mit der entsprechenden Gewichtsverlagerung wieder 3-mal kreisen, dann stoßen Sie die linke Hand nach vorn (Abb. 272 bis 282).

Machen Sie die Übung auf jeder Seite 3-, 7- oder 12-mal.

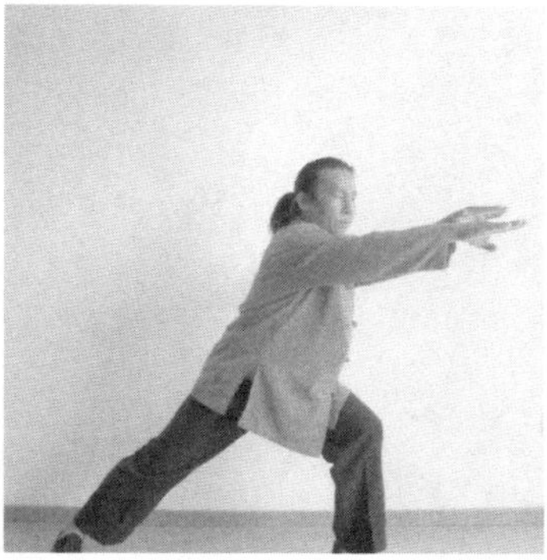
263

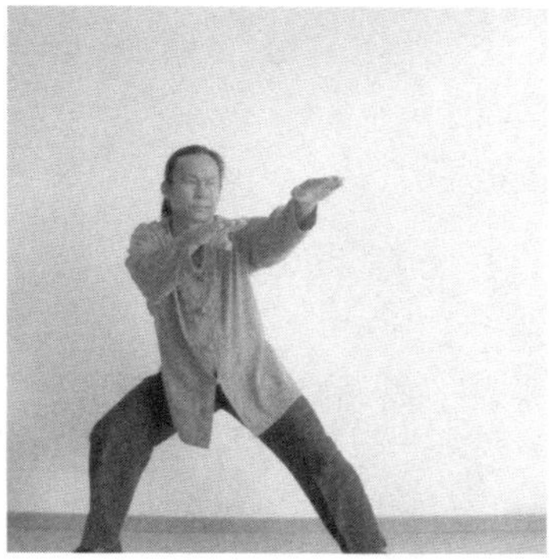
264

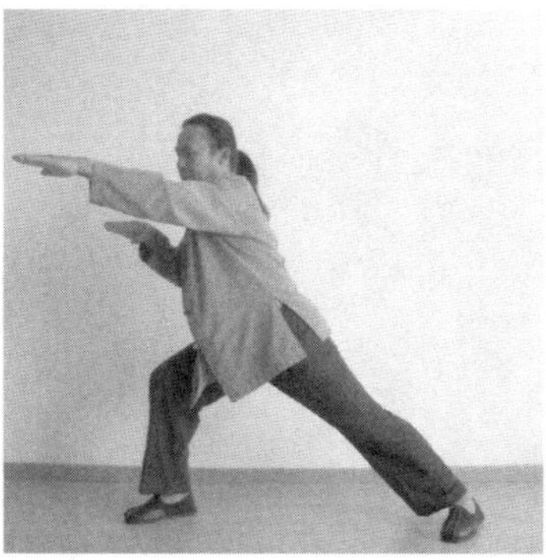
265

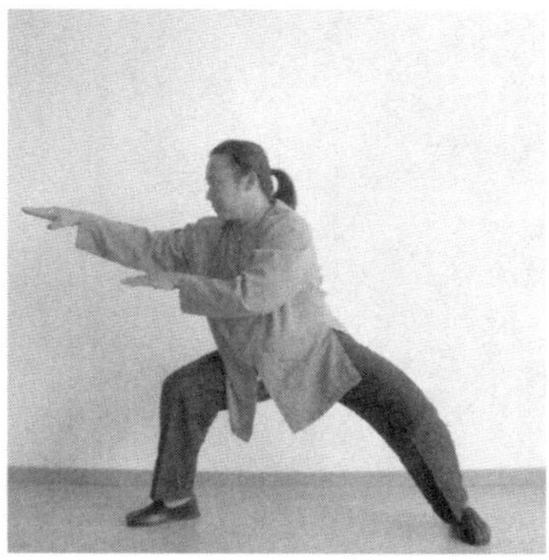
266

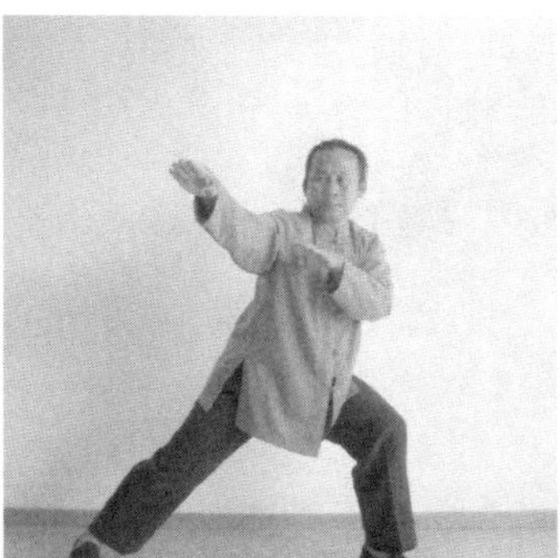
267

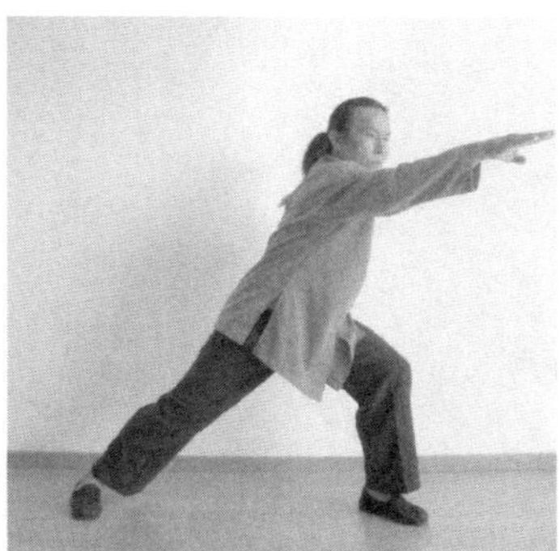
268

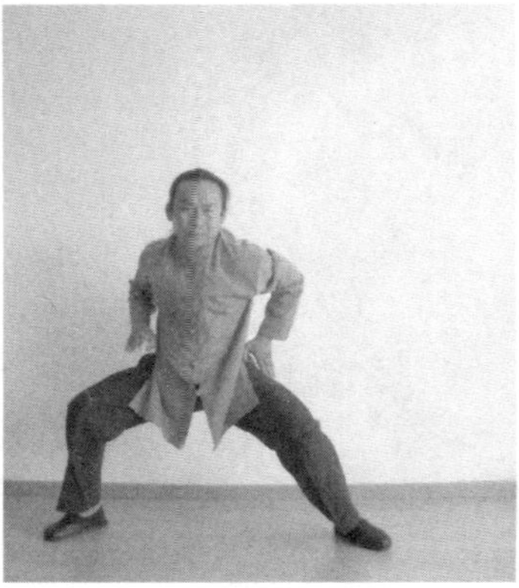

269

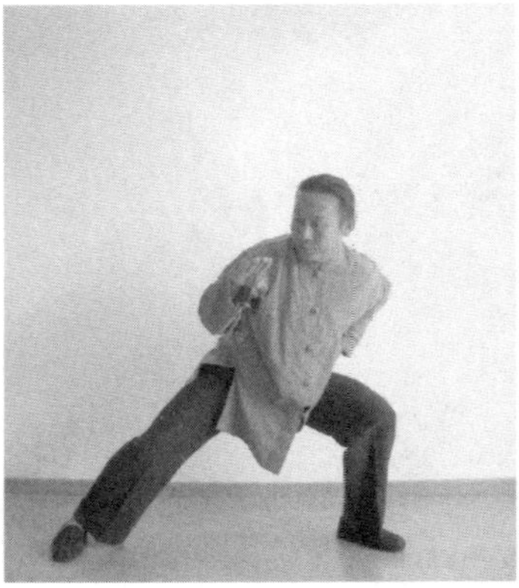

270

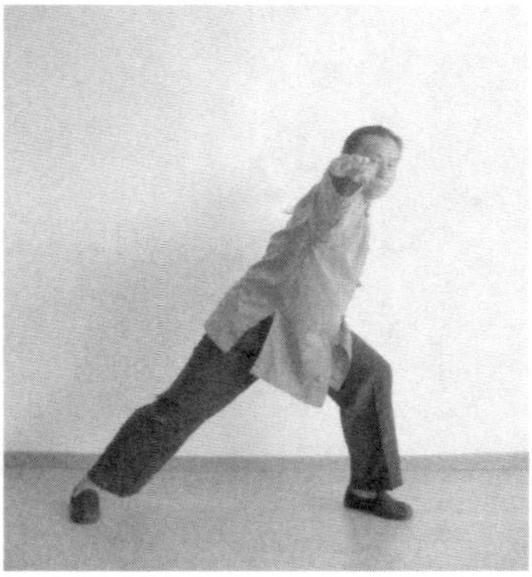

271

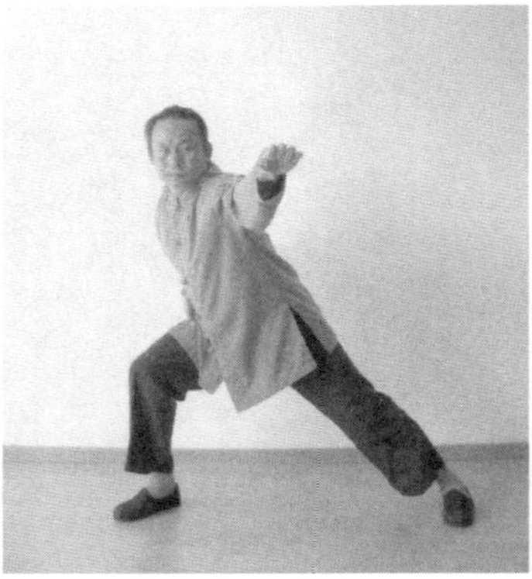

272

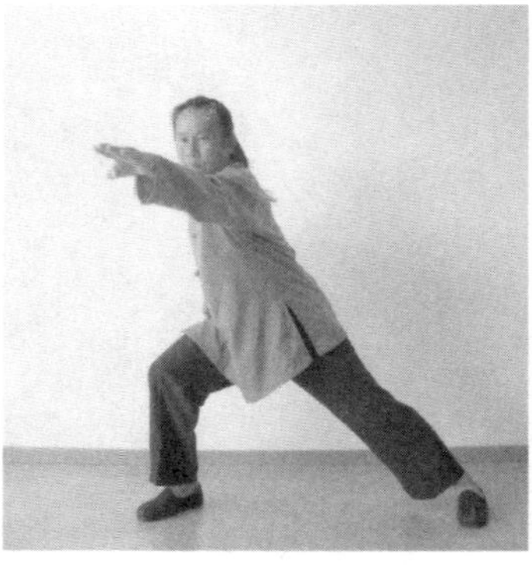

273

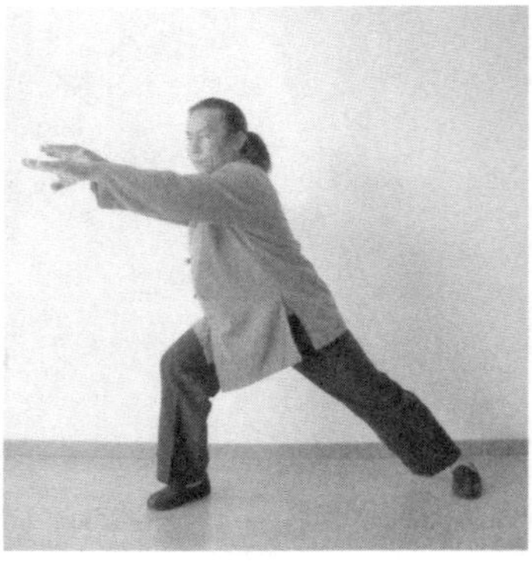

274

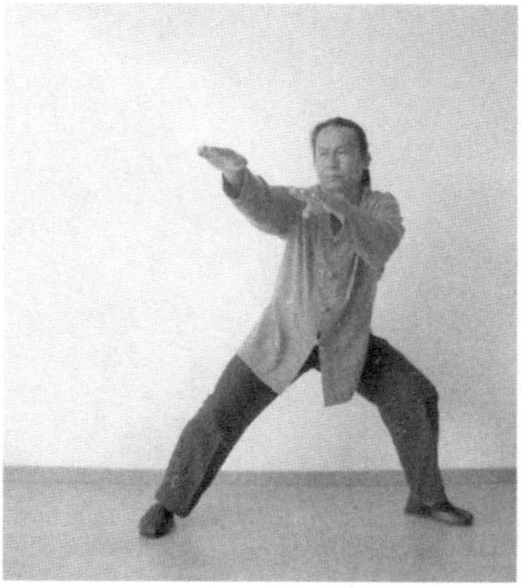

275

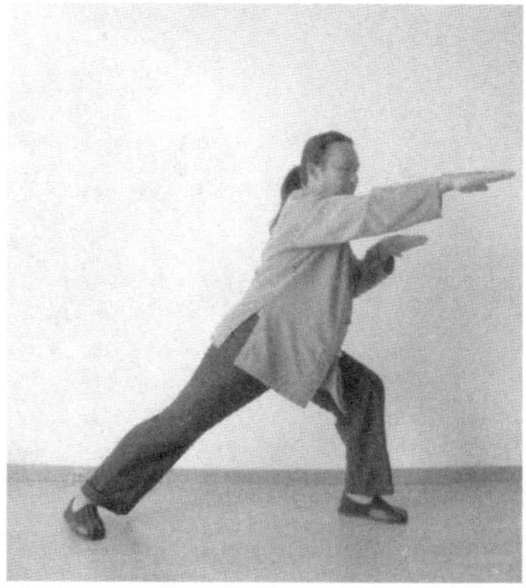

276

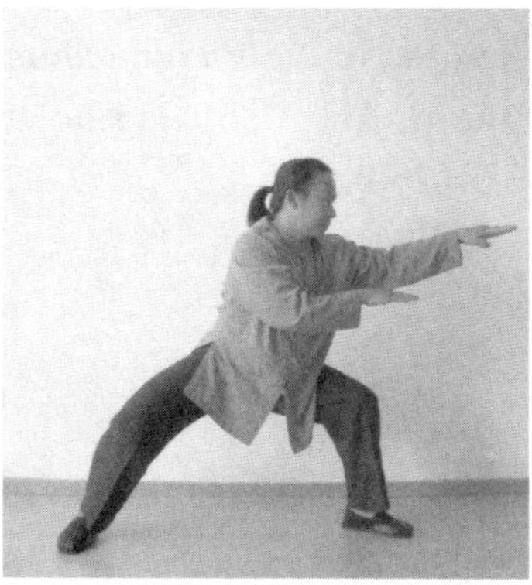

277

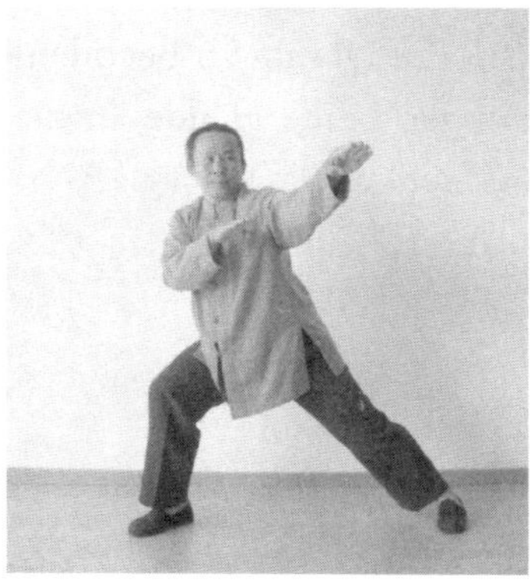

278

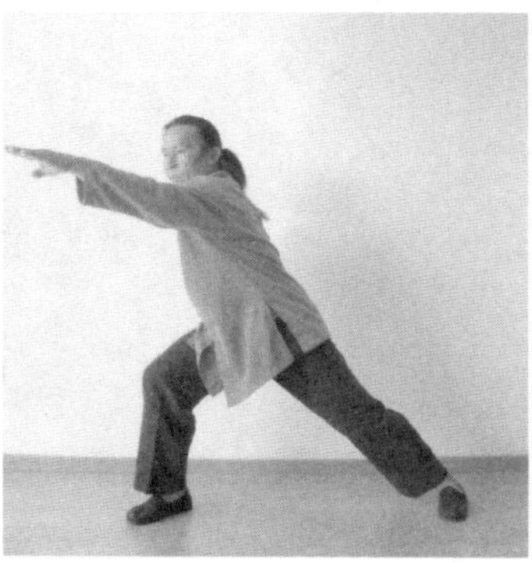

279

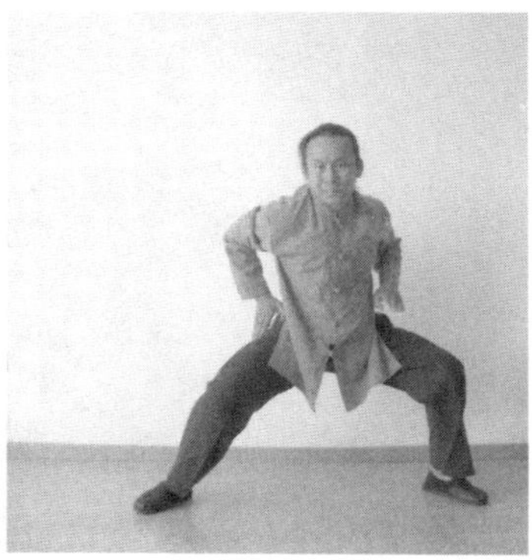

280

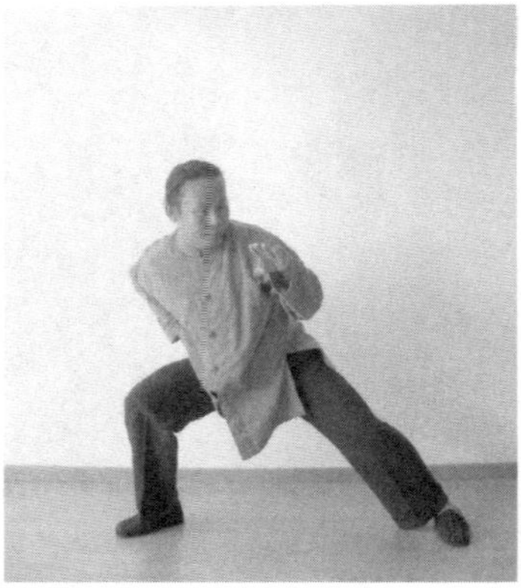

281

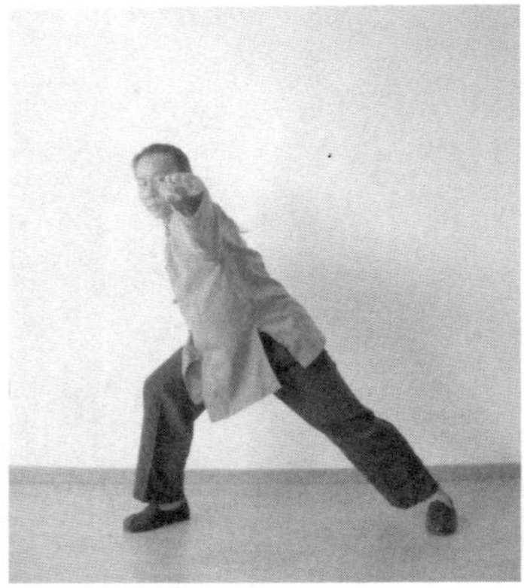

282

Um die Übung zu beenden, gehen Sie in die Pferdestellung, bringen beide Hände an die Hüfte (s. Abb. 255) und holen und senken das Qi (vgl. Abb. 257 bis 260).

Die Welle bewegen

Diese Übung strafft den Oberkörper und dehnt die hinteren Sehnen der Beine. Durch die Beugung nach vorn wird auch die Wirbelsäule trainiert. Achten Sie darauf, dass Sie, während Sie die Arme strecken, auch den Rücken strecken.

Verbeugen Sie sich, und wecken Sie in der Bärenstellung das Qi.

Verlagern Sie das Gewicht nach links, und drehen Sie die rechte Fußspitze in die rechte vordere Ecke. Dann machen Sie einen Bogenschritt mit dem linken Bein nach vorn (Abb. 283 bis 285).

In der schulterbreiten Stellung heben Sie beide Arme langsam seitlich an und drehen die Handflächen dabei nach oben. Über dem Kopf führen Sie die Hände zusammen. Strecken Sie sich ein wenig, und blicken Sie zum Himmel (Abb. 286, 287). Wichtig: Öffnen Sie den Mund dabei leicht, damit der Kehlkopf entlastet ist.

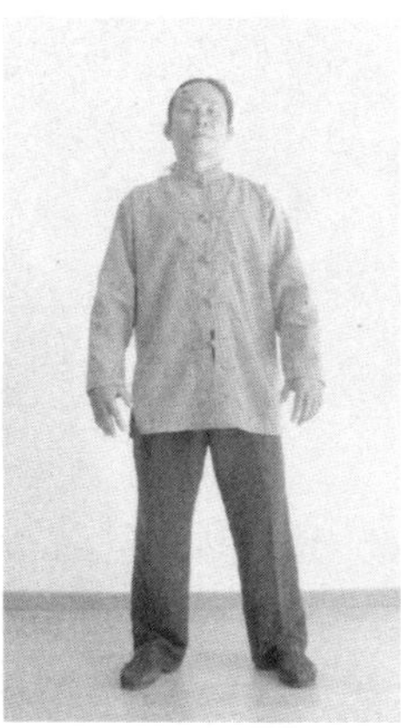

283

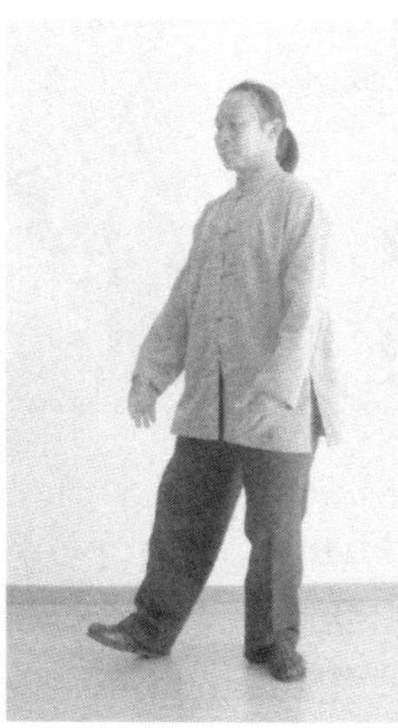

284

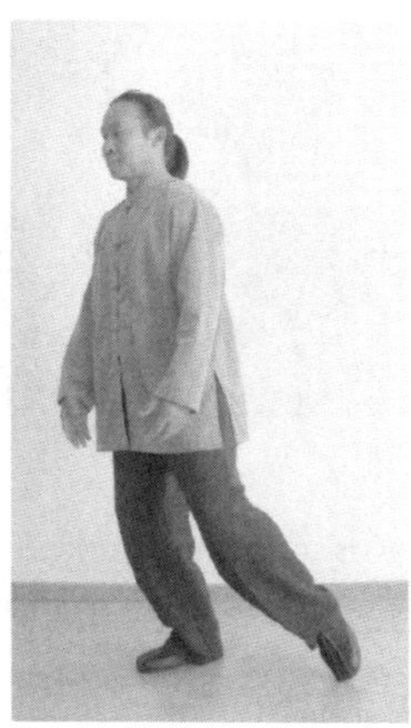

285

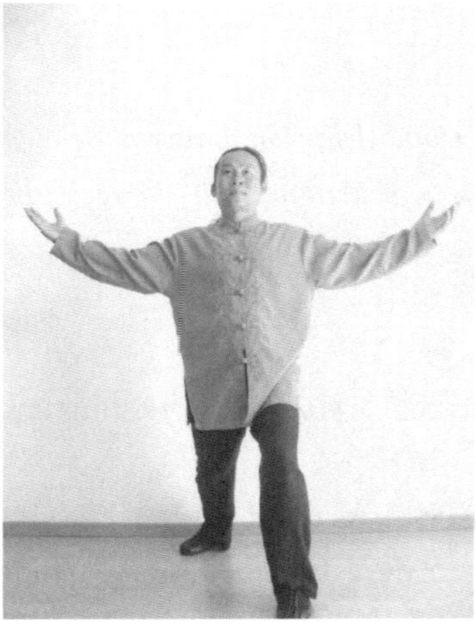
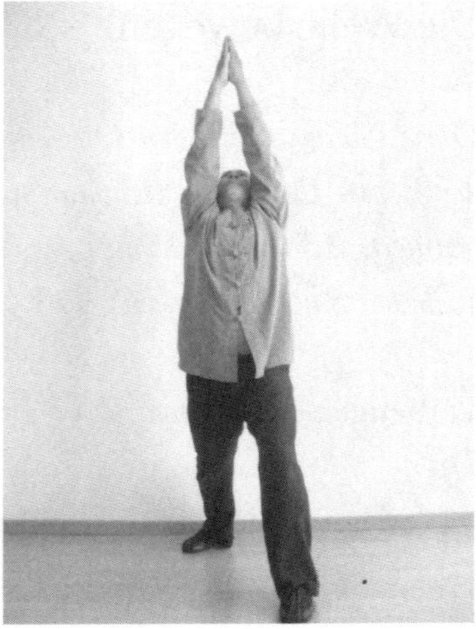

286 287

Beugen Sie sich jetzt vor, und strecken Sie Arme und Rücken (Abb. 288, Seitenansicht 289).

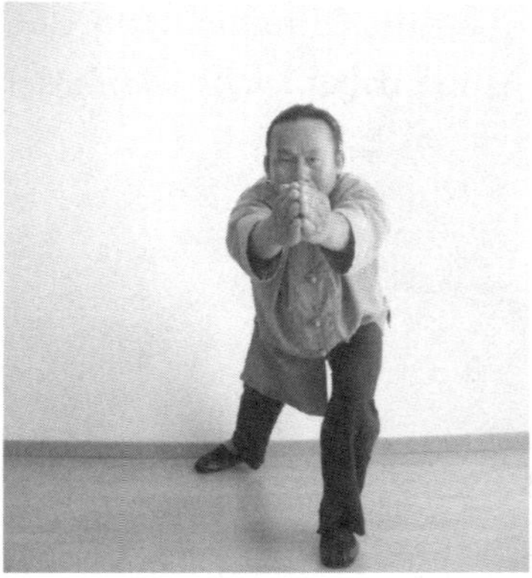
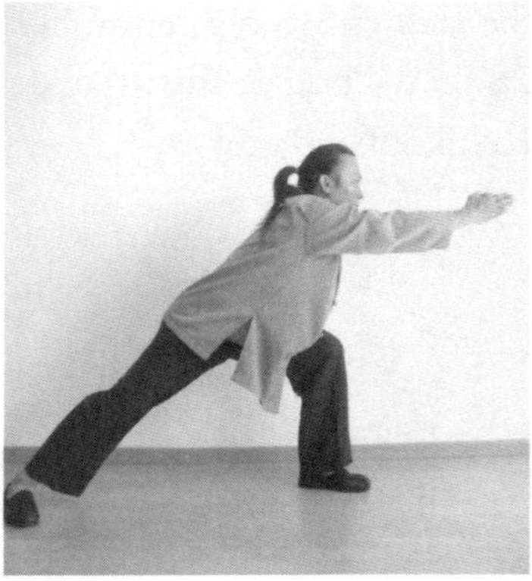

288 289

Aus der gestreckten Haltung »klappen« Sie die Hände nach außen, so dass die Handflächen nach oben zeigen, und ziehen sie langsam zur Hüfte. Gleichzeitig verlagern Sie das Gewicht nach rechts (Abb. 290, 291). Wer besonders beweglich und gedehnt ist, kann in die tiefe Stellung gehen und die linke Zehenspitze heben.

Stehen Sie langsam auf, verlagern Sie das Gewicht nach links vorn, und schieben Sie die Hände auf Schulterhöhe vor (Abb. 292, Frontalansicht 293).

Nun werden die Arme gesenkt. Bei einer Gewichtsverlagerung nach rechts drehen Sie die linke Fußspitze in die 2. Richtung. Dann machen Sie mit dem linken Bein einen Bogenschritt nach links und gehen in die Bärenstellung (Abb. 294, 295).

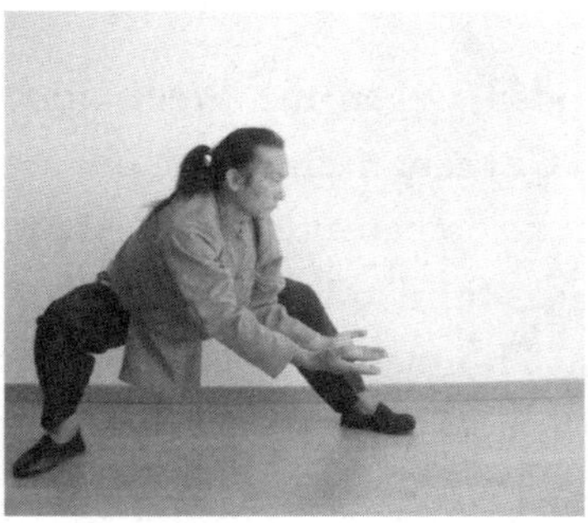
290

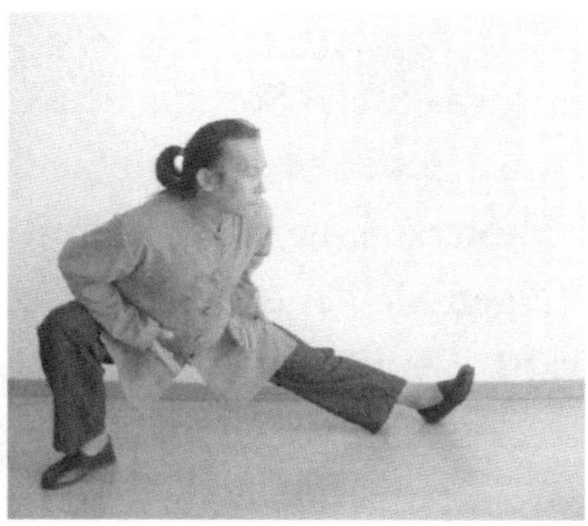
091

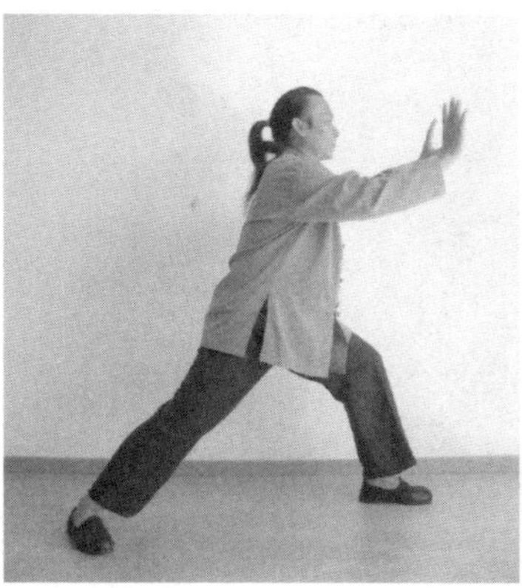
292

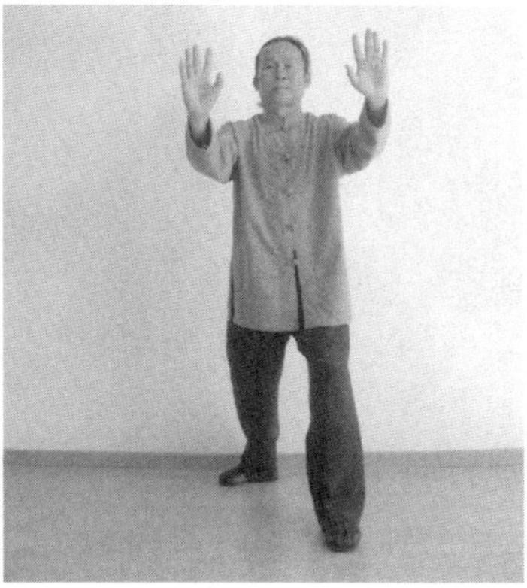
293

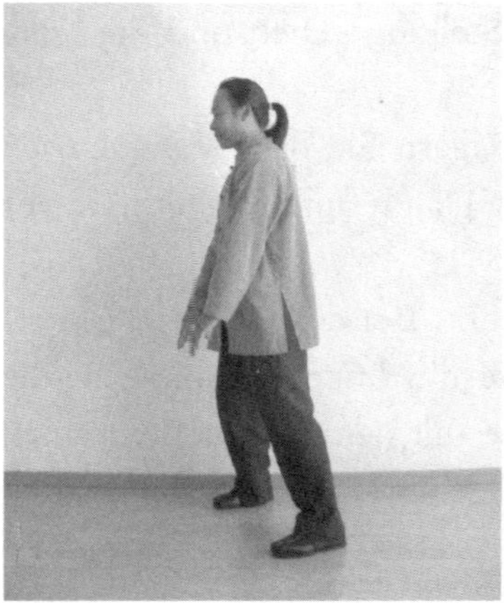
294

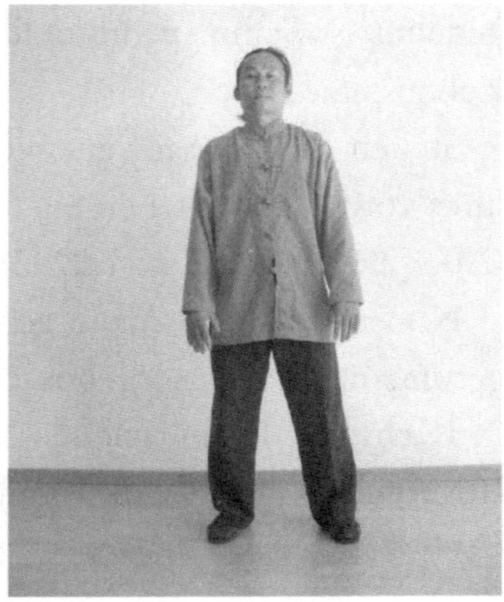
295

Jetzt wechseln Sie die Seite und bewegen die Welle noch einmal: Zuerst verlagern Sie das Gewicht nach rechts, um die Fußspitze in die linke vordere Ecke drehen zu können. Dann bringen Sie das Gewicht nach links für den Bogenschritt vorwärts. Beide Arme werden zum Himmel gehoben, und Sie strecken sich für einen Augenblick. Danach beugen Sie sich vor und strecken Arme und Rücken (Abb. 296 bis 301).

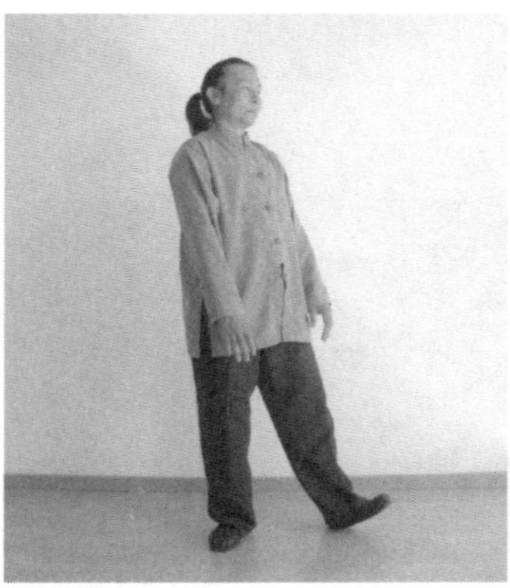
296

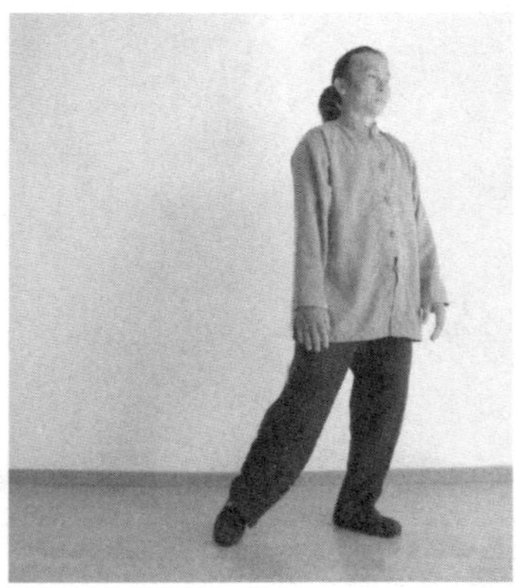
297

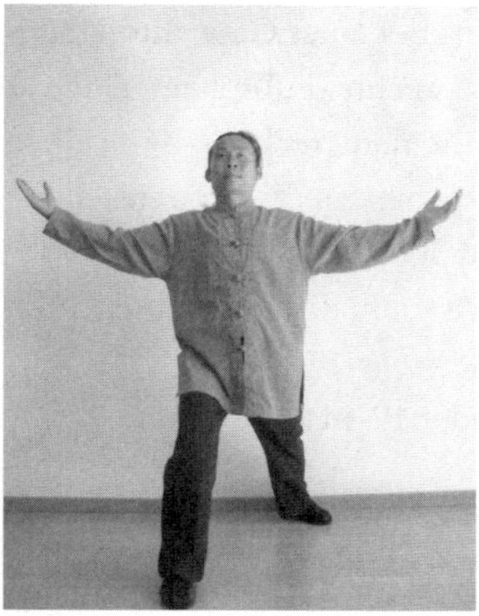

298

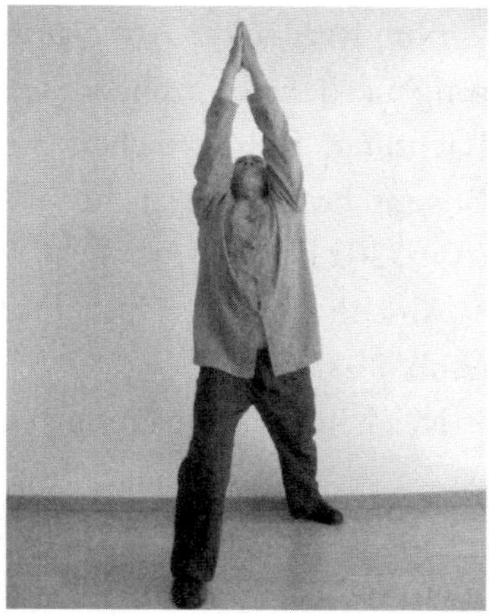

299

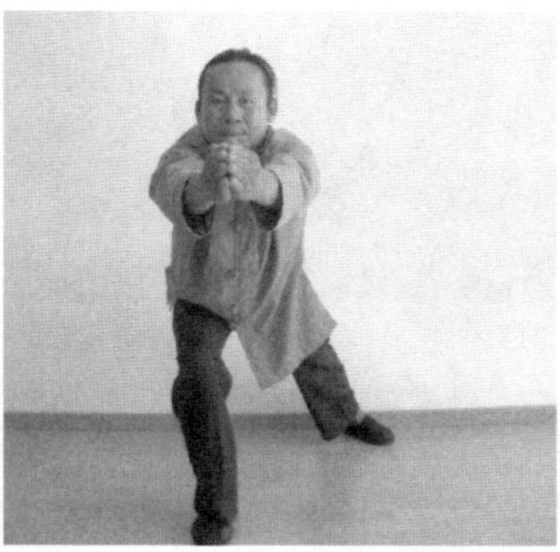

300

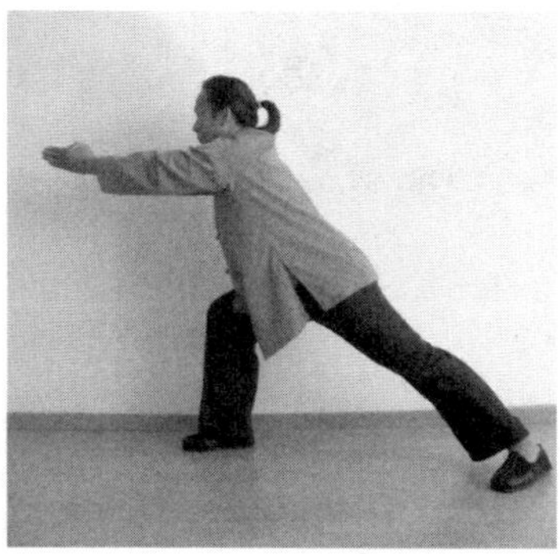

301

Aus der gestreckten Haltung »klappen« Sie die Hände nach außen, so dass die Handflächen nach oben zeigen, und ziehen sie langsam zur Hüfte. Gleichzeitig verlagern Sie das Gewicht nach links. Wer besonders beweglich und gedehnt ist, kann in die tiefe Stellung gehen und die rechte Zehenspitze heben.

Stehen Sie langsam auf, verlagern Sie das Gewicht auf das rechte Bein, und schieben Sie die Hände auf Schulterhöhe vor.

Nun werden die Arme gesenkt. Bei einer Gewichtsverlagerung nach links drehen Sie die rechte Fußspitze in die 1. Richtung. Dann machen Sie mit dem rechten Bein einen Bogenschritt nach rechts und gehen in die Bärenstellung (Abb. 302 bis 305, Frontalansicht 306, 307).

Abschließend beruhigen Sie das Qi in der Ausgangsposition (Abb. 308).

Machen Sie diese Übung 7- oder 12-mal.

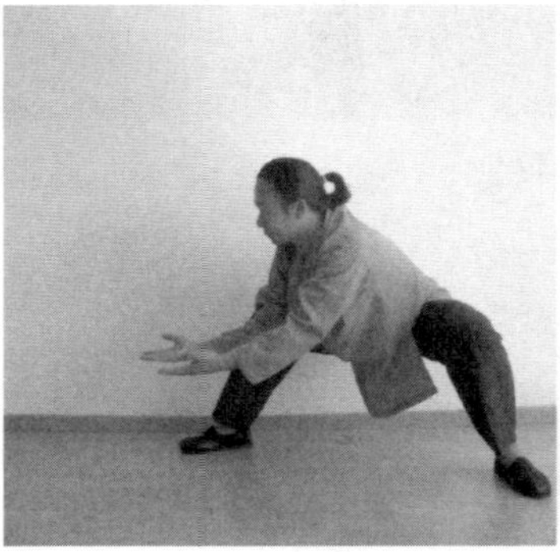

302

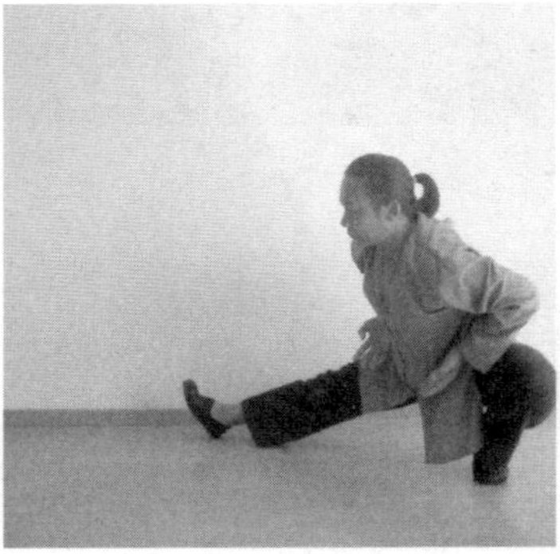

303

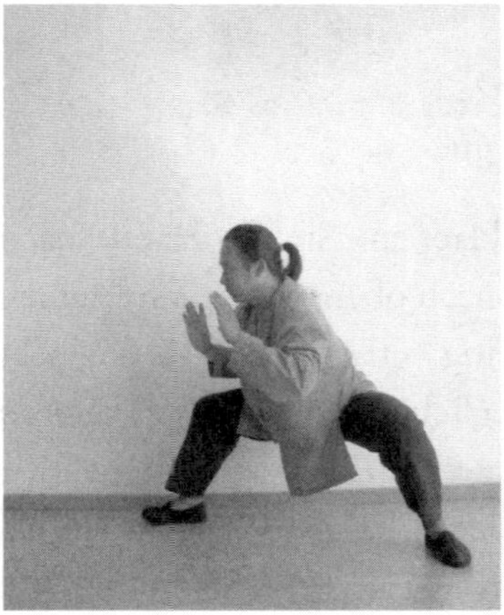

304

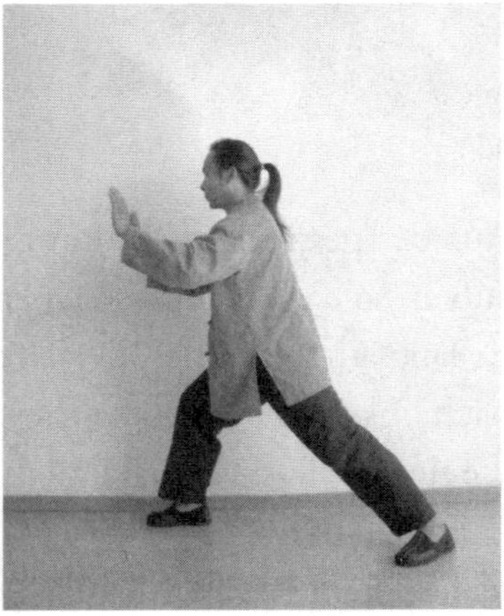

305

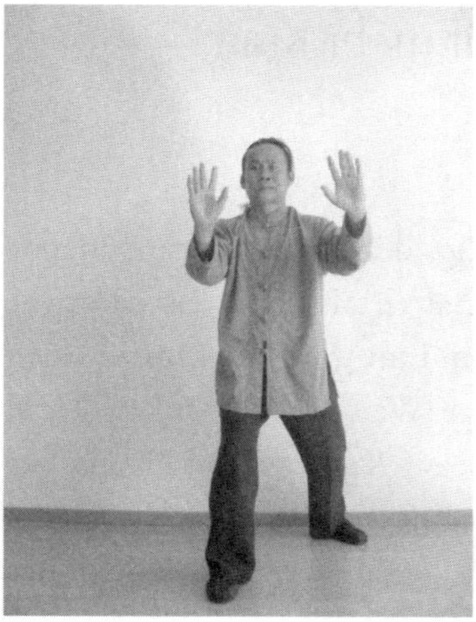
306

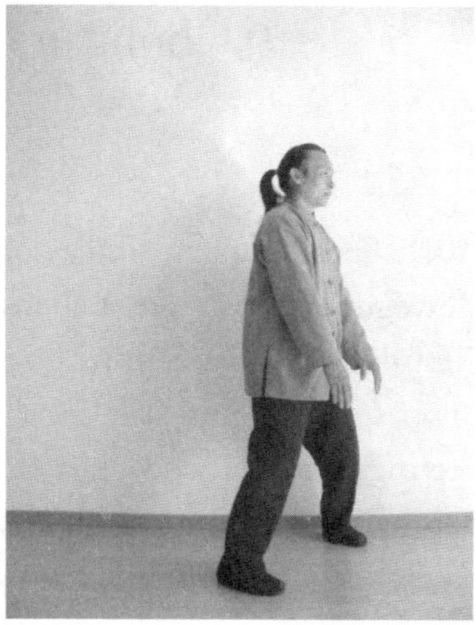
307

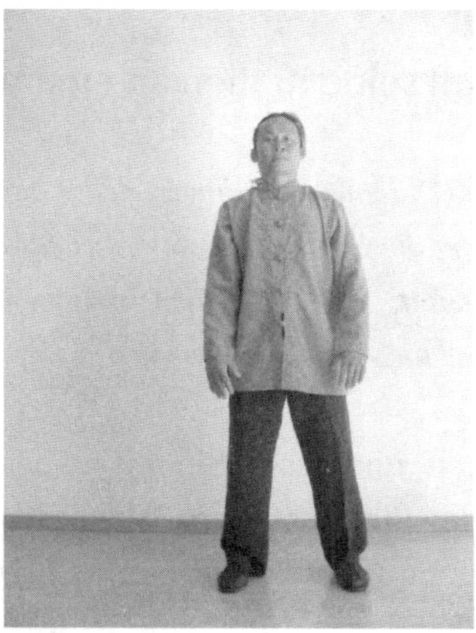
308

9 Übungen für mehr Kraft

Auch Kraftübungen sind wichtig, denn ohne entsprechende Bewegungen lässt die Lebenskraft nach, und das kann die Gesundheit stark beeinträchtigen. Eine gute Muskulatur stützt unser Gewebe und hält auf diese Weise die Gelenke. Damit verringert sich auch der Druck auf Knorpel und Bandscheiben! »Kraft« in unserem Sinne meint aber nicht nur die äußere Kraft; durch die folgenden Übungen stärken Sie auch Ihr inneres Qi.

Der Tiger schärft seine Krallen an einem Baum

Diese Übung kräftigt Hände und Finger, dehnt den Rücken und die Beinsehnen. Je tiefer die Stellung, desto besser für die Beinmuskulatur! Achten Sie darauf, dass Sie keinen krummen Rücken machen, das hintere Bein und die Arme durchstrecken.

Verbeugen Sie sich, und gehen Sie mit einem großen Schritt nach rechts in die Pferdestellung. Wenn Sie für diese tiefe Stellung nicht genug Kraft in den Beinen haben, bleiben Sie einfach in fast stehender Position. Die Beine sollten aber trotzdem doppelt schulterbreit auseinander sein (Abb. 309, 310).

Zur Vorbereitung holen und senken Sie das Qi: Strecken Sie die Arme nach vorn (Handflächen zeigen nach vorn), und formen Sie mit den Händen Tigerkrallen (Abb. 311). Senken Sie die Hände, und winkeln Sie sie mit einer Drehung Richtung Oberkörper an, wobei Sie in die Handflächen schauen

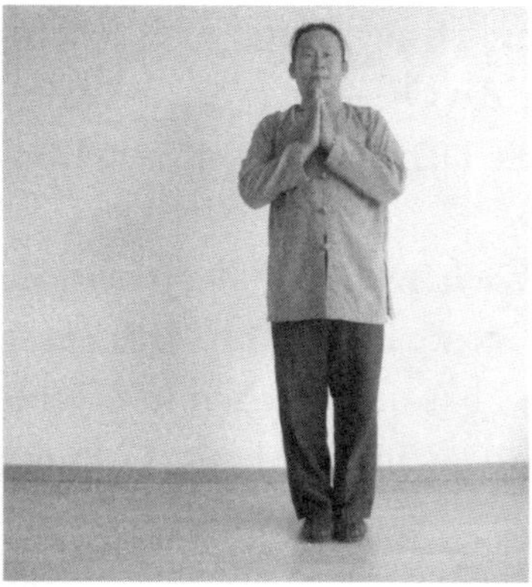
309

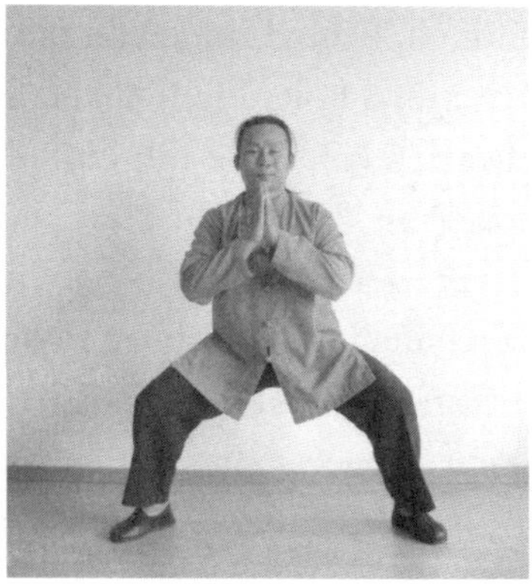
310

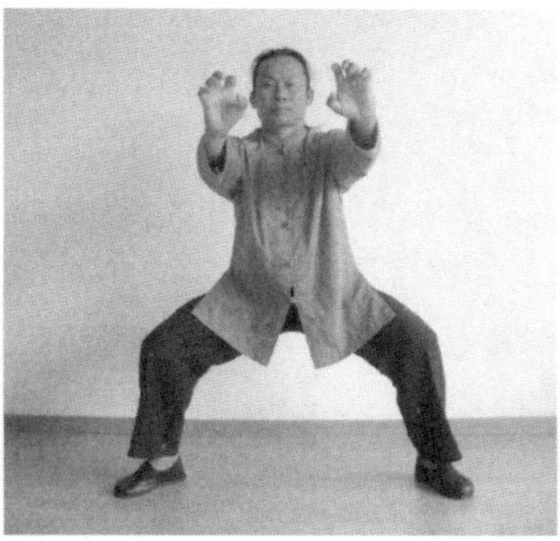
311

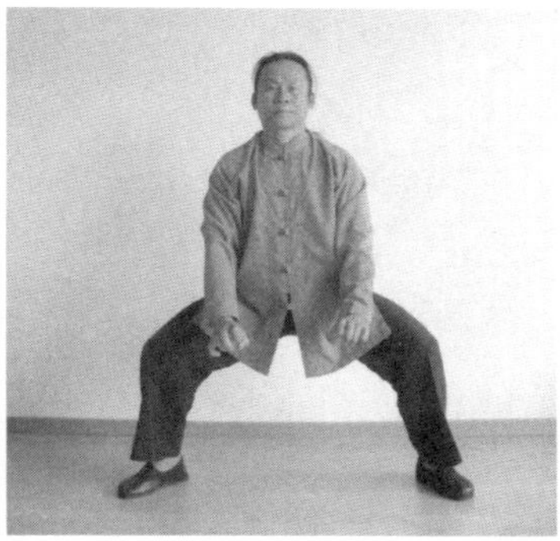
312

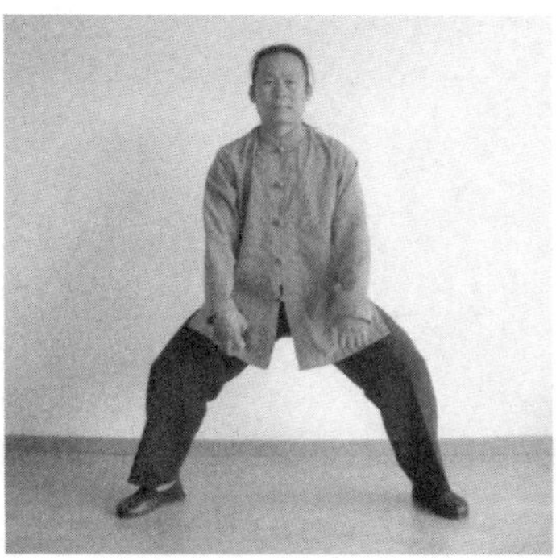
313

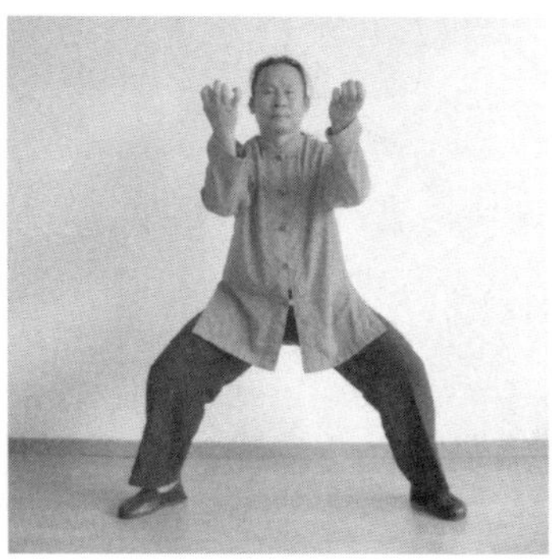
314

können. Dann bringen Sie sie seitlich zur Hüfte (Abb. 312 bis 315). Jetzt holen und senken Sie das Qi – heben Sie die Arme über den Kopf und führen Sie die Hände zum zentralen Dantien (Abb. 316, 317).

Verlagern Sie das Gewicht nach rechts, und drehen Sie dabei die linke Fußspitze in die rechte Ecke (Abb. 318), dann verlagern Sie das Gewicht nach links und machen mit rechts einen doppelt schulterbreiten Bogenschritt in die 2. Richtung (Abb. 319, 320).

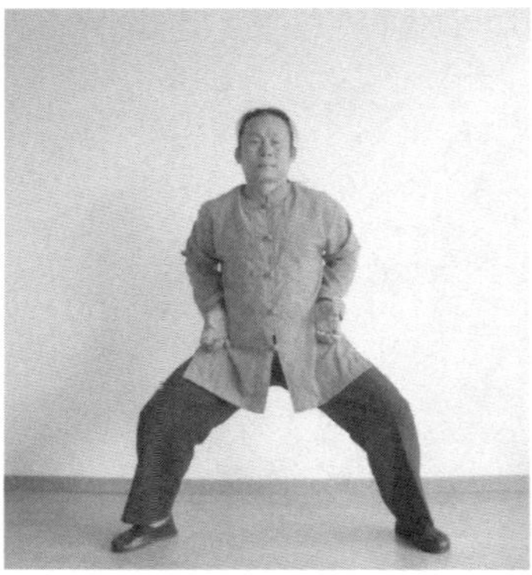

315

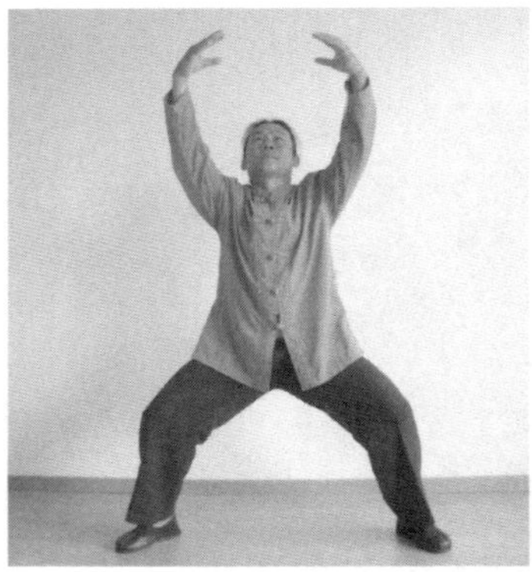

316

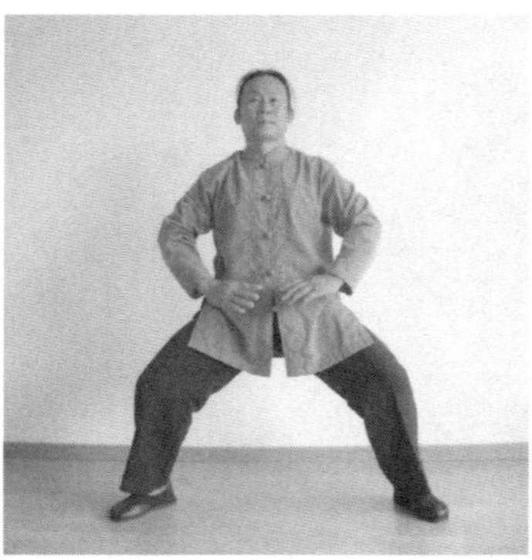

317

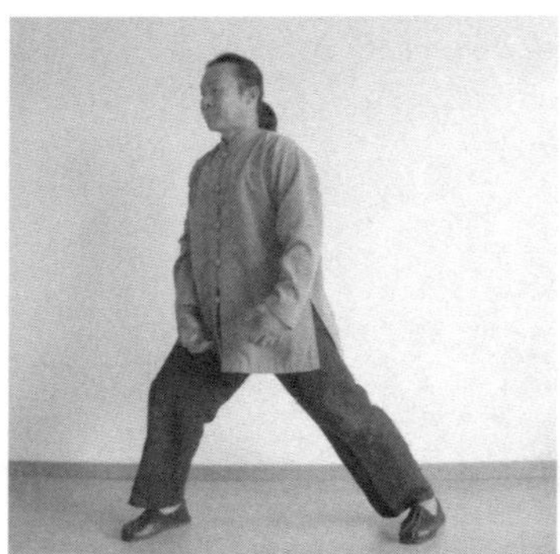

318

Heben Sie die Arme in einem weiten seitlichen Bogen über den Kopf, formen Sie mit den Händen die Tigerkralle, und strecken Sie die Arme über dem Kopf nach vorn. Der Rücken ist ebenfalls gestreckt. In dieser Position verharren Sie kurz, dann ziehen Sie die Arme gestreckt nach unten (Abb. 321, 322).

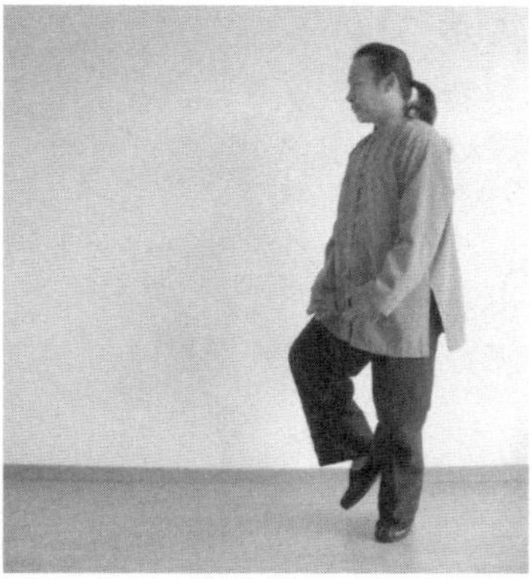
319

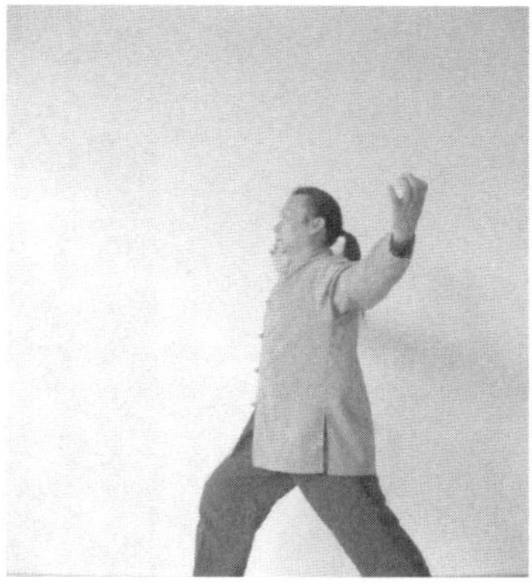
320

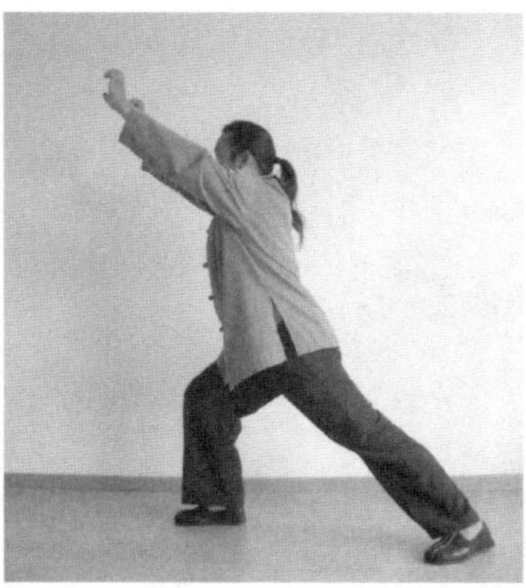
321

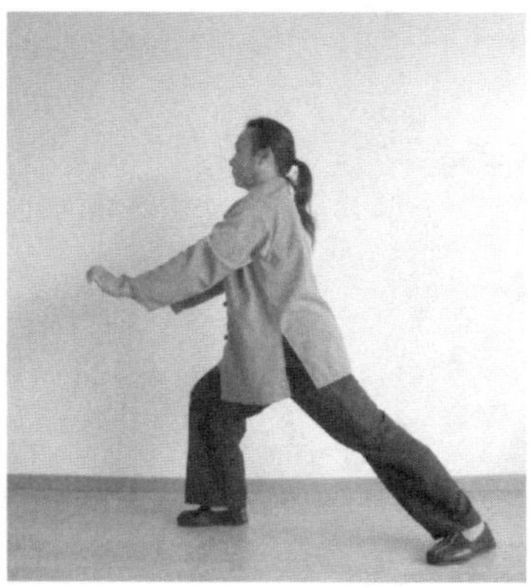
322

Jetzt wechseln Sie die Seite. Verlagern Sie dazu das Gewicht nach links (Abb. 323); der rechte Fuß zeigt in die linke vordere Ecke. Bringen Sie das Gewicht nach rechts hinten, und machen Sie mit dem linken Bein einen Bogenschritt in die 3. Richtung. Dabei heben Sie die Arme und formen die Tigerkrallen. Strecken Sie die Arme über dem Kopf nach vorn. Der Rücken ist gestreckt (Abb. 324 bis 326).

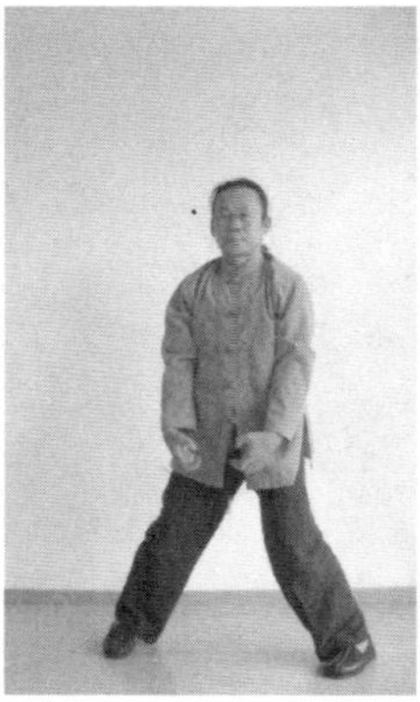

323

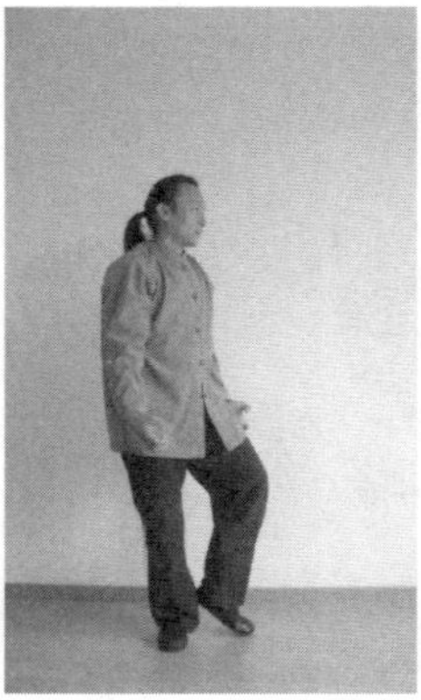

324

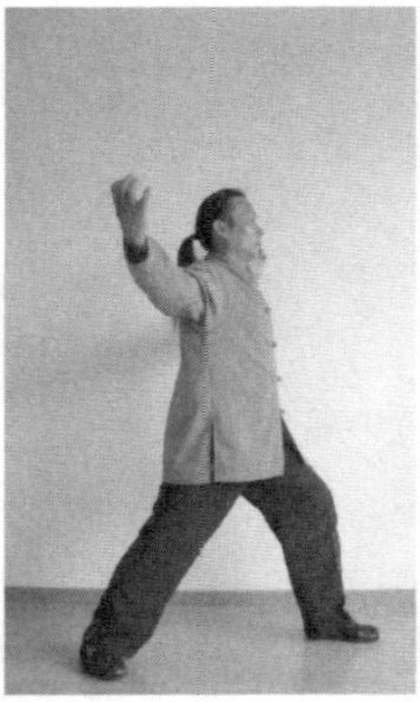

325

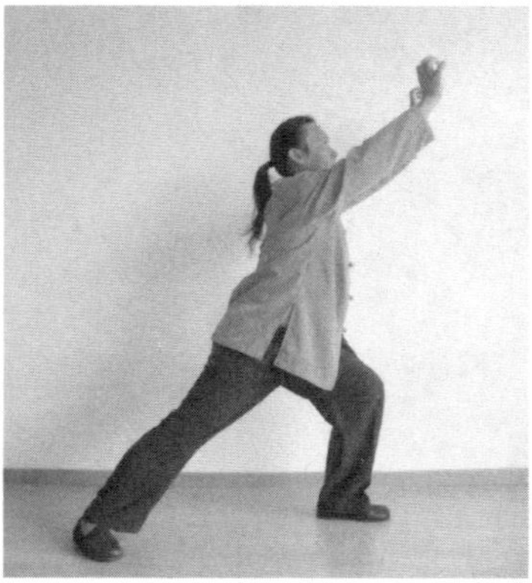

326

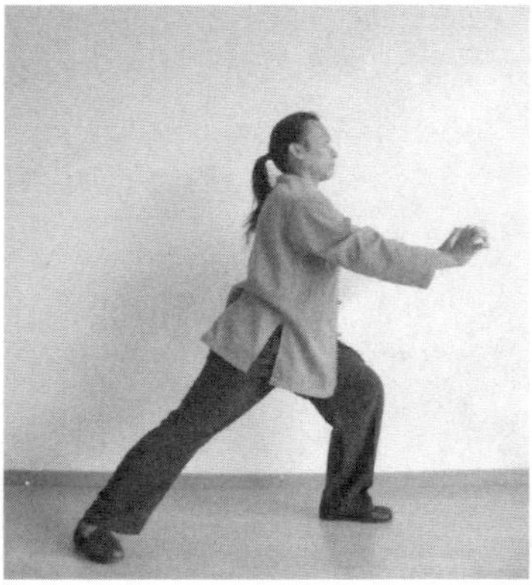

327

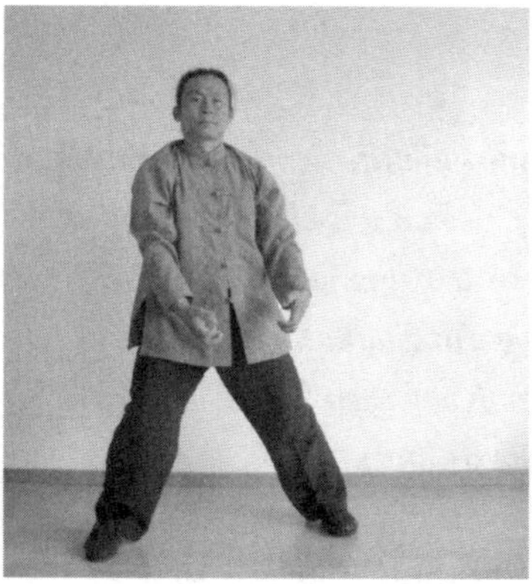

328

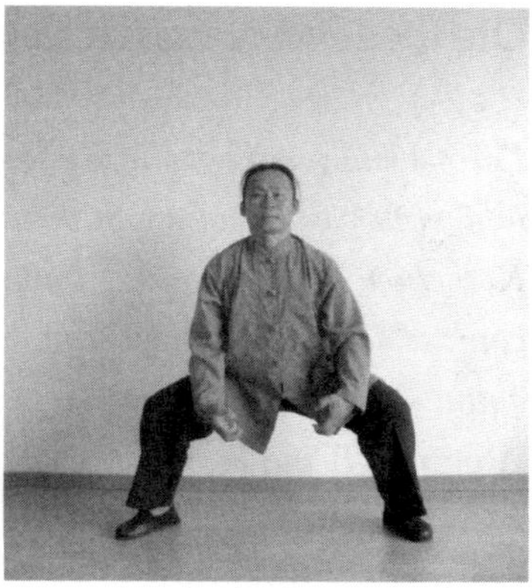

329

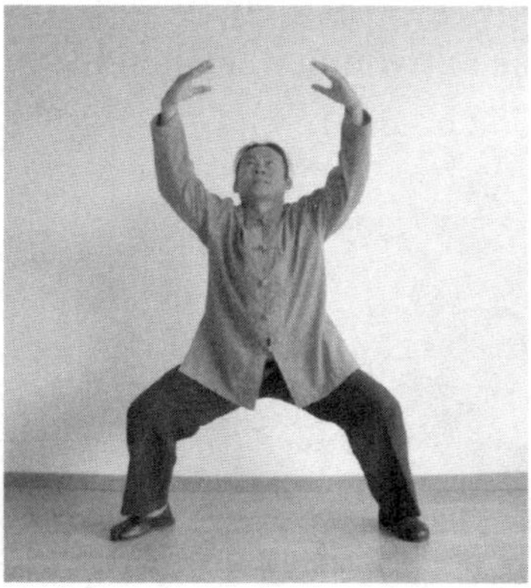

330

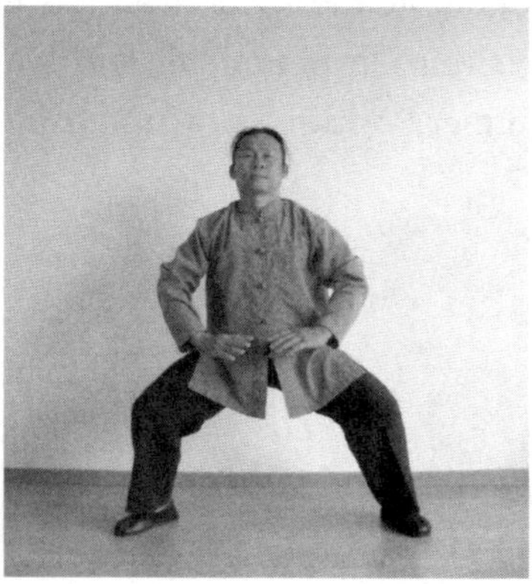

331

In dieser Position verharren Sie kurz, dann ziehen Sie die Arme gestreckt nach unten (Abb. 327).

Wiederholen Sie die Übung auf beiden Seiten mehrere Male.

Um sie zu beenden, gehen Sie mit einem Bogenschritt in die tiefe Pferdestellung und holen und senken das Qi (Abb. 328 bis 331).

Die fliegende Heuschrecke

Diese Übung kräftigt die Rückenmuskulatur, dehnt den Brustkorb und wirkt positiv auf die Stimmung. Wenn wir älter werden und die Körperspannung nachlässt, krümmen wir uns fast automatisch nach vorn, so dass uns eine tägliche Übung zur Stärkung des Rückens sehr guttut. Achten Sie darauf, dass der Kopf oben bleibt, spannen Sie Arme und Beine an, und strecken Sie sie durch.

Bei dieser Übung im Liegen vollführen Sie mit den Armen Schwimmbewegungen: Legen Sie sich auf den Bauch, strecken Sie die Arme nach vorn, und bewegen Sie sie über die Seite nach hinten, als würden Sie schwimmen. Halten Sie in dieser Position kurz inne (Abb. 332 bis 335).

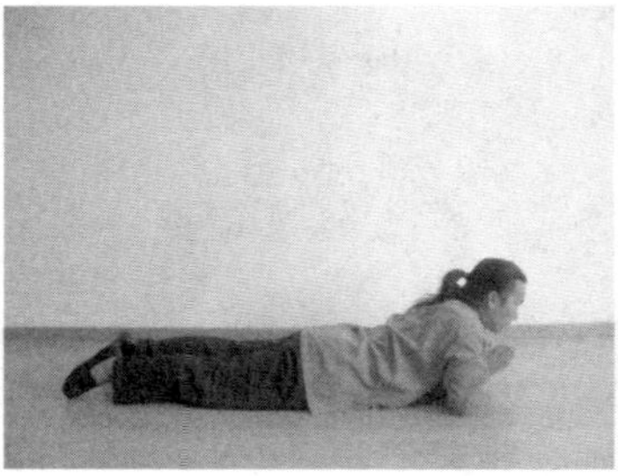

332

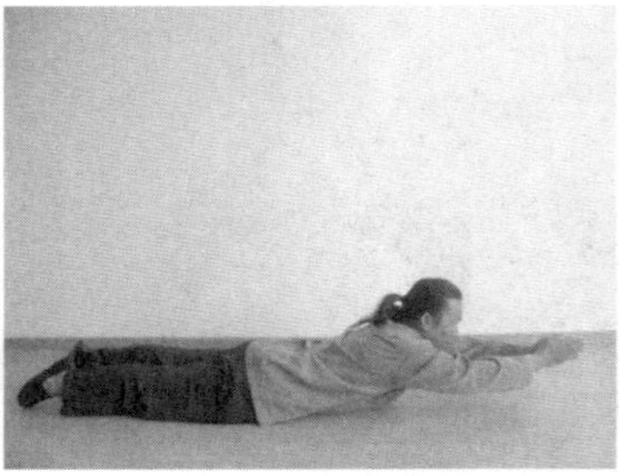

333

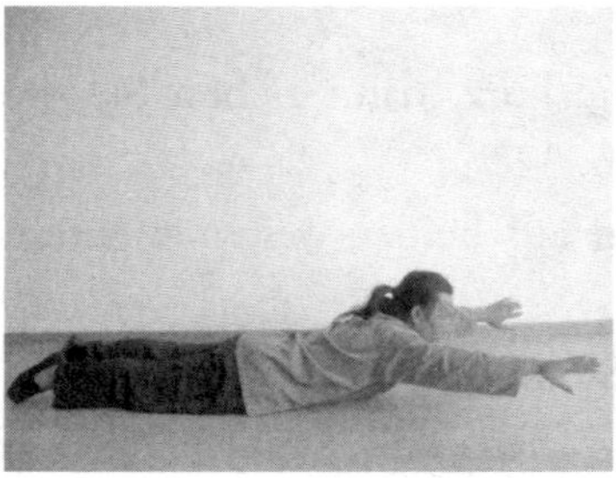

334

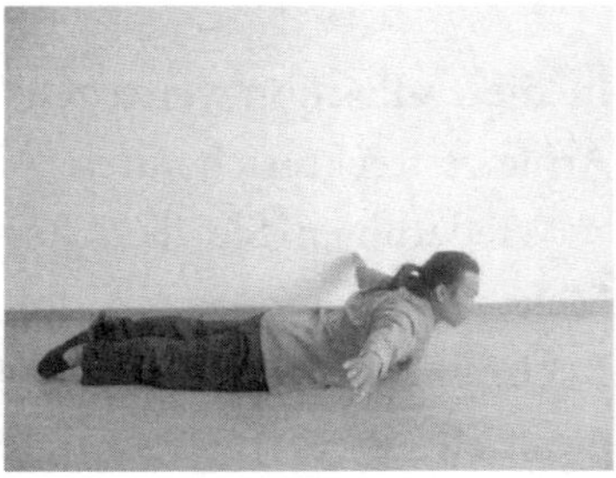

335

Heben Sie die Beine vom Boden hoch, und schütteln Sie Hände und Füße mit kleinen Bewegungen aus. Atmen Sie dabei aus. Stellen Sie sich vor, dass Sie wie eine Heuschrecke mit den Flügeln schlagen (Abb. 336). Dann ziehen Sie die Arme wie beim Brustschwimmen an und strecken sie wieder nach vorn (Abb. 337 bis 340). Wenn Sie eine Pause brauchen, entspannen Sie sich kurz und legen die Arme ab. Dann beginnen Sie die Übung von vorn. Nachdem Sie die Übung beendet haben, gehen Sie kurz in den Vierfüßlerstand und machen einen Katzenbuckel, oder Sie stehen auf und drehen sich ein wenig in der Hüfte. Das entlastet die Wirbelsäule.

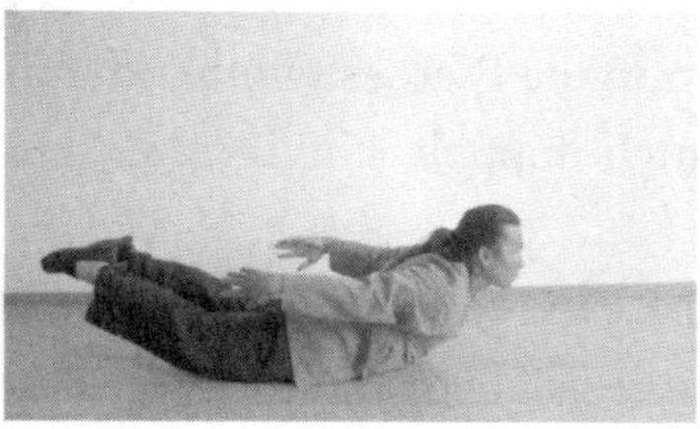

336

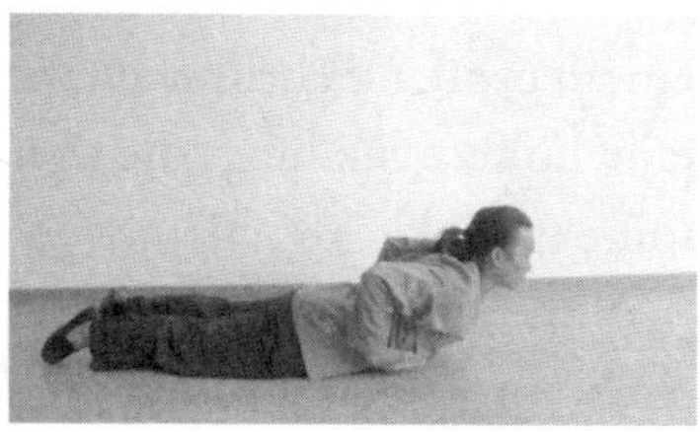

337

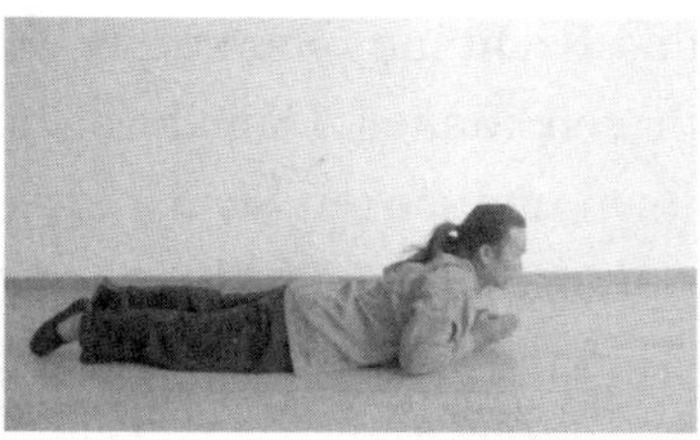

338

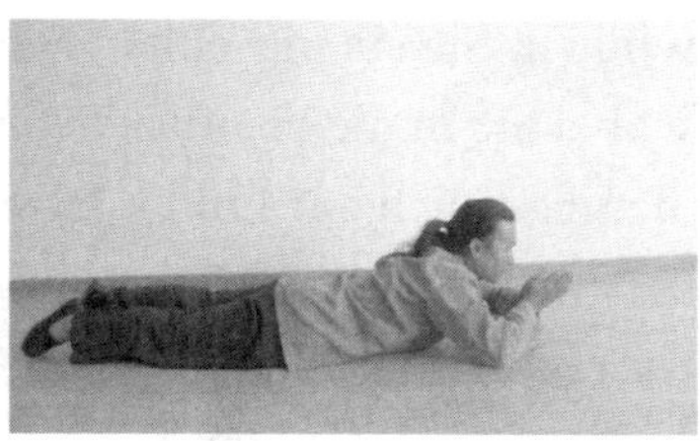

339

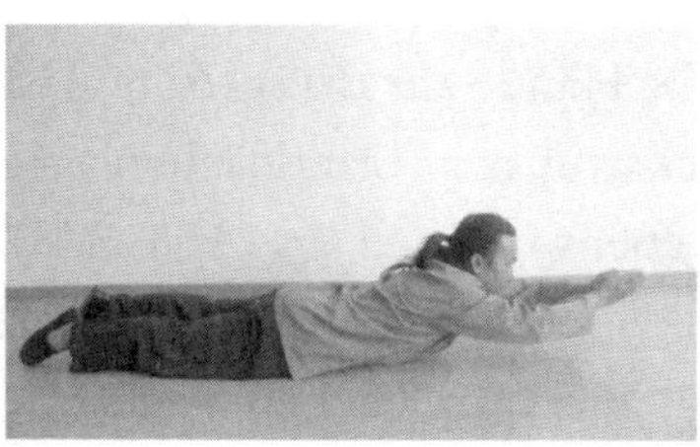

340

Der Tiger sammelt seine Kraft

Diese Übung stärkt das Qi und die Muskeln des Oberkörpers. Außerdem vertieft sie die Atmung und verstärkt durch das gepresste Ausatmen die Zwerchfellsenkung. Achten Sie darauf, dass Sie den Oberkörper gerade halten, nicht kippen. Atmen Sie nicht zu hastig, und verändern Sie die Stellung nicht, sondern bleiben Sie korrekt stehen. Üben Sie entweder in der tiefen Pferdestellung oder mit leicht gebeugten Knien, wie hier abgebildet.

Die Vorbereitung ist wie bei »Der Tiger schärft seine Krallen an einem Baum«: Verbeugen Sie sich, und gehen Sie mit einem großen Schritt nach rechts in die Pferdestellung oder in eine höhere Stellung, die aber auch doppelt schulterbreit sein sollte (s. Abb. 309, 310).

Nun holen und senken Sie das Qi: Strecken Sie die Arme nach vorn (Handflächen zeigen nach vorn), und formen Sie mit den Händen Tigerkrallen. Senken Sie die Hände, und winkeln Sie sie mit einer Drehung Richtung Oberkörper an, wobei Sie in die Handflächen schauen können. Dann bringen Sie sie seitlich zur Hüfte. Jetzt holen und senken Sie das Qi – heben Sie die Arme über den Kopf und senken Sie die Hände zum zentralen Dantien (s. Abb. 311 bis 317).

Ziehen Sie die Hände nun an die Hüfte zurück. Die Handflächen zeigen nach vorn. (Abb. 341) Atmen Sie ein, und heben Sie dabei die Hände zur Brust (Abb. 342). Dann stoßen Sie die Arme ruckartig vor (Handflächen zeigen nach vorn) und atmen dabei ebenso schnell aus (Abb. 343).

Lassen Sie die Hände mit einer Handgelenksdrehung nach innen kreisen, bis die Handflächen nach oben zeigen, und atmen Sie dabei ein (Abb. 344, 345).

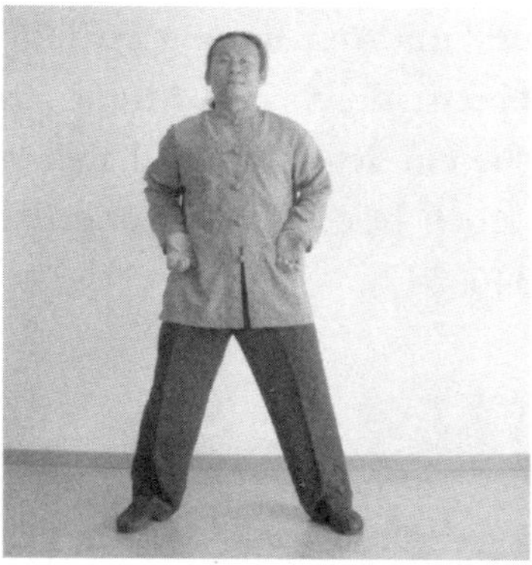
341

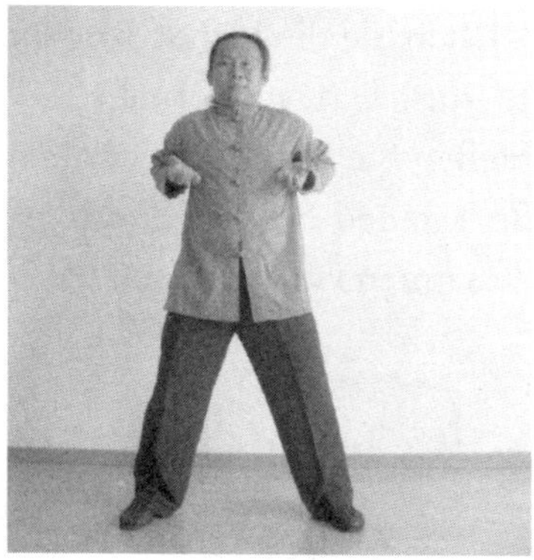
342

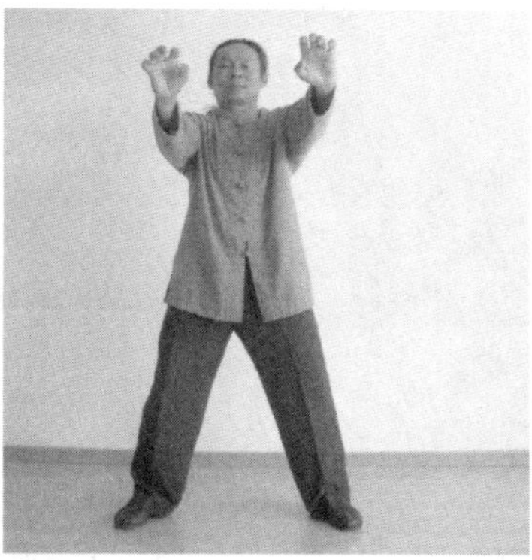
343

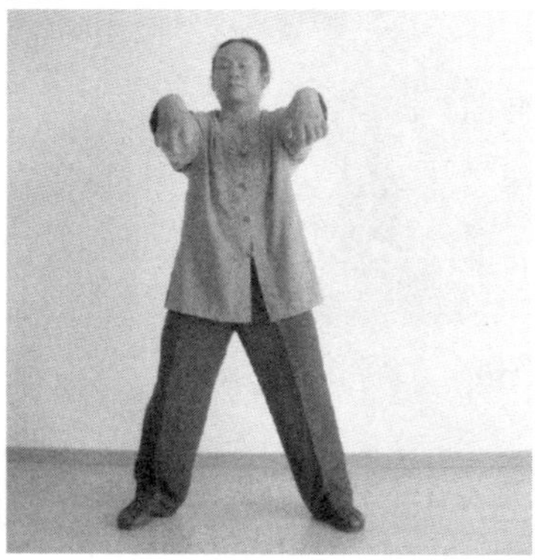
344

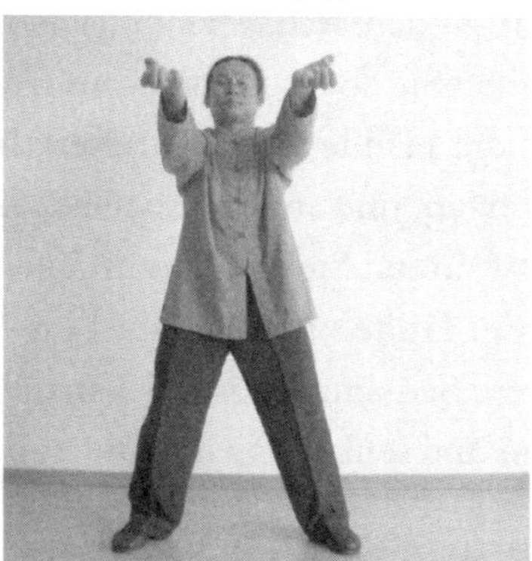
345

Ziehen Sie die Hände langsam und mit Anspannung zur Hüfte zurück. Dabei atmen Sie gepresst durch den Mund aus. Stellen Sie sich dabei vor, dass Sie ein Schiff an Land ziehen. So können Sie das Zwerchfell noch besser senken und das Ausatmen verlangsamen (Abb. 346, 347).

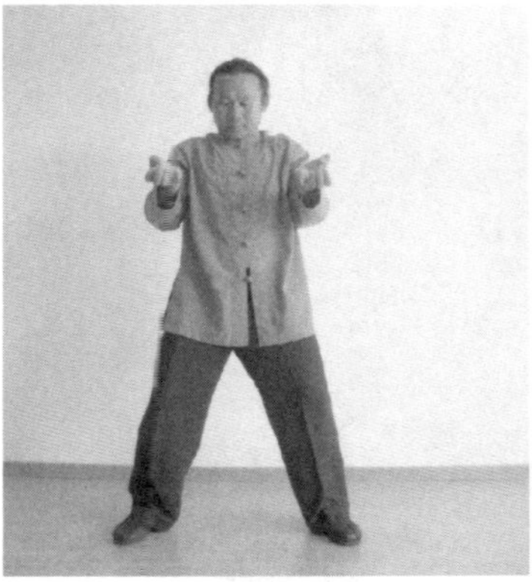

346

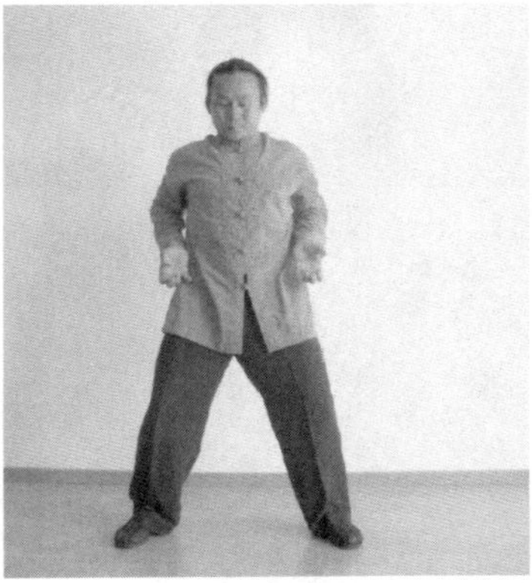

347

Jetzt machen Sie die Übung zur Seite: Kreuzen Sie Ihre Arme vor der Brust (Abb. 348), atmen Sie ein, und stoßen Sie beide Hände gleichzeitig zu den Seiten (Handflächen zeigen zu den Seiten). Dabei atmen Sie ebenso schnell aus (Abb. 349, 350).

Jetzt lassen Sie die Hände wieder kreisen, bis die Handflächen nach oben zeigen, und atmen dabei ein. »Ziehen« Sie das »Schiff an Land«, während Sie langsam und gepresst ausatmen, bis die Hände an der Hüfte sind (Abb. 351 bis 354).

Machen Sie diese Sequenz 7- oder 12-mal. Um die Übung zu beenden, holen und senken Sie das Qi (Abb. 355 bis 358).

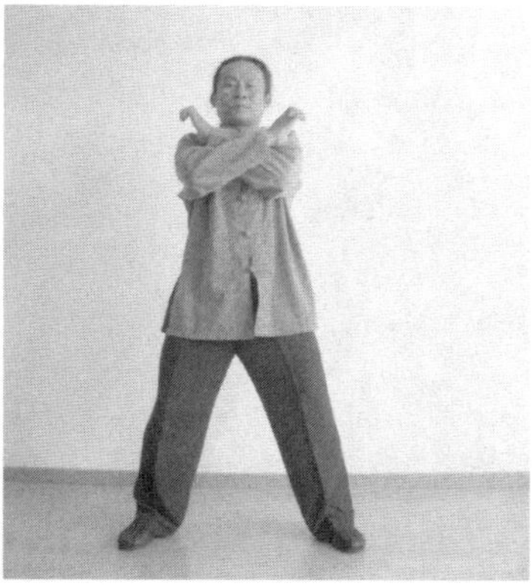
348

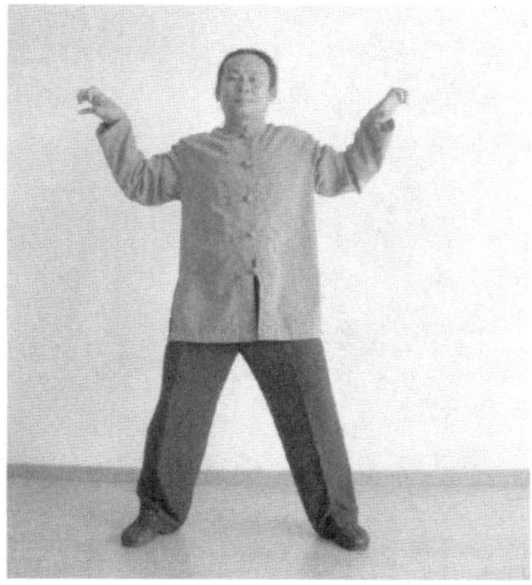
349

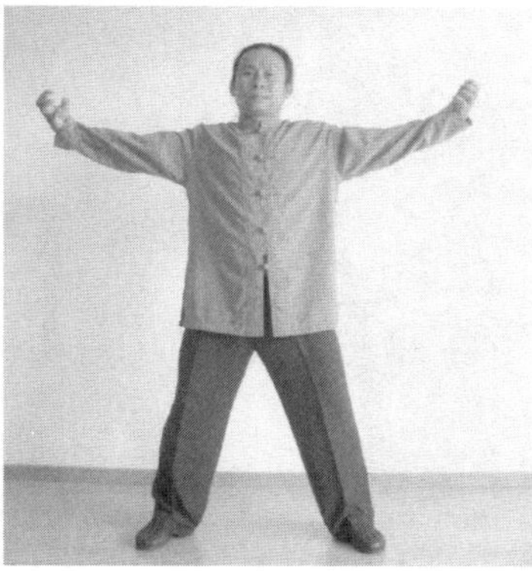
350

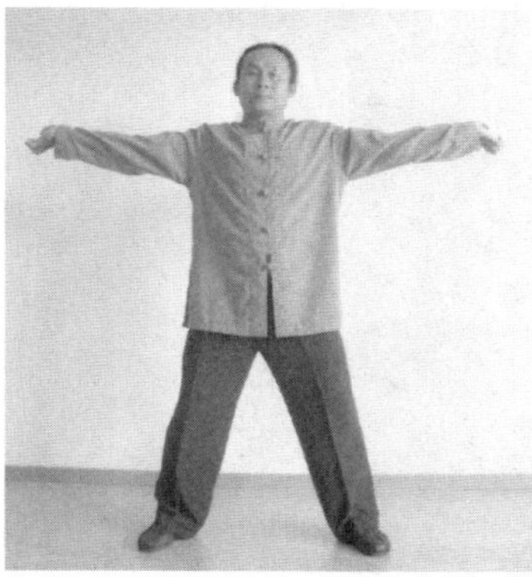
351

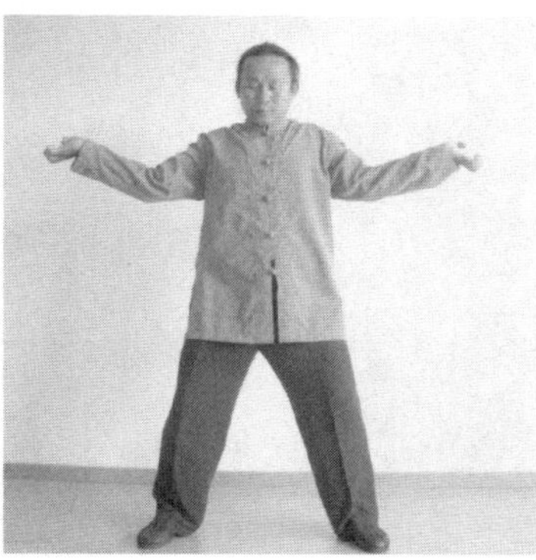
352

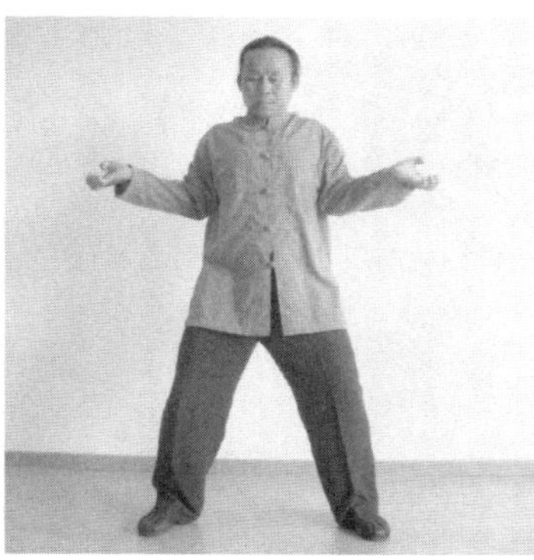
353

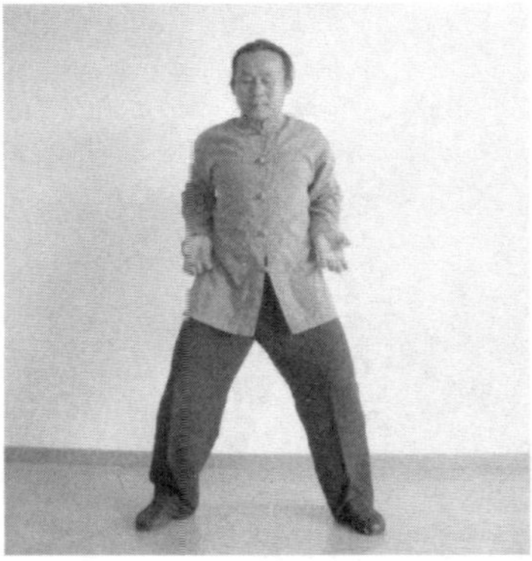

354

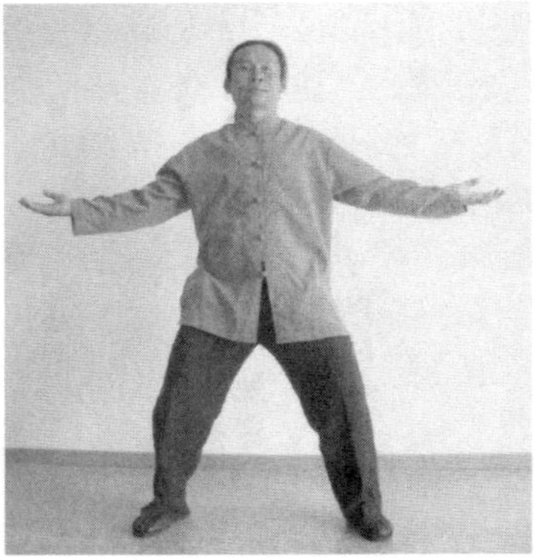

355

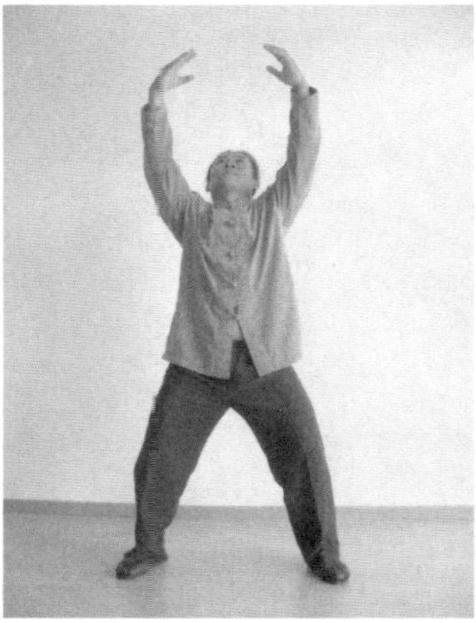

356

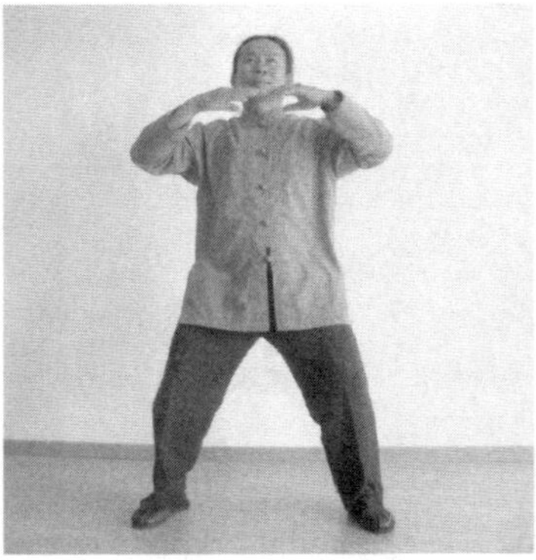

357

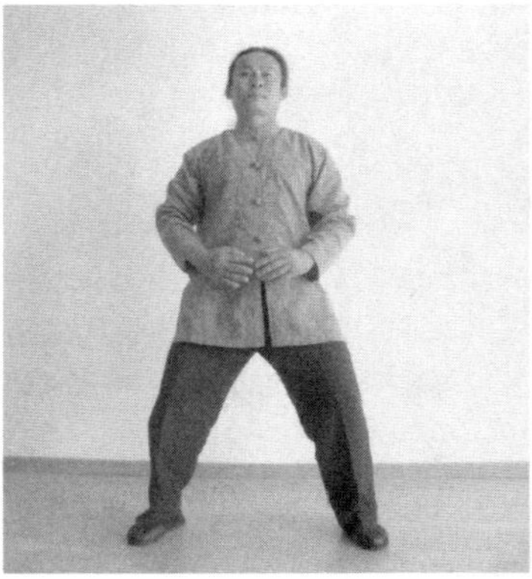

358

Das Qi schieben

Die Übung »Das Qi schieben« kommt eigentlich aus dem Kung Fu und dient einerseits zur Abhärtung, andererseits zur Stärkung des Qi im großen Energiekreislauf. Sie gehört zum Eisenhemd-Qi-Gong. Ziel ist, sich gegen äußere Einflüsse abzuschotten. Das kann – wie bei Kung-Fu-Vorführungen – ein Schlag gegen Bauch, Kopf, Schulter oder Schienbeine sein, bei dem man keinen Schmerz fühlt. Aber die Übung kann auch die Gesundheit derart stärken, dass Krankheiten nicht mehr »angreifen« können.

Diese Übung hilft dabei, innere Kraft zu sammeln. Man lernt, die Kraft zu den verschiedenen Punkten im Körper zu »schieben«. Achten Sie darauf, dass die Muskeln angespannt sind und Sie die Bewegungen exakt ausführen. Menschen mit Herz-Kreislauf-Problemen sollten bei dieser Übung normal atmen, also nicht gepresst, da sie sehr anstrengend sein kann.

Die Übung besteht aus mehreren Teilen. Verbeugen Sie sich, und bereiten Sie sich vor: Dazu strecken Sie die Arme nach vorn und ballen die Fäuste. Senken Sie die Fäuste Richtung Hüfte, und drehen Sie sie dabei nach innen, so dass der Handrücken nach vorn zeigt und die Hände wieder von oben kommen. Dann ziehen Sie sie zur Hüfte, heben sie sofort bis unter die Achseln und senken sie wieder (Abb. 359 bis 366).

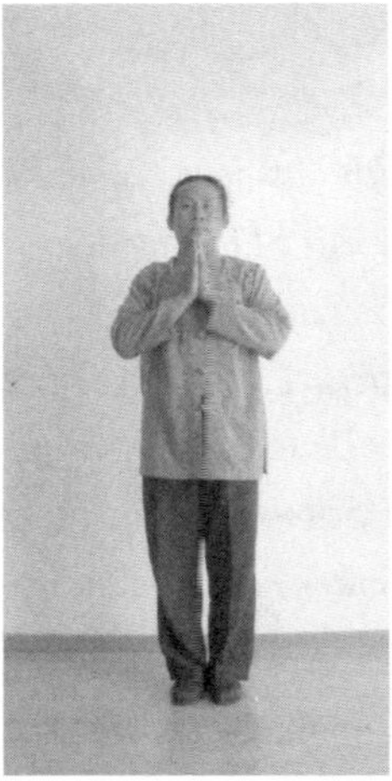
359

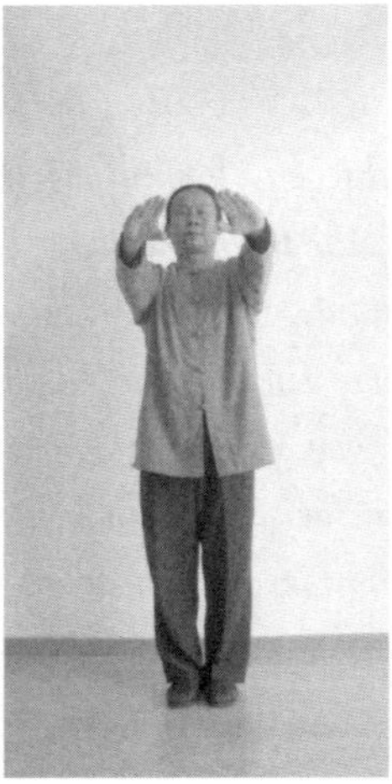
360

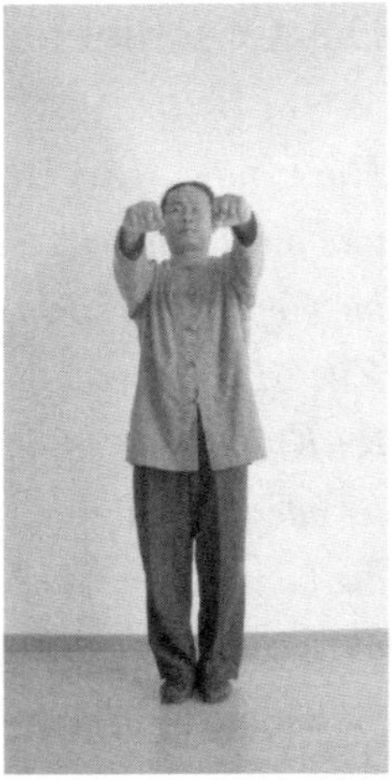
361

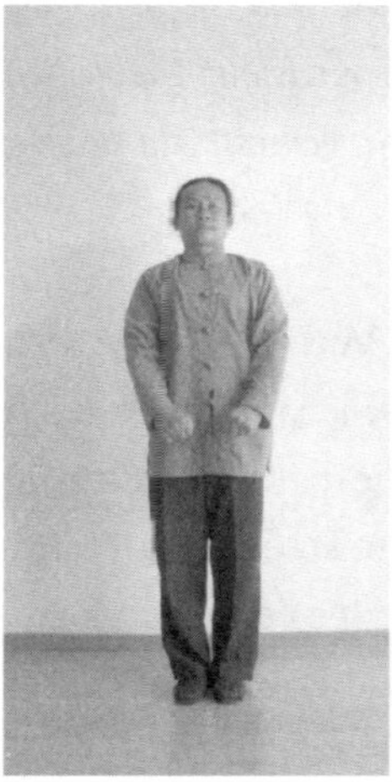
362

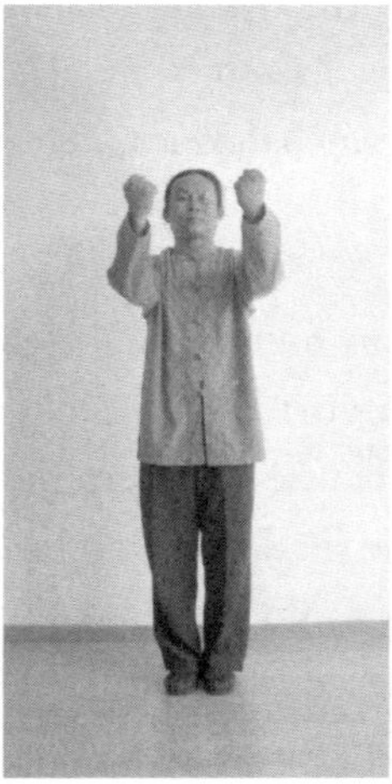
363

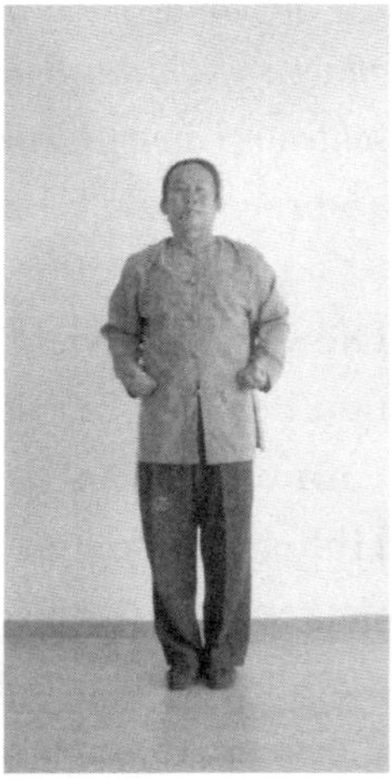
364

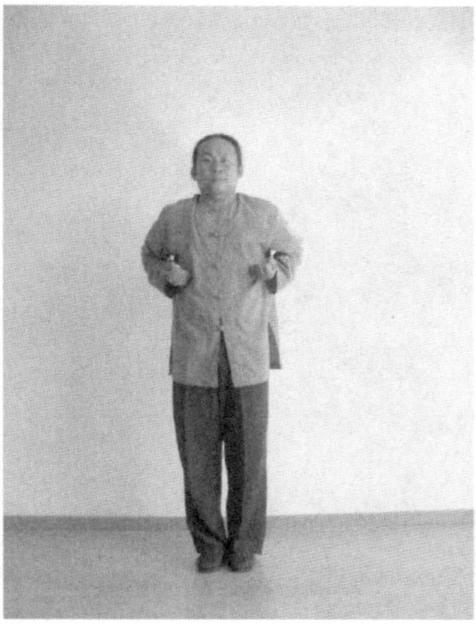

365

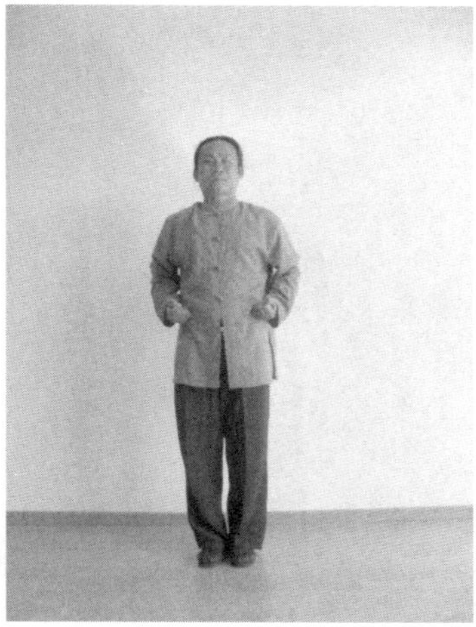

366

Das Qi in die Schultern schieben

Jetzt machen Sie einen Bogenschritt mit dem linken Bein nach links in die Bärenstellung. Verlagern Sie das Gewicht nach links, kreuzen Sie die Hände (links ist vorn), und drehen Sie die rechte Fußspitze in die rechte vordere Ecke. Verlagern Sie das Gewicht nach rechts, und gehen Sie mit einem Bogenschritt mit dem linken Bein in die 1. Richtung – wenn möglich in die tiefe Stellung. Ihre Füße stehen leicht versetzt wie auf 2 Eisenbahnschienen, Ihre Fäuste sind vor der Brust gekreuzt, Ihre Brust weist in die rechte vordere Ecke (Abb. 367 bis 370).

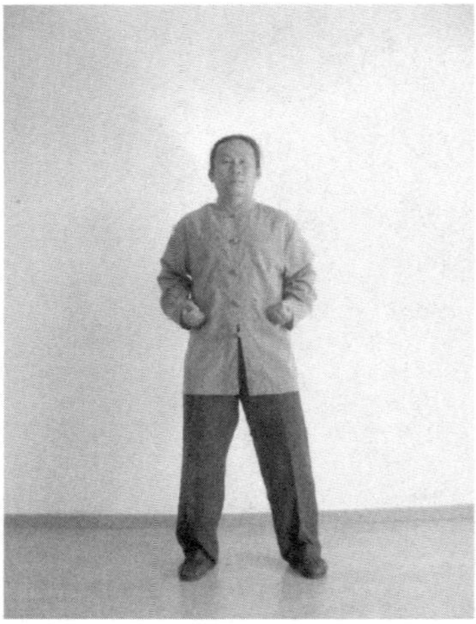

367

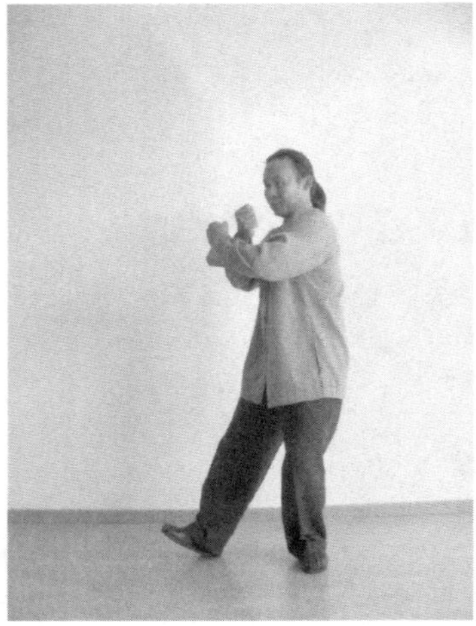

368

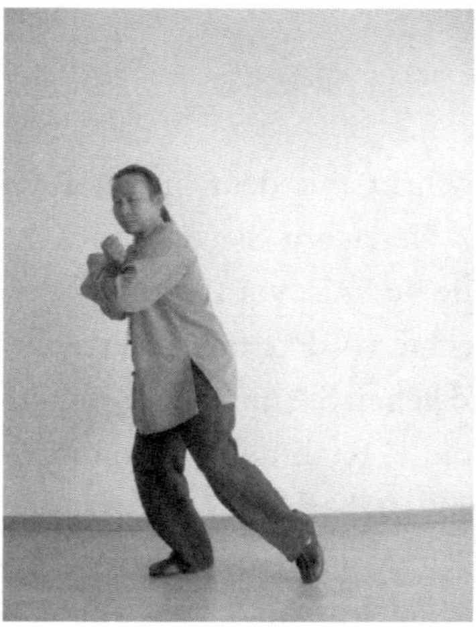

369

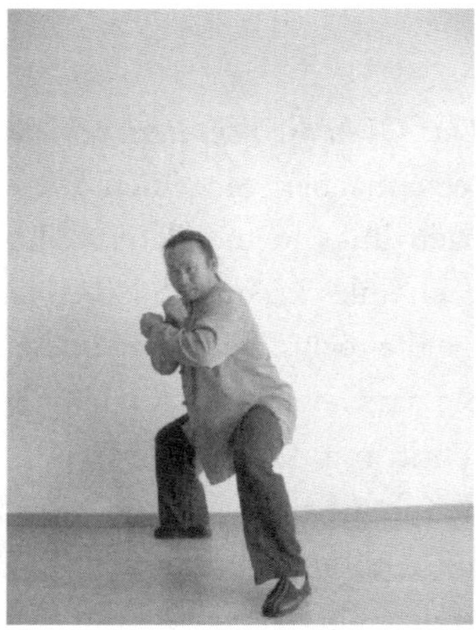

370

In dieser Position spannen Sie die Armmuskeln an und schieben die linke Faust auf Schulterhöhe nach links außen, die rechte zur Hüfte. Atmen Sie dabei langsam und gepresst aus. Dabei drehen Sie Ihren Oberkörper nach vorn, so dass Sie in

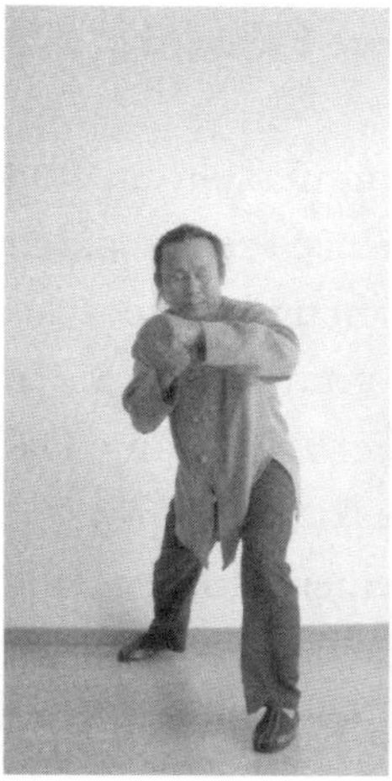
371

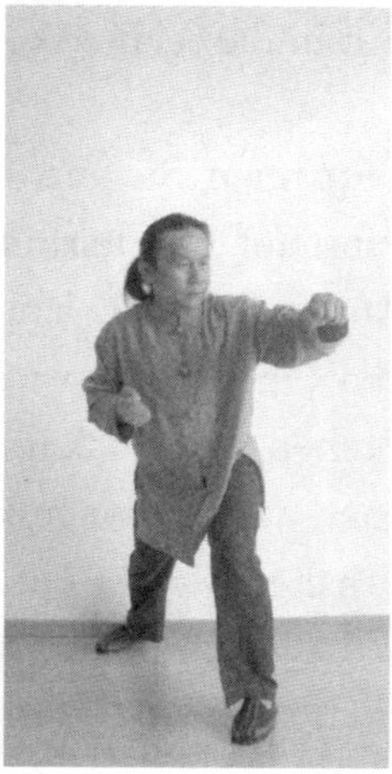
372

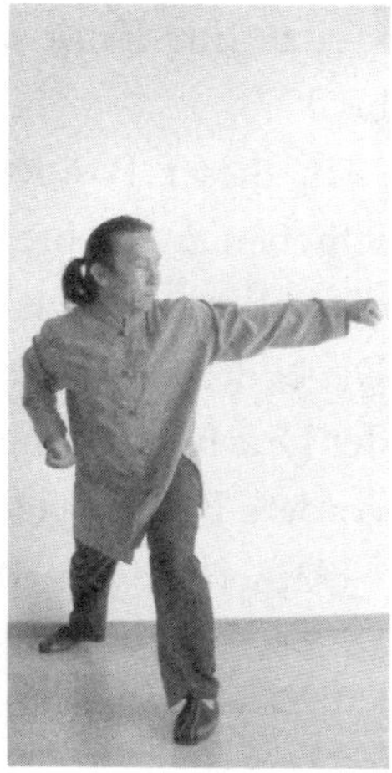
373

der Drachenstellung stehen, mit Blick in die 1. Richtung. Das vordere Bein ist gebeugt, das hintere gestreckt (Abb. 371 bis 373).

Atmen Sie tief ein, halten Sie die Luft einen Moment lang an, und »schieben« Sie das Qi in Ihrer Vorstellung zur linken Schulter. Stellen Sie sich vor, dass Sie mit der Schulter gegen etwas stoßen, also Widerstand erzeugen müssen.

Heben Sie an Arm kurz und ruckartig ab der Schulter an, als wollten Sie etwas nach oben stoßen (Abb. 374). Anschließend entspannen Sie sich, lassen die Muskeln locker und atmen ruhig aus.

Jetzt machen Sie einen 2. Bogenschritt mit dem rechten Bein nach vorn. Verlagern Sie das Gewicht nach rechts, drehen Sie die linke Fußspitze in die linke vordere Ecke, bringen Sie das Gewicht nach links, kreuzen Sie die Hände (rechts ist vorn), und machen Sie einen Bogenschritt mit dem rechten Bein in die 1. Richtung. Ihre Füße stehen leicht versetzt wie auf 2 Eisenbahnschienen, Ihre Fäuste sind vor der Brust gekreuzt, Ihre Brust weist in die rechte vordere Ecke (Abb. 375 bis 377).

In dieser Position spannen Sie die Armmuskeln an und schieben die rechte Faust auf Schulterhöhe nach rechts außen, die linke zur Hüfte. Atmen Sie dabei langsam und gepresst aus. Dabei drehen Sie Ihren Oberkörper nach vorn, so dass Sie in der Drachenstellung stehen, mit Blick in die 1. Richtung. Das vordere Bein ist gebeugt, das hintere gestreckt (Abb. 378).

Atmen Sie tief ein, halten Sie die Luft einen Moment lang an, und »schieben« Sie das Qi in Ihrer Vorstellung zur rechten Schulter. Stellen Sie sich vor, dass Sie mit der Schulter gegen etwas stoßen, also Widerstand erzeugen müssen.

Heben Sie den Arm kurz und ruckartig ab der Schulter an, als wollten Sie etwas nach oben stoßen (Abb. 379, 380). Anschließend entspannen Sie sich, lassen die Muskeln locker und atmen ruhig aus.

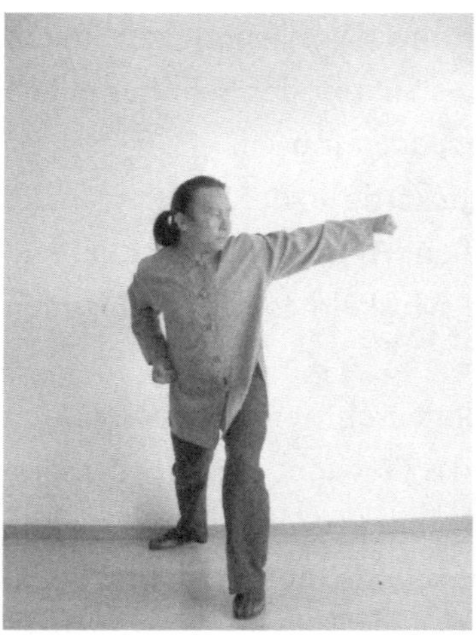

374

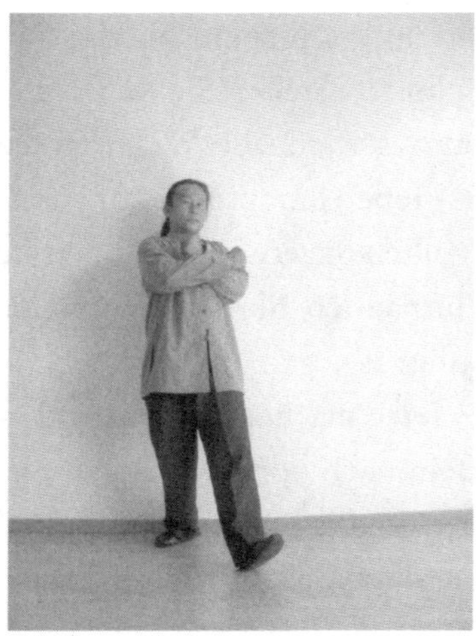

375

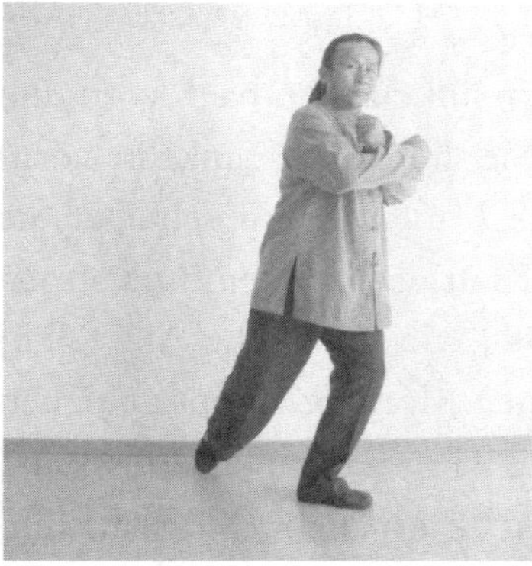
376

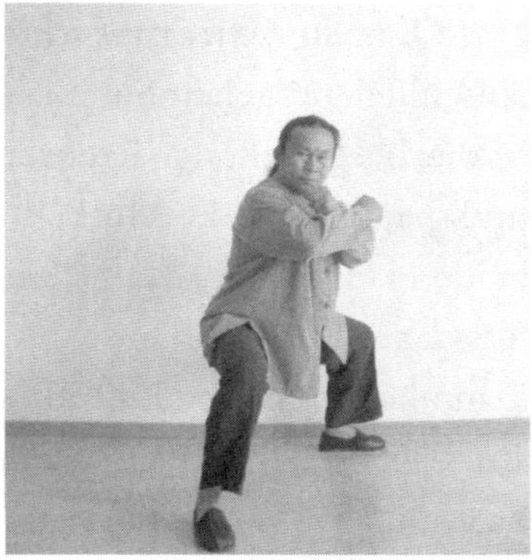
377

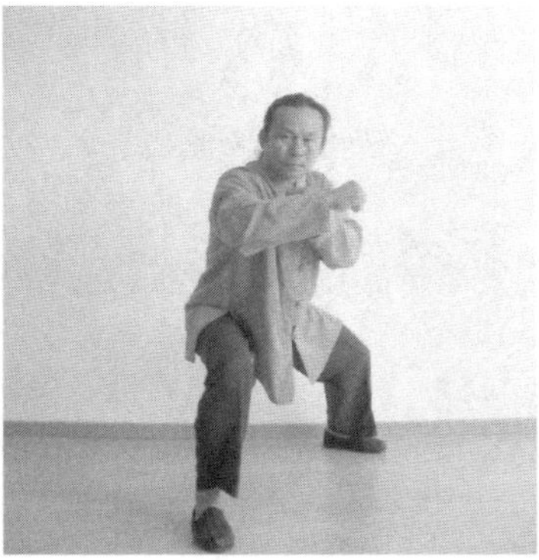
378

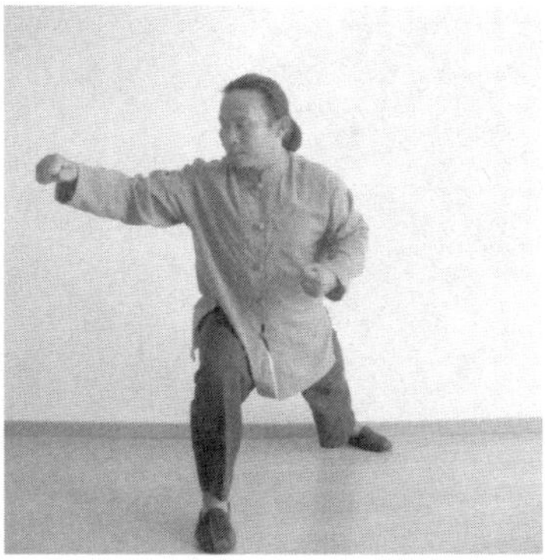
379

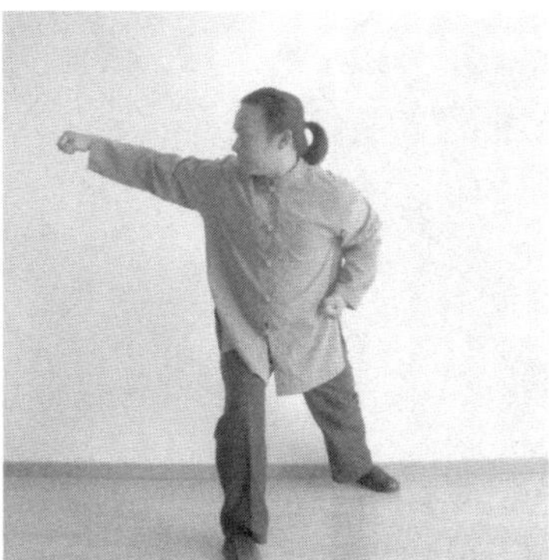
380

Das Qi in die Unterarme schieben

Anschließend gehen Sie mit dem linken Bein nach vorn und in die Bärenstellung. Kreuzen Sie die Hände (links ist vorn), und spannen Sie die Muskeln an. Atmen Sie ein, schieben Sie beide Hände langsam und mit Kraft nach hinten, und atmen Sie dabei aus (Abb. 381 bis 384, Seitenansicht Abb. 385). Dann halten Sie die Luft für einen Moment an und schieben anschließend die geballten Fäuste wie gegen einen Widerstand kurz und ruckartig nach hinten. Entspannen Sie sich, und atmen Sie ruhig weiter.

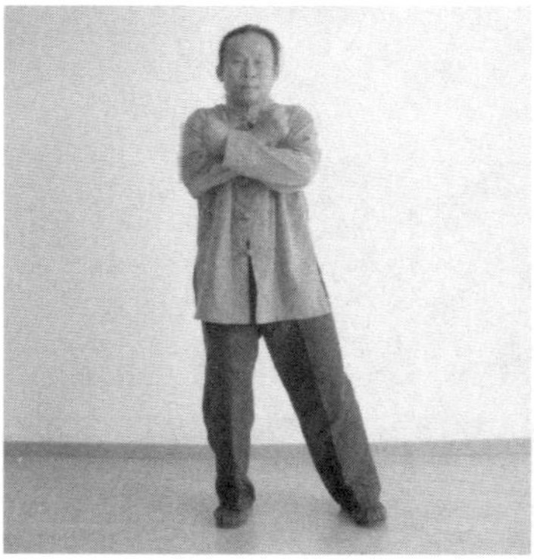

381

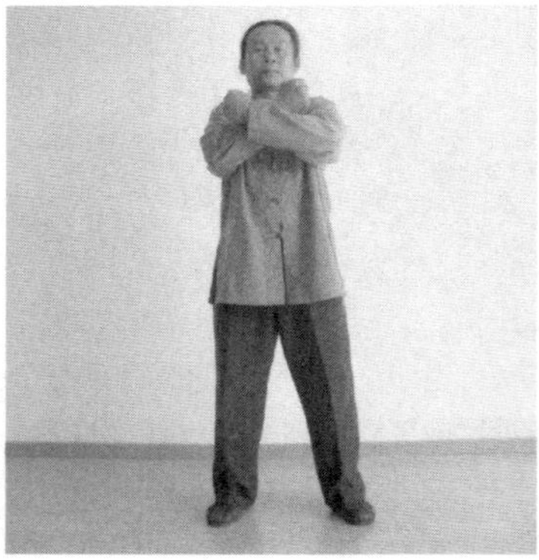

382

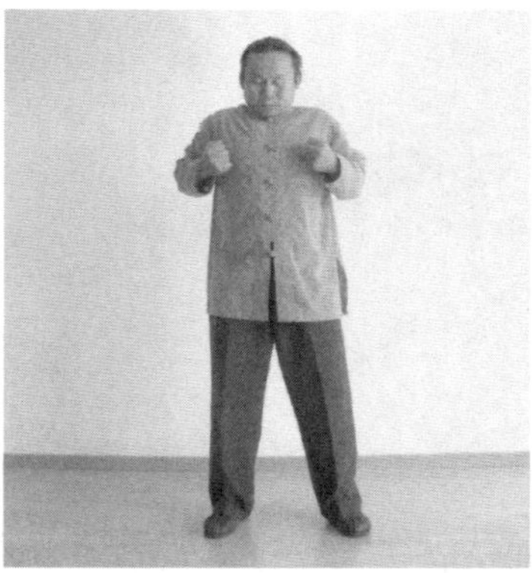

383

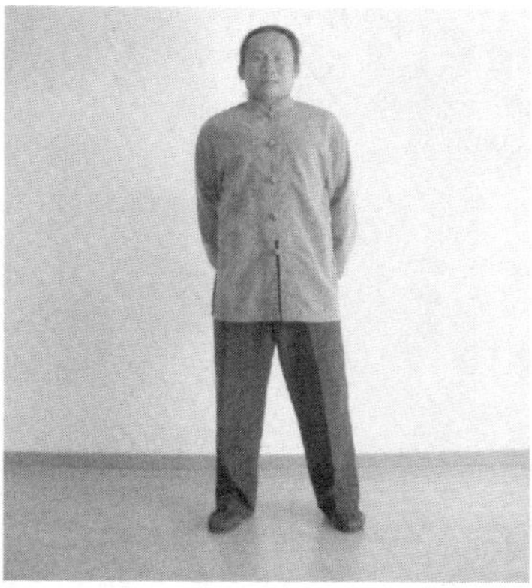

384

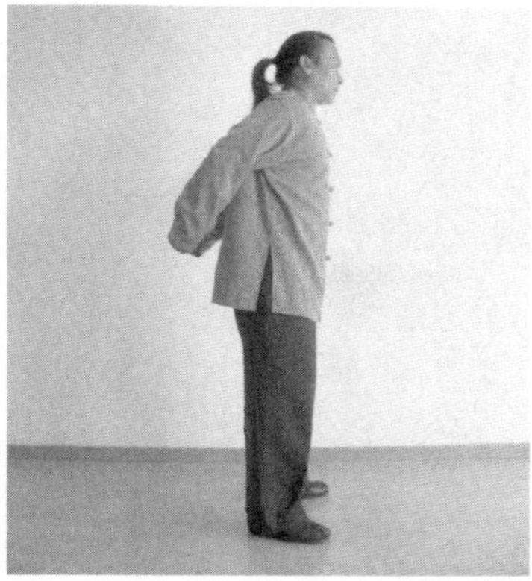

385

Das Qi zum Dantien schieben

Verlagern Sie das Gewicht nach links, drehen Sie die rechte Fußspitze in die rechte vordere Ecke, kreuzen Sie die Hände (links ist vorn), und gehen Sie mit einem Bogenschritt mit dem linken Bein nach vorn in die Drachenstellung. Schieben Sie die Fäuste mit angespannten Muskeln wie eben Richtung Rücken, strecken Sie den Bauch nach vorn, und atmen Sie aus (Abb. 386 bis 389).

Jetzt stellen Sie sich vor, dass Sie all Ihre Energie im Dantien sammeln, 3 Fingerbreit unter dem Nabel. Halten Sie die Luft kurz an, und stoßen Sie den Bauch mit angespannten Bauchmuskeln vor. Dann atmen Sie aus und entspannen sich (Seitenansicht Abb. 390 und 391).

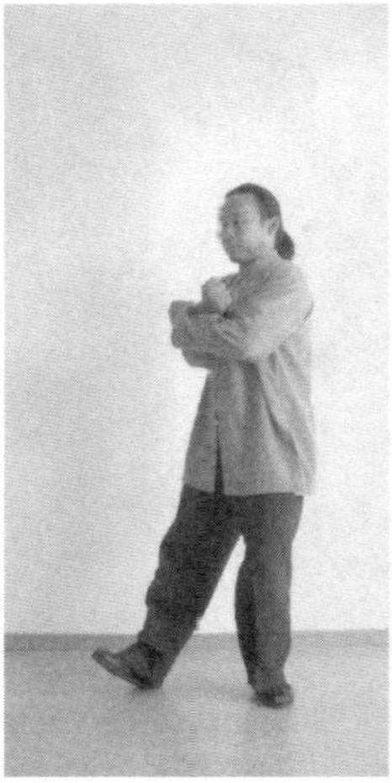
386

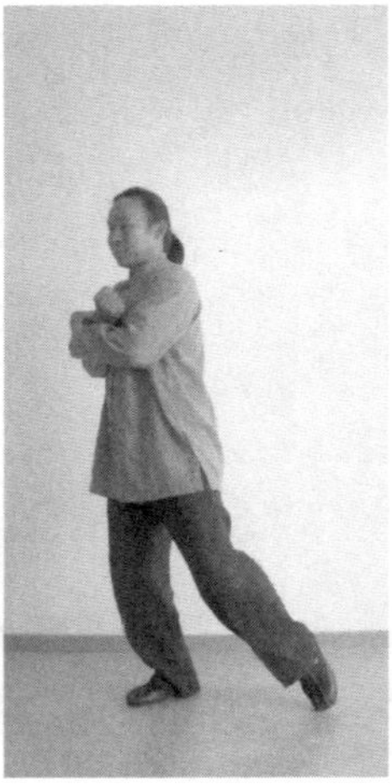
387

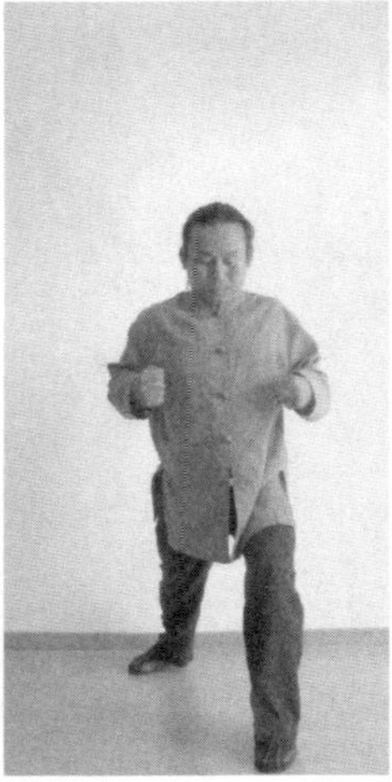
388

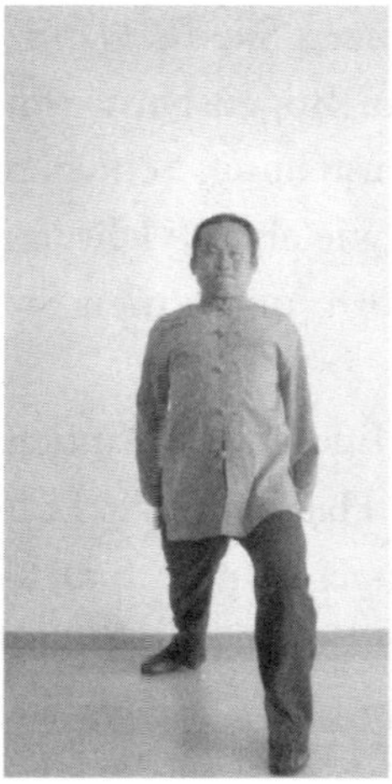
389

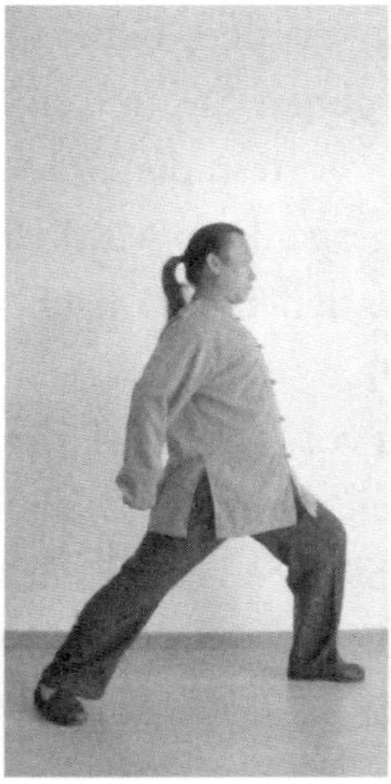
390

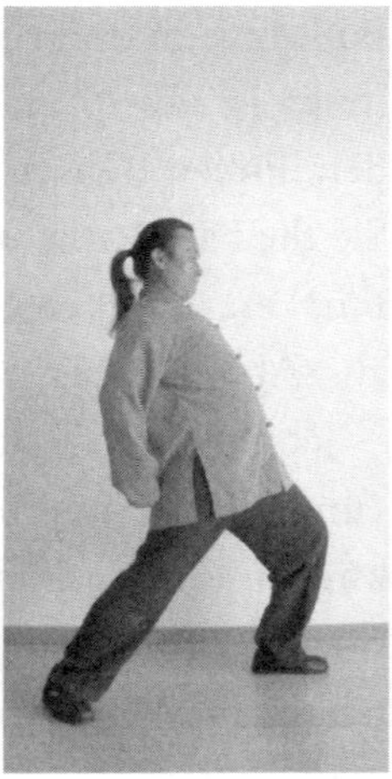
391

Das Qi zu den Beinen schieben

Verlagern Sie das Gewicht nach rechts, und drehen Sie die linke Fußspitze in die linke vordere Ecke. Kreuzen Sie die Hände vor der Brust (rechts ist vorn), und heben Sie das angewinkelte rechte Bein (Abb. 392, 393).

Spannen Sie es an, atmen Sie ein, und strecken Sie es, während Sie ausatmen und die Fäuste zur Hüfte ziehen, nach vorn. Schieben Sie das Qi Richtung Fußspitze. Sammeln Sie es im Schienbein, halten Sie die Luft an, und heben Sie das Bein kurz ruckartig nach oben, als müssten Sie einen Schlag auf das Schienbein abwehren (Abb. 394, 395, Seitenansicht 396). Auf welcher Höhe Sie das Bein strecken bzw. halten, hängt natürlich davon ab, wie stark Ihre Muskulatur ausgeprägt ist und wie trainiert Sie sind. Im Kung Fu hält man das Bein idealerweise waagerecht, aber so hoch müssen Sie – zumindest am Anfang – natürlich nicht kommen.

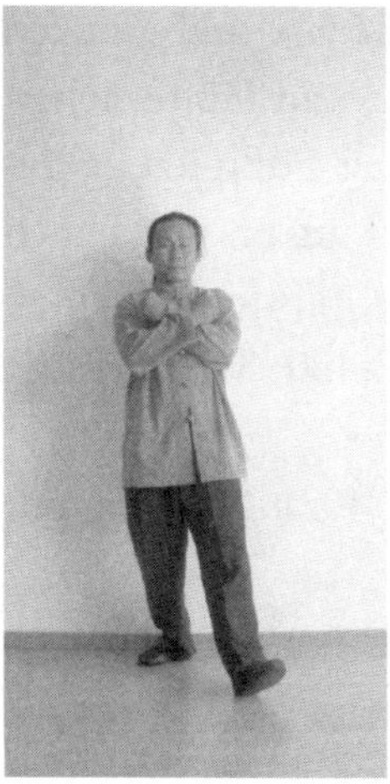
392

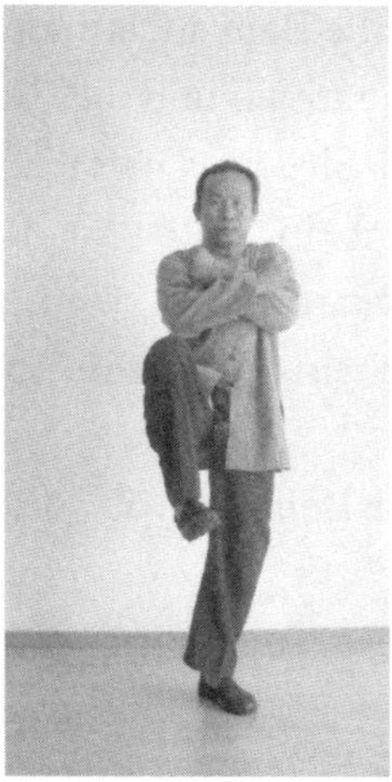
393

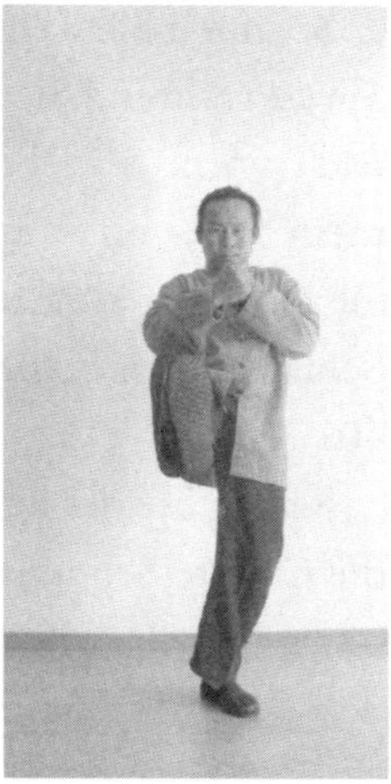
394

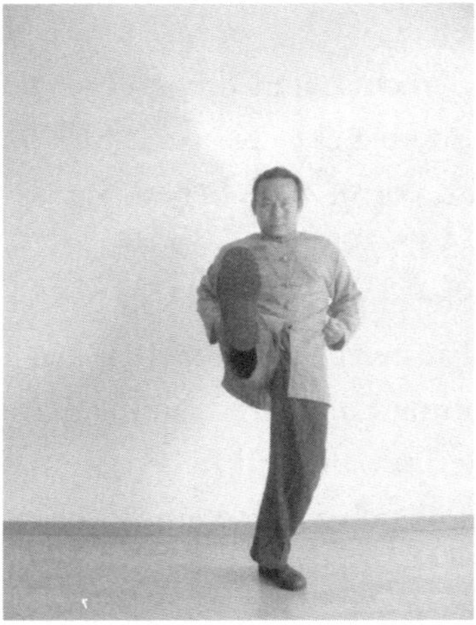

395

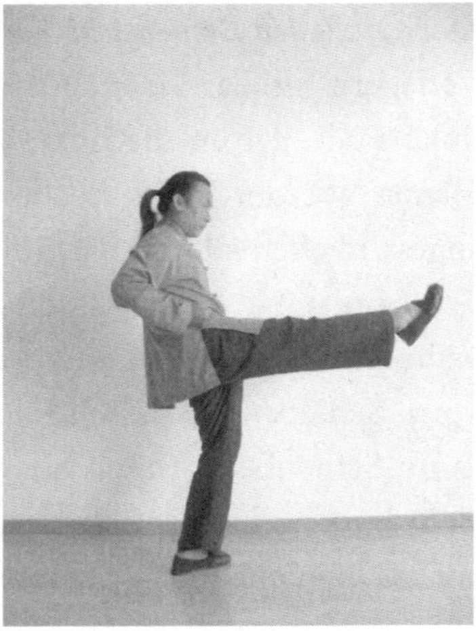

396

Setzen Sie nun das rechte Bein vorn ab (Fußspitze zeigt in die rechte vordere Ecke), und heben Sie das linke, während Sie die Arme vor der Brust kreuzen (Abb. 397 bis 399).

Spannen Sie das linke Bein an, atmen Sie ein, und strecken Sie es, während Sie ausatmen und die Fäuste zur Hüfte ziehen, nach vorn. Schieben Sie das Qi Richtung Fußspitze. Sammeln Sie es im Schienbein, halten Sie die Luft an, und heben Sie das Bein kurz ruckartig nach oben, als müssten Sie einen Schlag auf das Schienbein abwehren (Abb. 400, Seitenansicht 401).

Setzen Sie das linke Bein vorn ab (Abb. 402). Nun beginnt die nächste Sequenz.

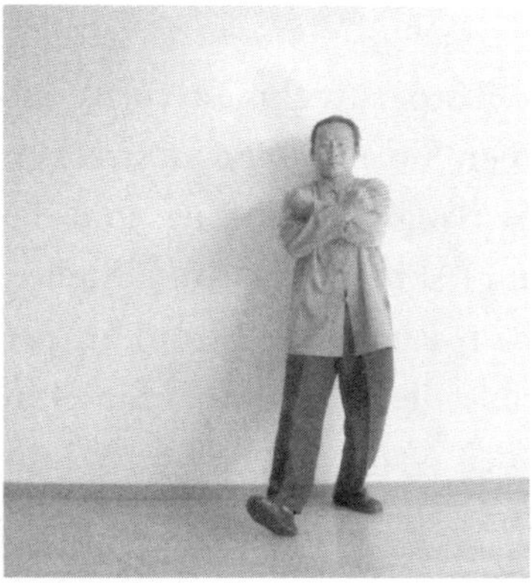

397

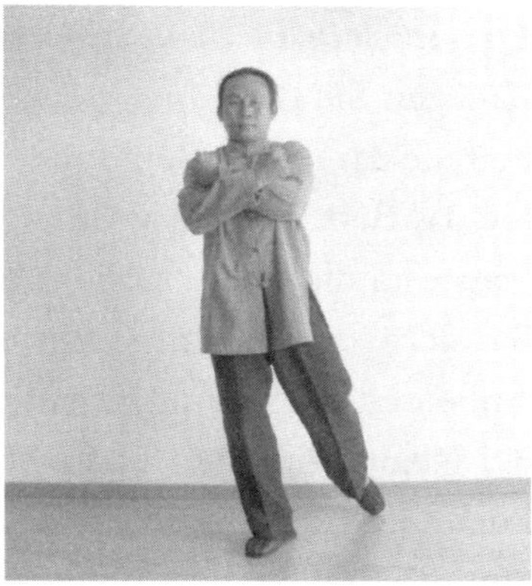

398

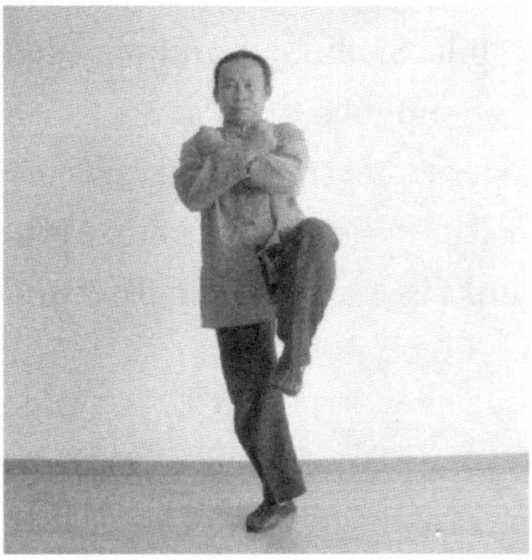

399

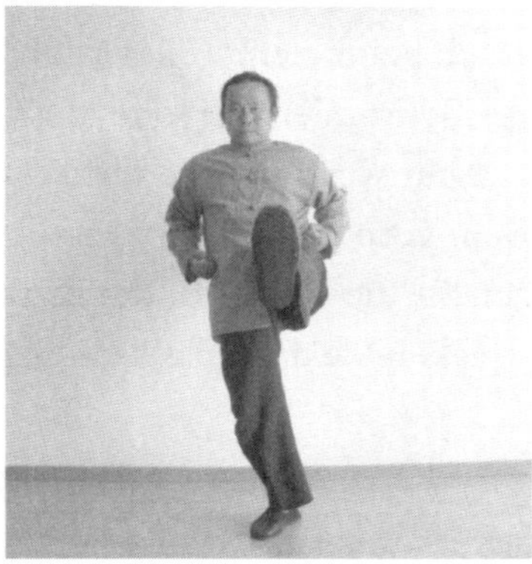

400

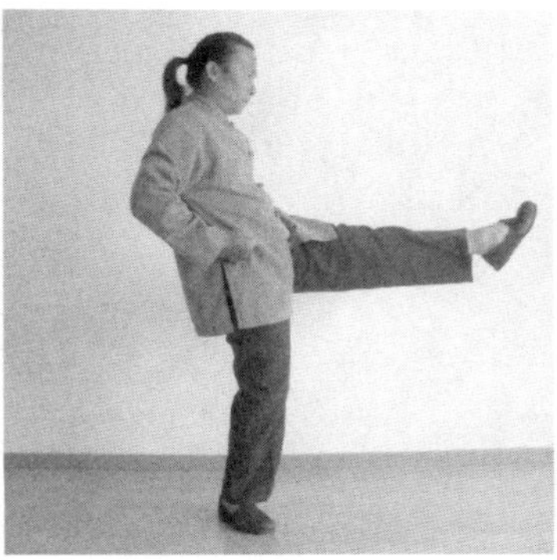

401

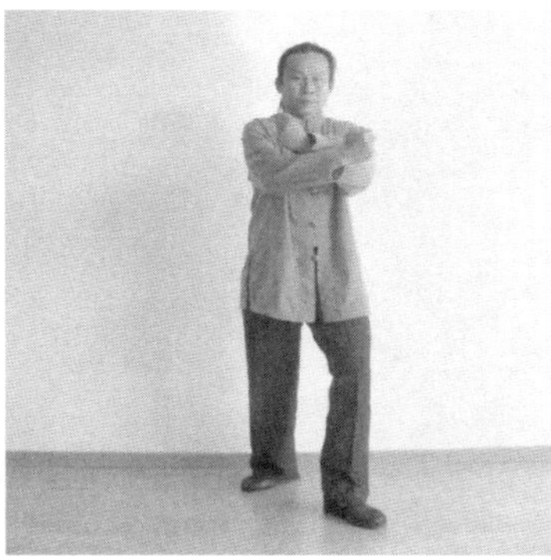

402

Qi seitlich in die Beine schieben

Kreuzen Sie die Arme vor dem Körper (rechts ist vorn), heben Sie das rechte Bein, und atmen Sie ein. Diesmal strecken Sie das Bein seitlich, während Sie langsam ausatmen und die Fäuste an die Hüfte zurückziehen (Abb. 403 bis 405). Stellen Sie sich vor, dass Ihr Qi in einem langsamen Strom an der Außenseite des Beins bis zur Sohle fließt. Sammeln Sie es in der Region um die Außenseite der Wade, halten Sie die Luft kurz an, und drücken Sie das Bein für einen Moment ruckartig nach oben, als wollten Sie einem Schlag auf diese Stelle entgegenkommen. Dann entspannen Sie und atmen ruhig aus. Auch bei diesem Teil der Übung gilt: Sie heben und strecken das Bein auf einer Höhe, die für Sie möglich ist.

Nun wechseln Sie die Seite wieder: Setzen Sie das rechte Bein vorn ab (Fußspitze in der rechten vorderen Ecke), kreuzen Sie die Arme vor der Brust (links ist vorn), und heben und strecken Sie das linke Bein (Abb. 406 bis 409).

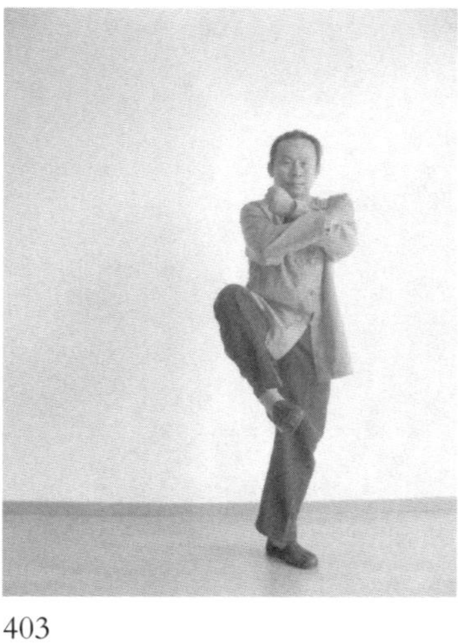

403

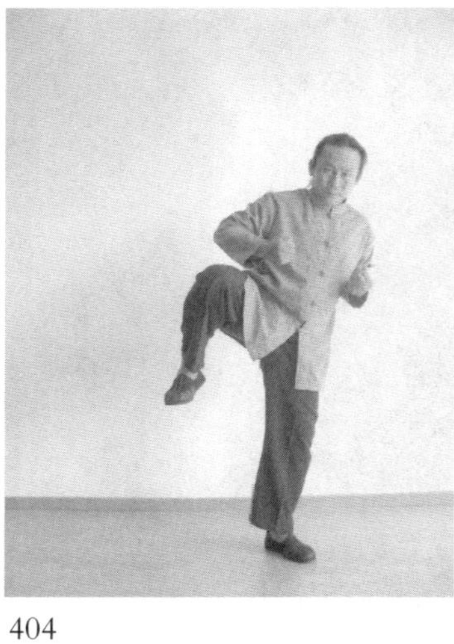

404

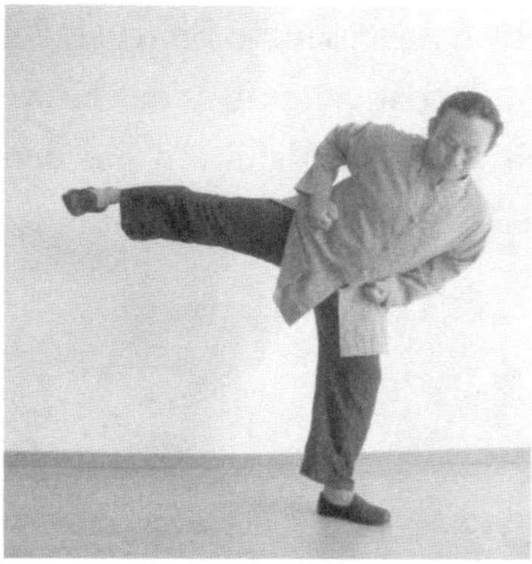
405

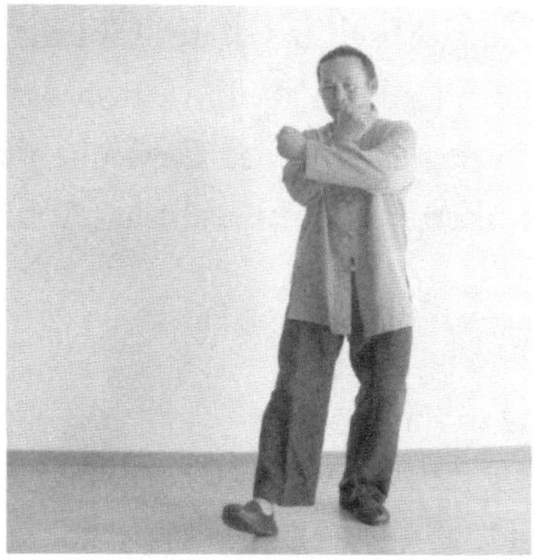
406

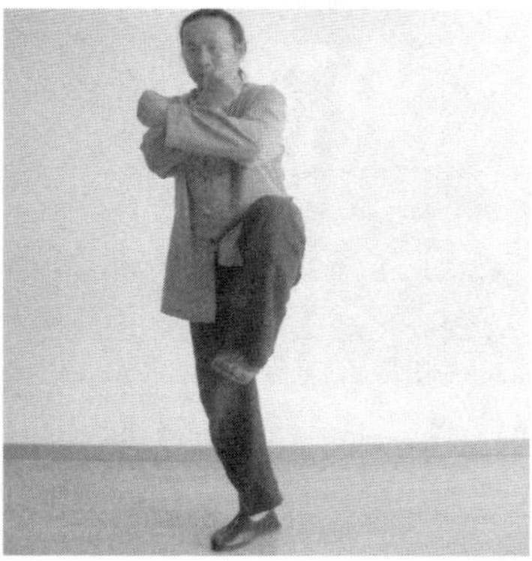
407

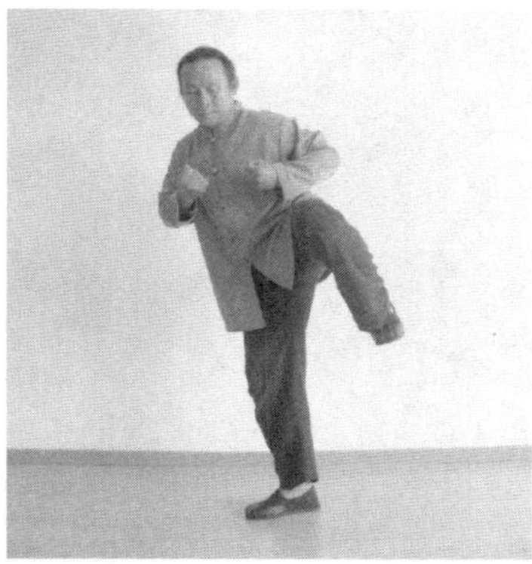
408

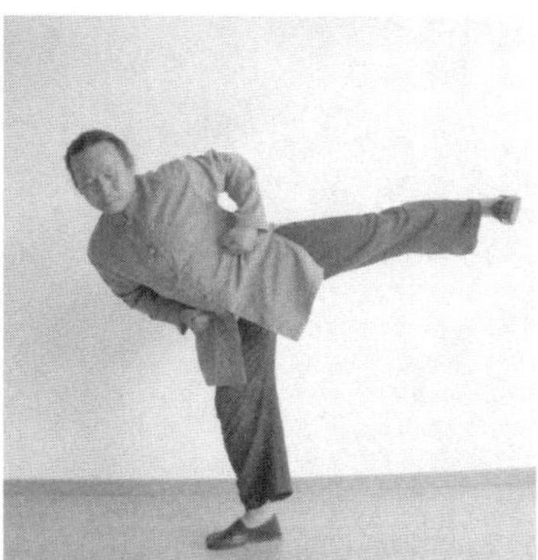
409

Zum Abschluss dieser Übung setzen Sie das linke Bein parallel zum rechten ab; die Fäuste lassen Sie dabei noch an der Hüfte. Verlagern Sie das Gewicht nach rechts, und führen Sie den linken Fuß zum rechten (Abb. 410, 411).

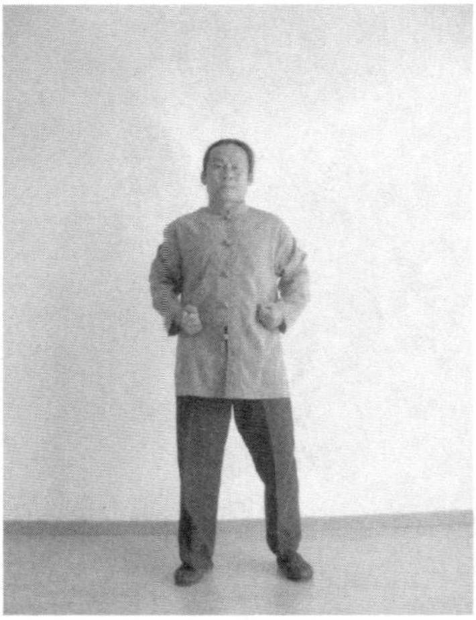

410

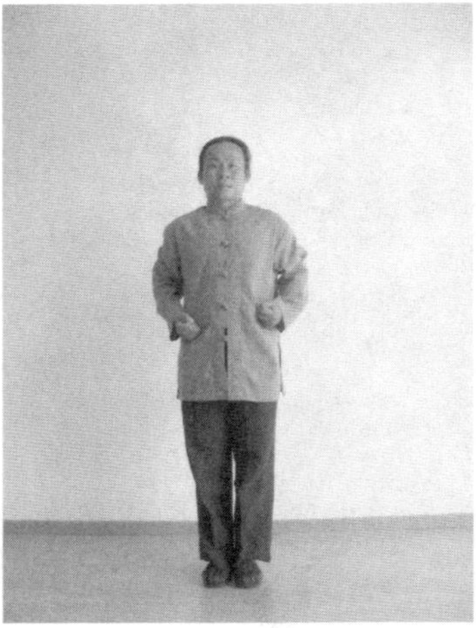

411

Verbeugen Sie sich in der Baumstellung, und beenden Sie die Übung auf diese Weise.

10 Taiji-Form

Im Folgenden möchten wir Ihnen eine kurze Taiji-Form zeigen. Es handelt sich um den ersten Teil der Grundform des »Süa-Lag-Hang-Stils«, wie der Name jenes Stiles lautet, den Meister Lao lehrt (übersetzt »Der Tiger auf der Lauer«). Die Übung ist einfach und äußerst entspannend. Sie besteht im Wesentlichen darin, in den verschiedenen Richtungen das Qi zu halten, und ist deshalb einfach zu lernen. So können Sie sich ganz auf sich selbst konzentrieren und die fließenden Bewegungen auf sich wirken lassen. Bewegen Sie sich konzentriert und gesammelt, achten Sie auf die Richtungen und auf Ihre Beinstellungen. Sie werden schnell merken, dass nur richtig ausgeführte Bewegungen das gewünschte Ergebnis bringen.

Verbeugen Sie sich, und wecken Sie das Qi in der Bärenstellung (Abb. 412 bis 417). Sammeln Sie sich, machen Sie sich Ihre Atemzüge bewusst, und beginnen Sie dann mit der Form.

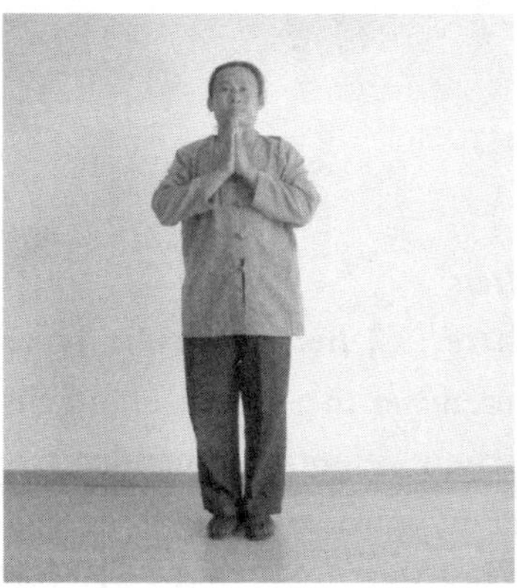

412

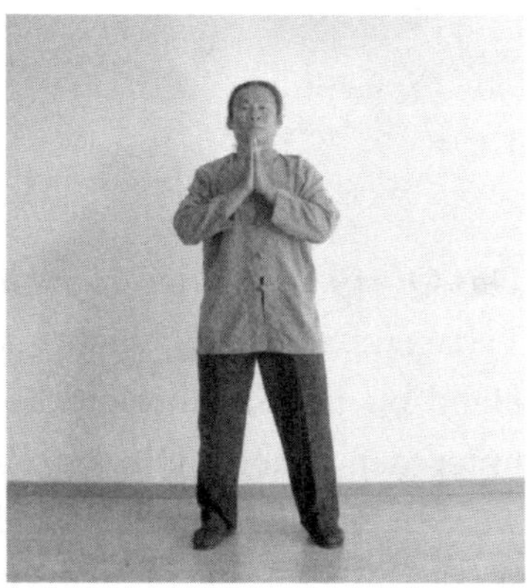

413

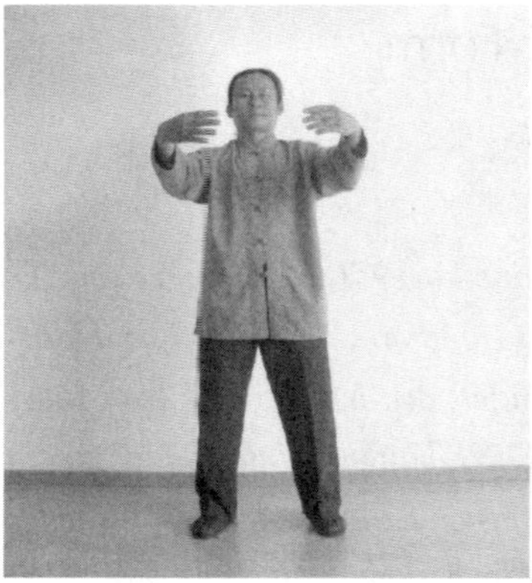

414

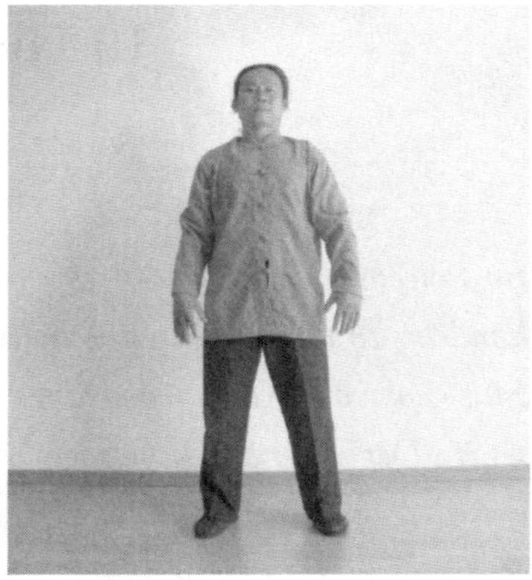

415

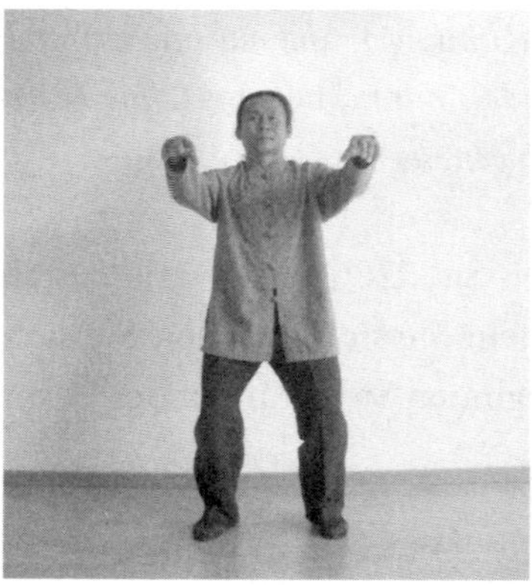

416

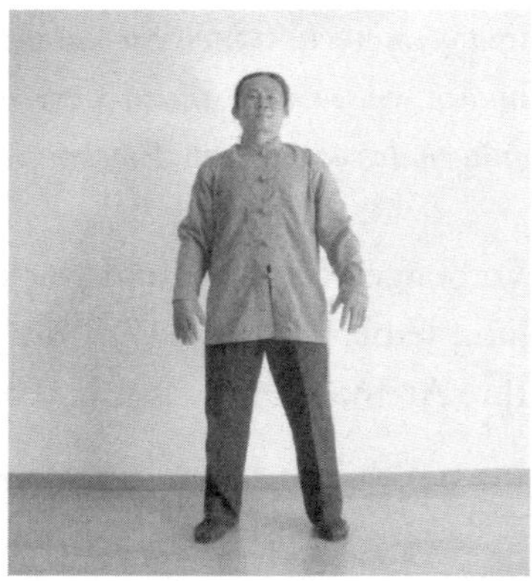

417

Das Qi mit der rechten Hand halten

Verlagern Sie das Gewicht nach rechts, heben Sie die linke Hand bis zur Schulter, und senken Sie die rechte Hand bis unter den Nabel. Die Handflächen zeigen zueinander, als würden Sie einen großen Ball halten würden. Drehen Sie sich auf der linken Ferse in die rechte vordere Ecke, und verlagern Sie dabei das Gewicht nach links (Abb. 418, 419).

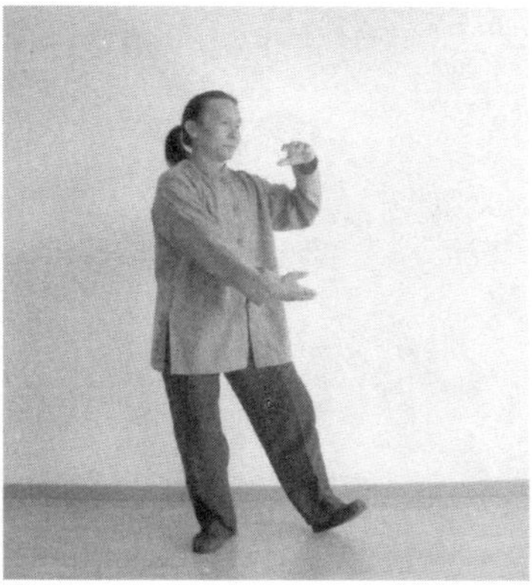

418

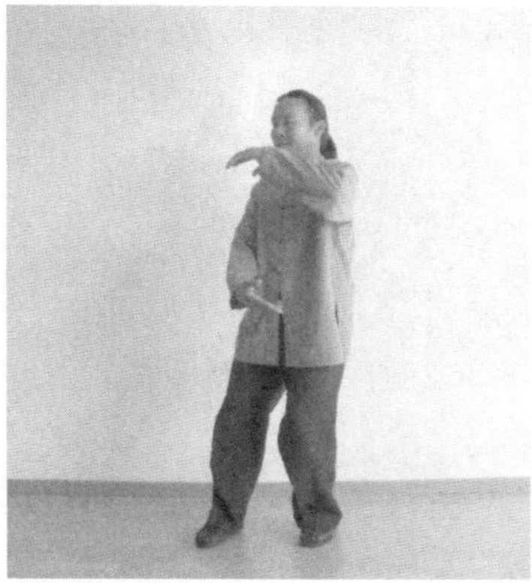

419

Machen Sie mit dem rechten Bein einen Bogenschritt in die 2. Richtung (von der Ausgangsposition aus gesehen rechts), und setzen Sie die Ferse schulterbreit ab. Währenddessen führen Sie die rechte Hand am Unterarm entlang bis zur Handfläche. Dann sinkt die linke Hand zur Hüfte, die rechte bleibt auf Schulterhöhe (Abb. 420 bis 424).

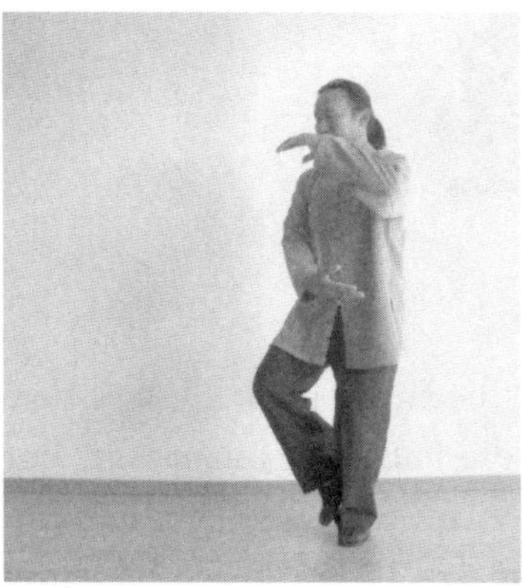

420

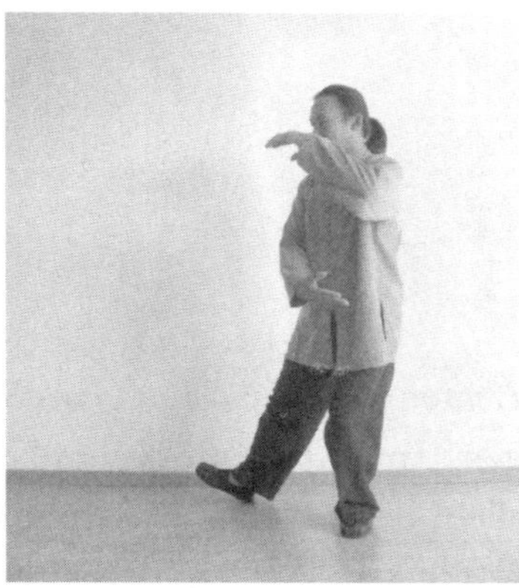

421

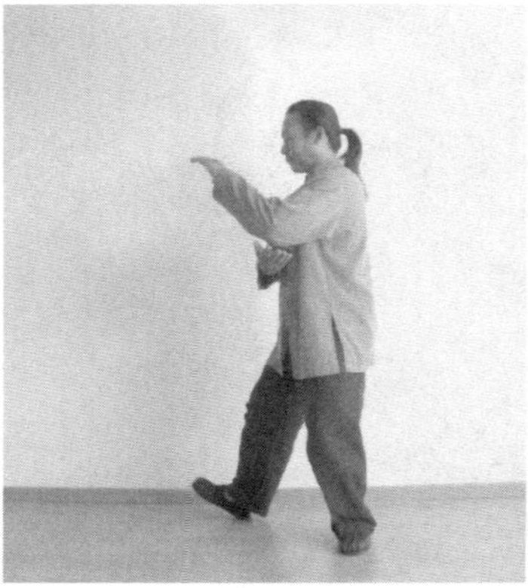

422

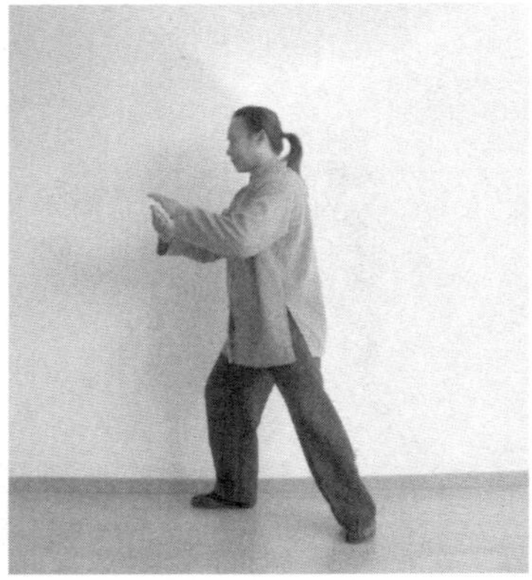

423

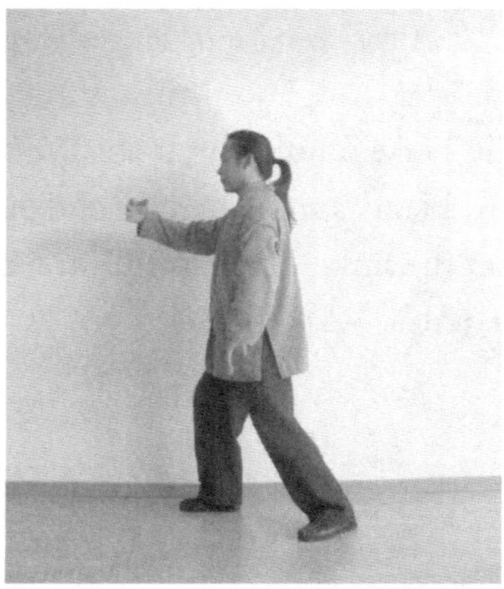

424

Achten Sie bitte darauf, dass Sie die Beine nicht zu stark beugen, damit das Knie nicht über die Fußspitze hinausragt. Vor allem beim Heben des rechten Arms sollte die Schulter entspannt sein. Stellen Sie sich vor, dass Ihr Arm wie bei einer Marionettenfigur an Fäden hängt, die am Handgelenk, am Ellenbogen und an der Schulter befestigt sind.

Das Qi mit der linken Hand halten

Verlagern Sie Gewicht nach links hinten, formen Sie mit den Händen einen großen Ball (rechts ist oben), heben Sie die rechte Fußspitze, und drehen Sie den rechten Fuß auf der Ferse in die linke vordere Ecke. Jetzt können Sie das Gewicht nach rechts verlagern und einen Bogenschritt in die 3. Richtung machen (von der Ausgangsposition aus gesehen links). Setzen Sie die linke Ferse ab, lassen Sie die linke Hand am rechten Unterarm entlang nach oben gleiten, bis sich die Handflächen treffen. Dann führen Sie den linken Arm bis auf Schulterhöhe weiter, während der rechte zur Hüfte sinkt (Abb. 425 bis 430).

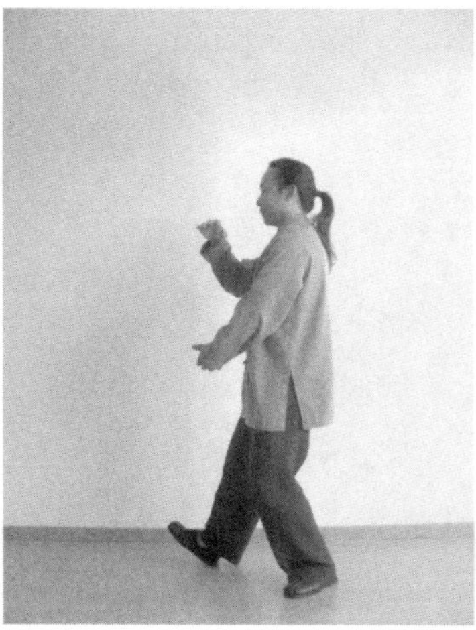

425

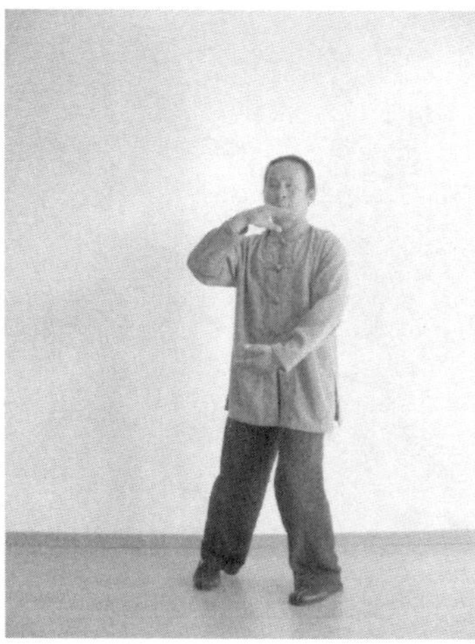

426

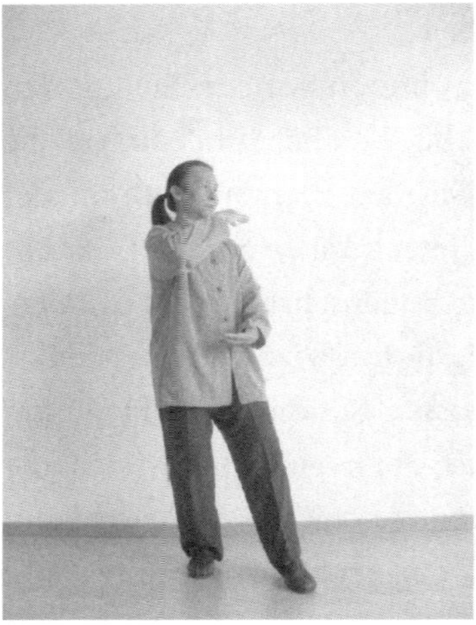
427

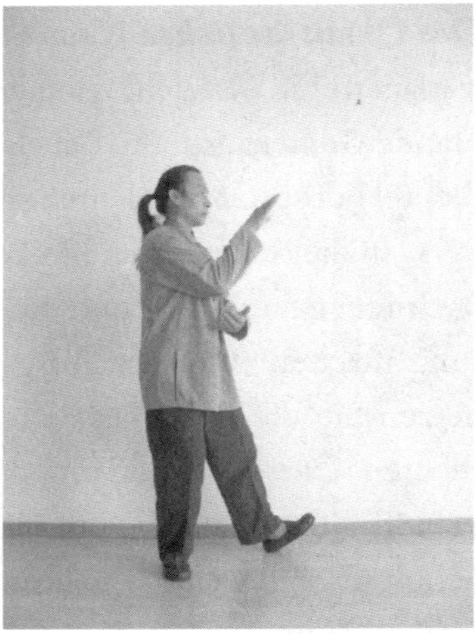
428

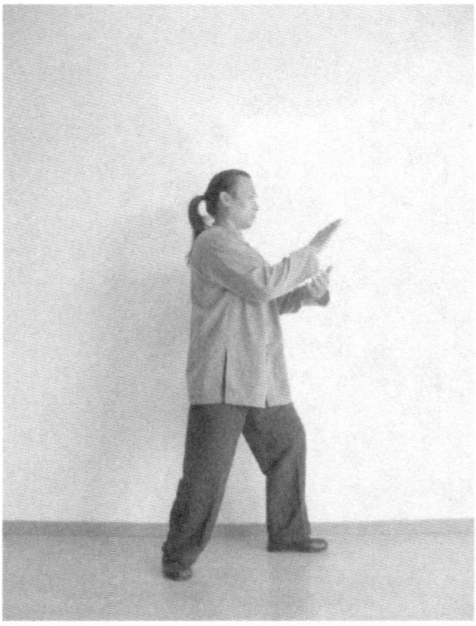
429

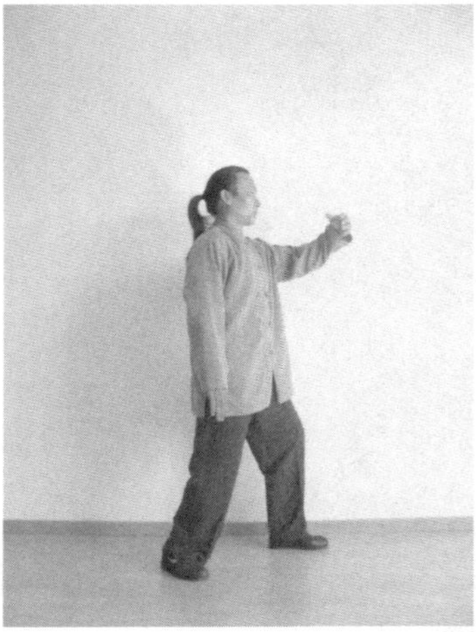
430

Das Qi mit der rechten Hand halten

Verlagern Sie das Gewicht nach rechts, formen Sie mit den Händen einen großen Ball (rechts ist unten), und drehen Sie die linke Fußspitze in die rechte vordere Ecke. Verlagern Sie das Gewicht nach links, machen Sie einen Bogenschritt in die 2. Richtung, führen Sie die rechte Hand zum linken Ellenbogen, und streifen Sie am rechten Unterarm entlang. Die linke Hand sinkt zur Hüfte, die rechte heben Sie auf Schulterhöhe (Abb. 431 bis 438).

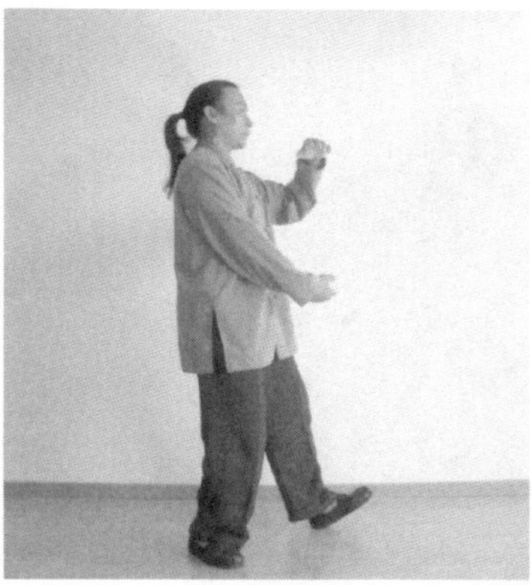

431

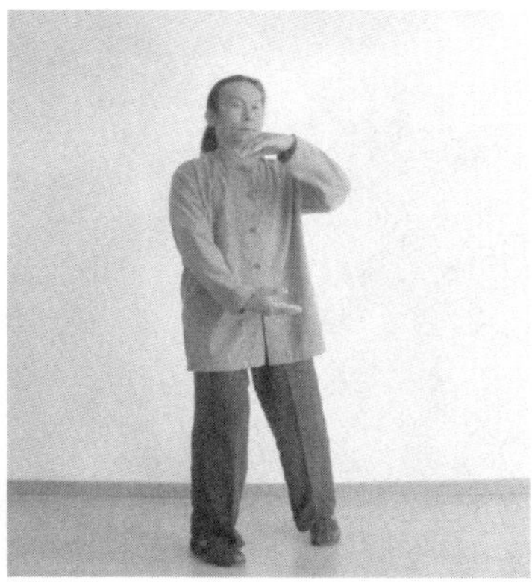

432

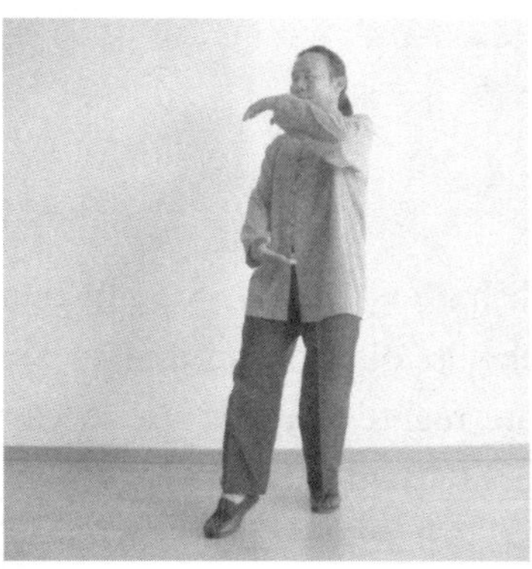

433

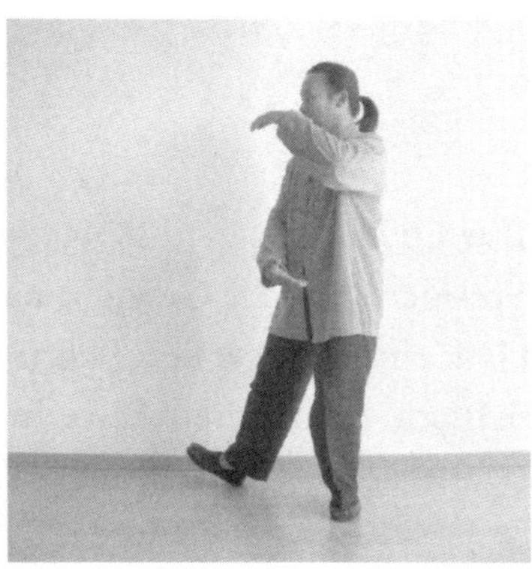

434

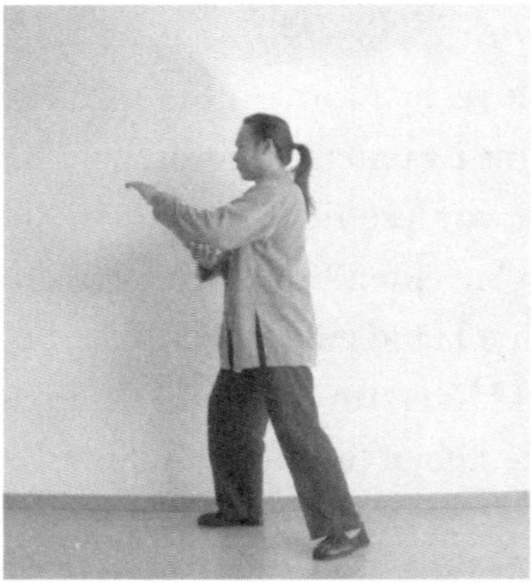

435

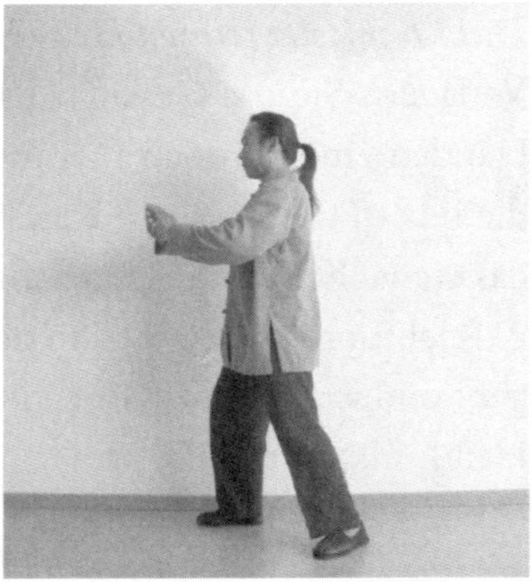

436

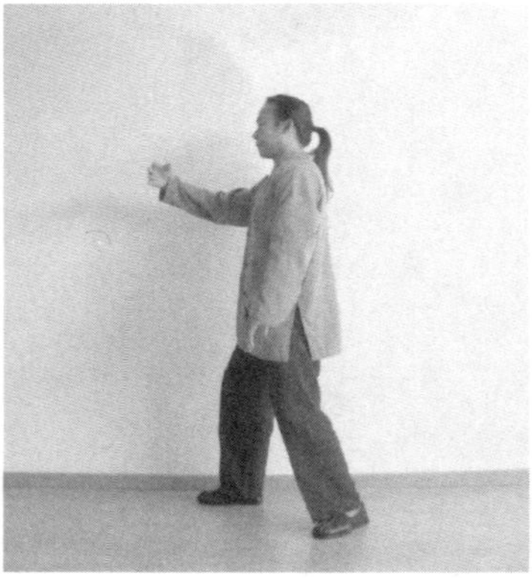

437

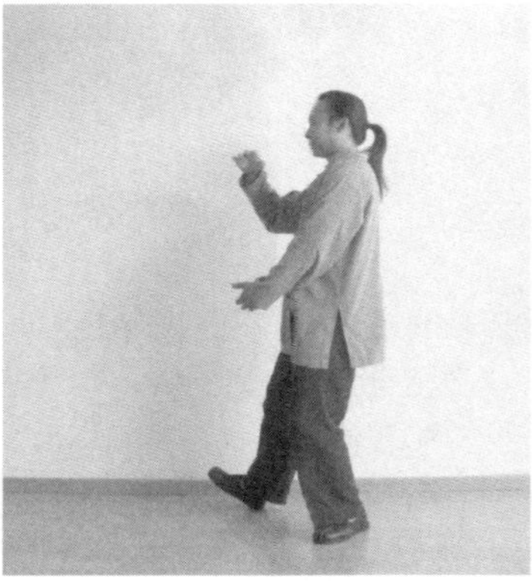

438

Das Qi halten

Verlagern Sie das Gewicht nach hinten, formen Sie mit den Händen einen großen Ball (rechts ist oben), und drehen Sie sich auf der rechten Ferse in die rechte vordere Ecke. Verlagern Sie das Gewicht auf das rechte Bein (Abb. 439, 440).

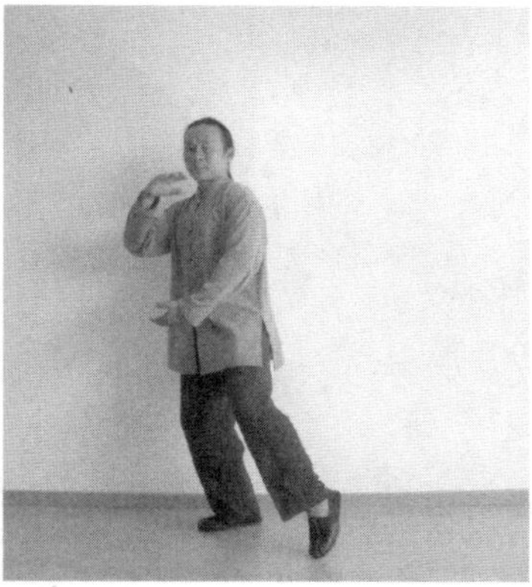

439

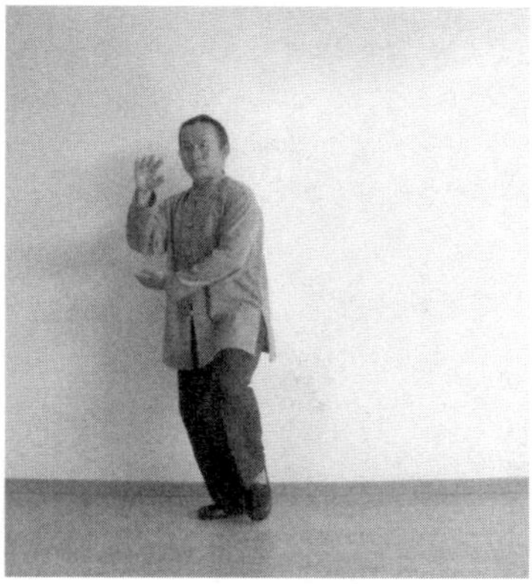

440

Das Qi mit der linken Hand halten

Jetzt ändern Sie die Richtung und gehen einen Schritt nach vorn: Machen Sie einen Bogenschritt in die 1. Richtung. Ziehen Sie die linke Hand am rechten Unterarm entlang nach oben, die rechte sinkt zur Hüfte, wenn sich die beiden Handflächen in der Mitte getroffen haben (Abb. 441 bis 444).

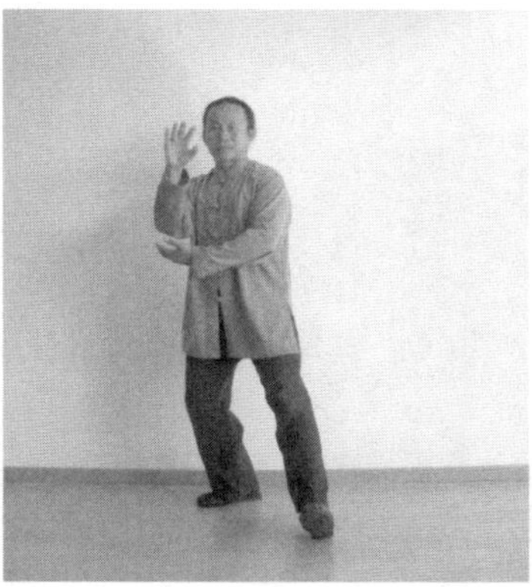

441

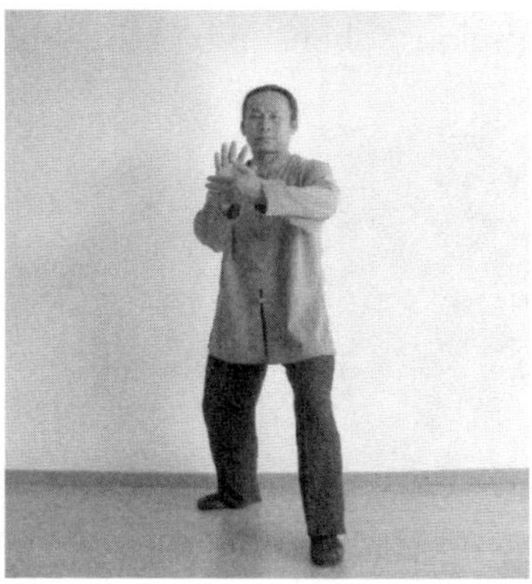

442

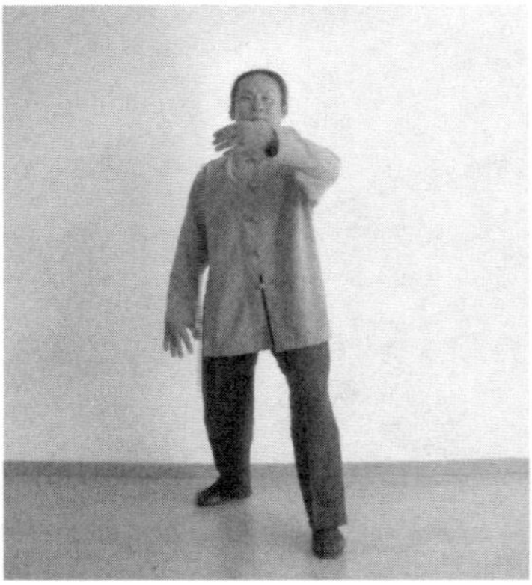

443

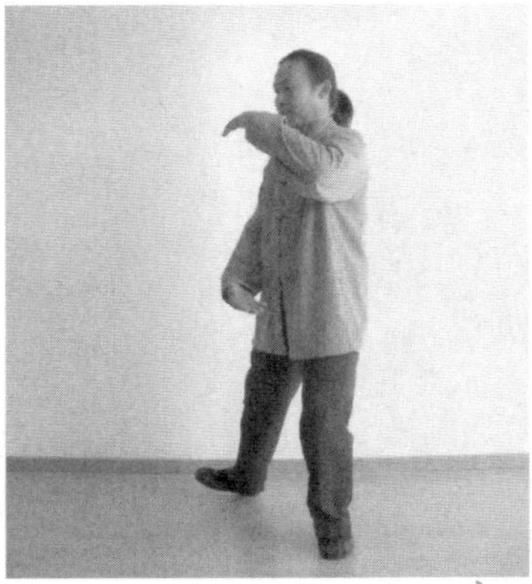

444

Wenden Sie sich in die Ecke, und machen Sie einen Schritt in der Diagonale rückwärts: Dazu verlagern Sie das Gewicht nach links, heben die rechte Fußspitze und drehen sich auf der Ferse in die rechte vordere Ecke.

Verlagern Sie das Gewicht nach rechts, drehen Sie den linken Fuß in die 2. Richtung, und gehen Sie in die Adlerstellung. Dazu setzen Sie die linke Fußspitze neben dem rechten Fuß ab. Formen Sie mit den Händen einen großen Ball (links ist oben, Abb. 445, 446).

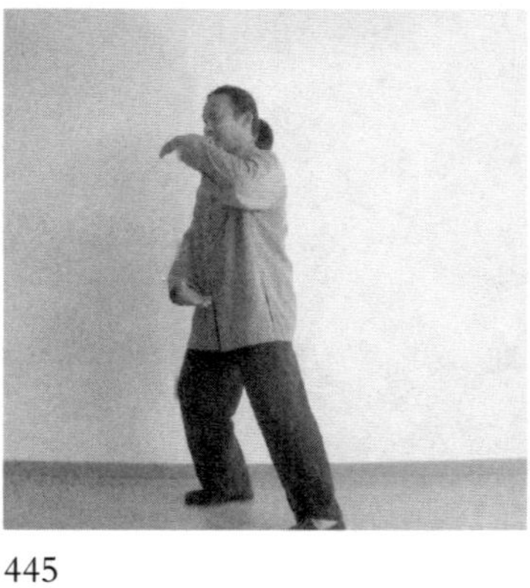

445

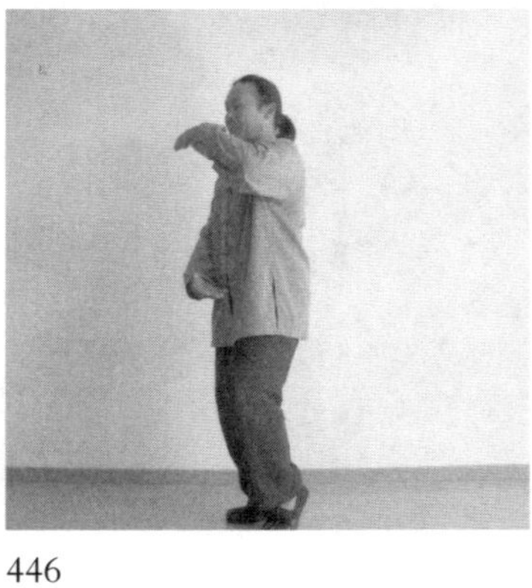

446

Das Qi mit der rechten Hand berühren

Machen Sie mit dem linken Bein einen Schritt rückwärts in die linke hintere Ecke, und setzen Sie den Fuß auf der Ferse ab (Abb. 447). Die rechte Hand führen Sie wieder ab dem Ellenbogen am Unterarm hoch und heben sie auf Schulterhöhe (Abb. 448, 449), während Sie das Gewicht nach hinten verlagern. Der linke Arm sinkt zur Hüfte. Heben Sie die rechte Fußspitze, und drehen Sie sie bis in die 3. Richtung. Dabei

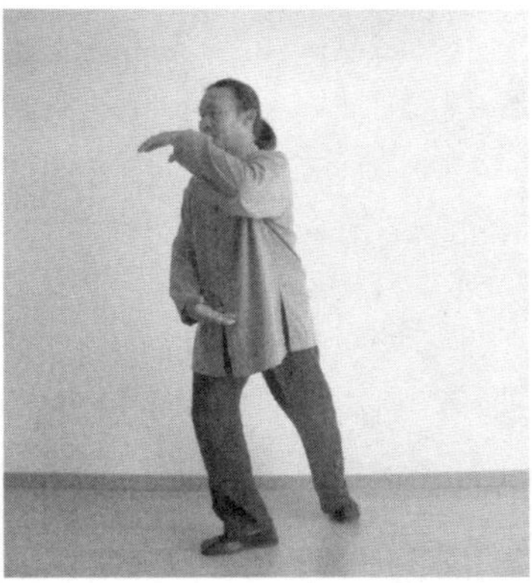

447

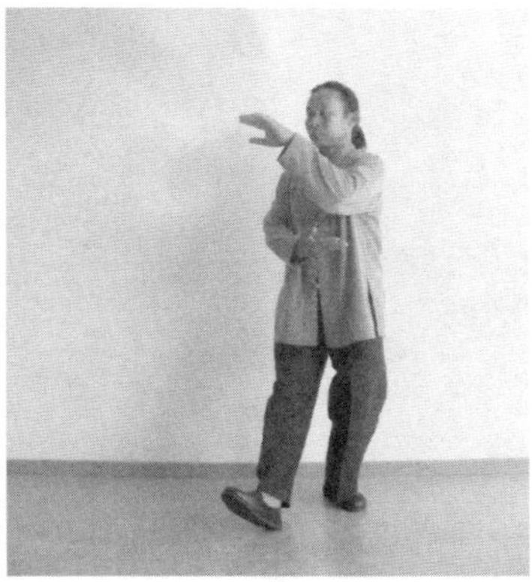

448

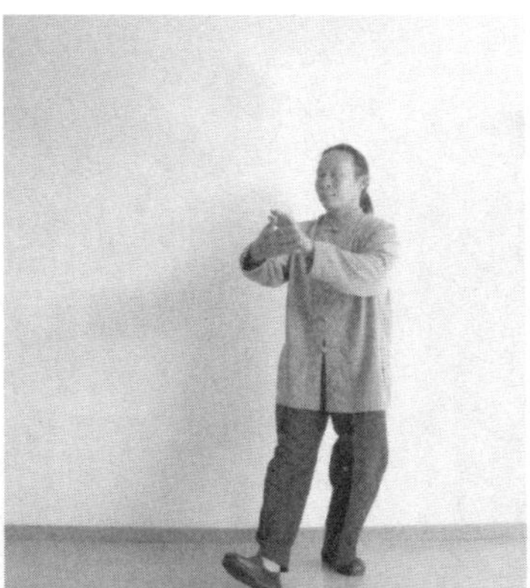

449

blicken Sie immer noch in die Ecke. Bei der Drehung führen Sie den rechten Arm auf Schulterhöhe mit, bis er in die 3. Richtung zeigt. Stellen Sie sich dabei vor, dass Sie mit der Hand durch eine Wolke streifen oder durch das Wasser schieben. So berührt die rechte Hand das universelle Qi (Abb. 450).

Verlagern Sie jetzt das Gewicht nach rechts, und lassen Sie die linke Hand am rechten Unterarm nach oben streifen. Die rechte Hand sinkt nach unten (Abb. 451 bis 455).

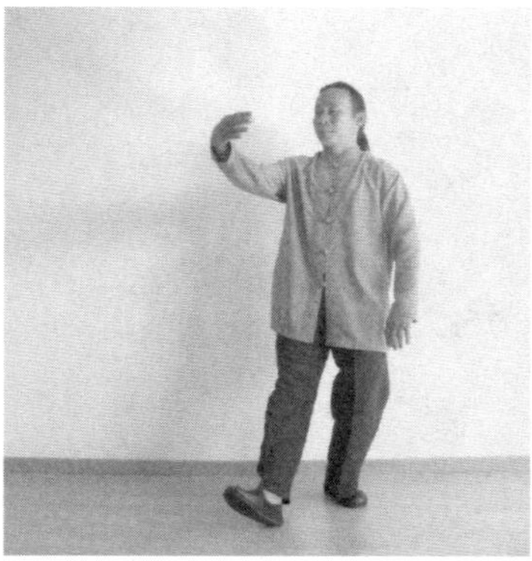

450

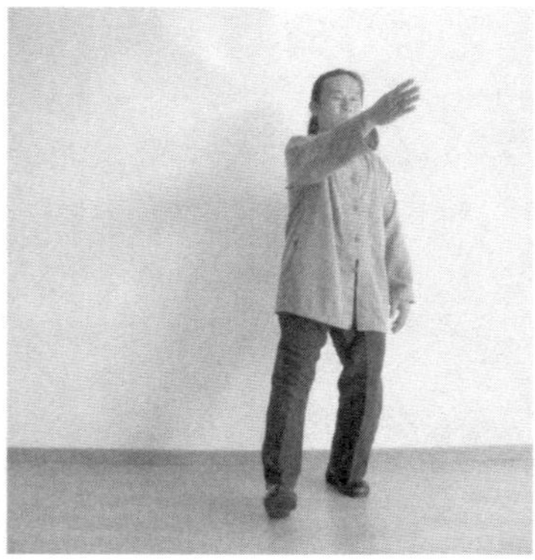

451

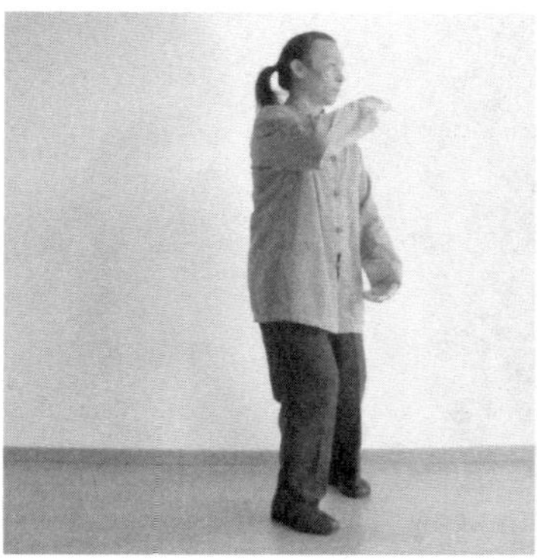

452

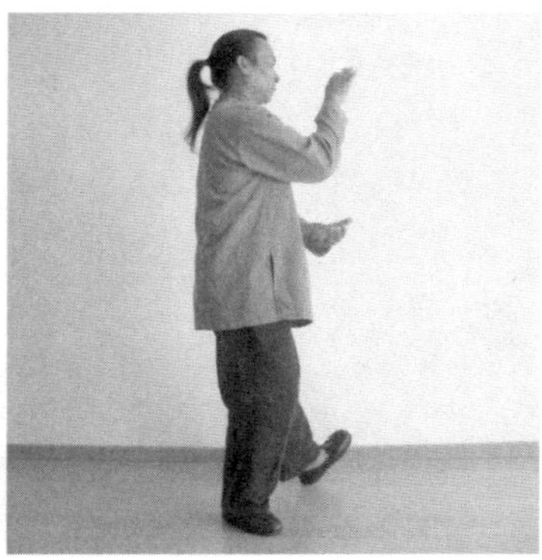

453

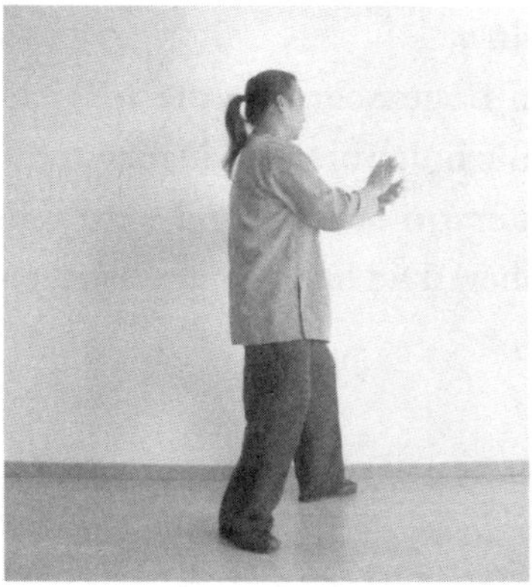

454

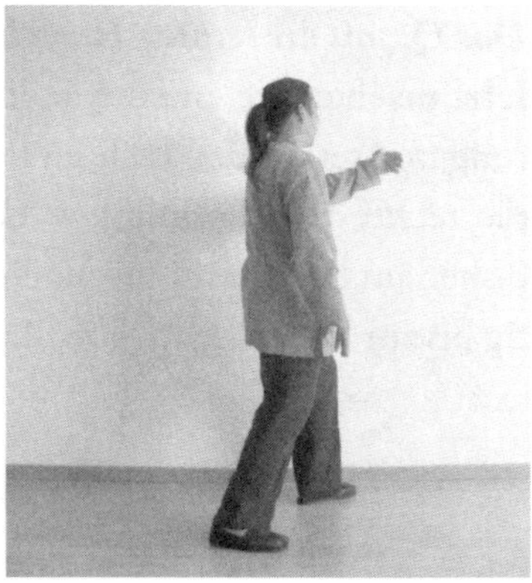

455

Das Qi halten

Verlagern Sie das Gewicht nach rechts, heben Sie die linke Fußspitze, und formen Sie mit den Händen einen großen Ball (rechts ist unten). Drehen Sie die linke Fußspitze in die linke vordere Ecke, und verlagern Sie das Gewicht nach links (Abb. 456, 457).

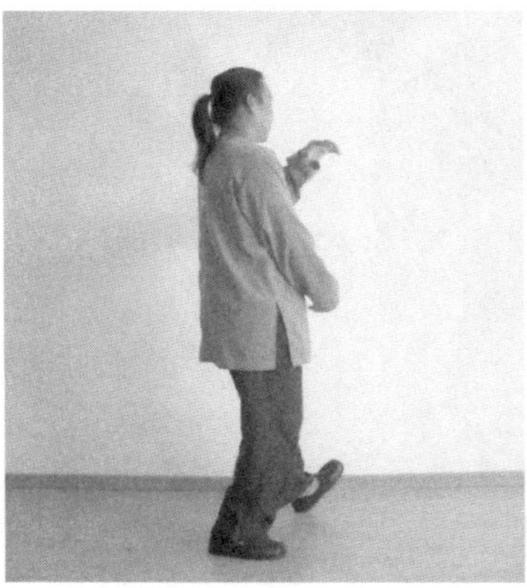

456

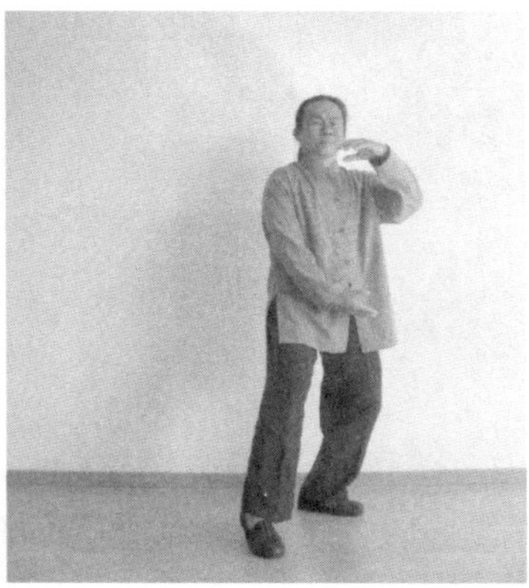

457

Das Qi mit der rechten Hand halten

Jetzt machen Sie einen weiteren Bogenschritt in die 1. Richtung und setzen den rechten Fuß schulterbreit ab. Dabei streift die rechte Hand am linken Unterarm entlang und wird wie bisher auf Schulterhöhe angehoben. Die linke sinkt gleichzeitig bis zur Hüfte (Abb. 458, 459).

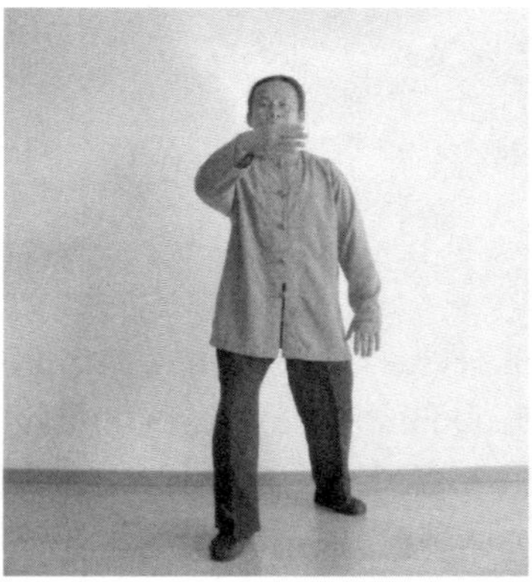
458

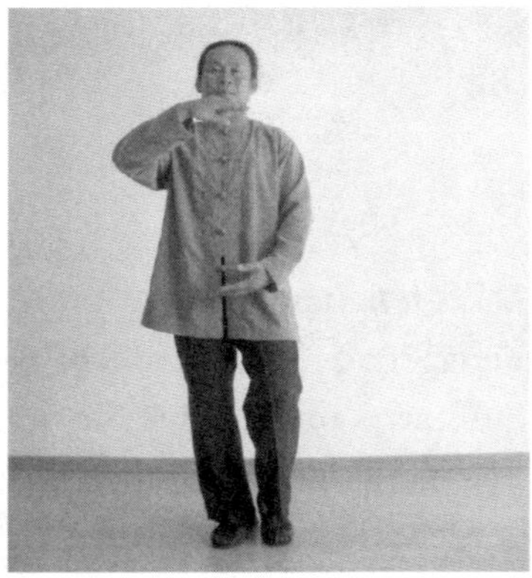
459

Das Qi halten

Ziehen Sie das linke Bein zum rechten, und setzen Sie die Fußspitze in der Adlerstellung ab. Formen Sie mit den Händen einen großen Ball (links ist unten). Das Gewicht ist auf dem rechten Bein. Machen Sie einen seitlichen Bogenschritt mit dem linken Bein in die Bärenstellung, und senken Sie die Arme (Abb. 460, 461).

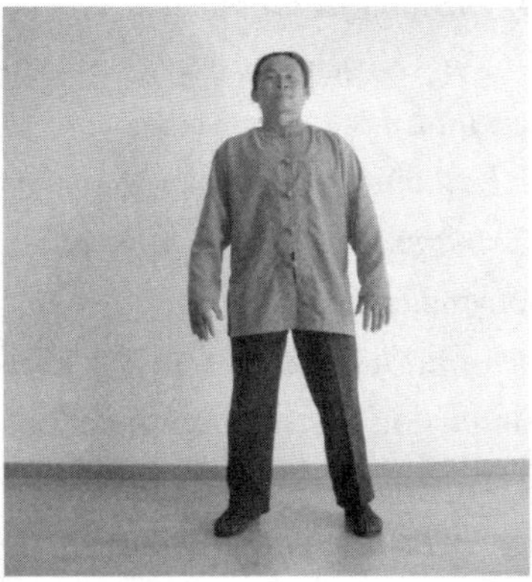

460

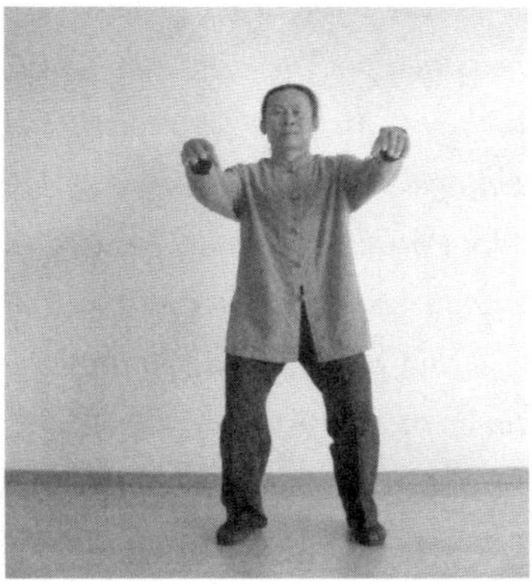

461

An dieser Stelle beginnt der 2. Teil der Form, aber wir wollen hier aufhören. Zum Abschluss beruhigen Sie das Qi und verbeugen sich.

11 Übungen mit den Qi-Gong-Kugeln

Die Handflächen des Menschen sind eng mit dem Meridiansystem verbunden. Es gibt auf ihnen spezielle Punkte (Reflexzonen), über die die Organe stimuliert werden können – beispielsweise indem man die Kugel-Übung des Qi Gong praktiziert.

In der Ming-Zeit (1368–1644) entstand in China eine Krankheitstherapie, bei der man die Qi-Gong-Kugeln einsetzte. Sie zu drehen sollte die Gesundheit stärken und das Leben verlängern. In Europa wurden die Kugeln 1984 berühmt, als sich der damalige US-Präsident Ronald Reagan in China aufhielt und sich bei ersten »Drehversuchen« von Journalisten fotografieren ließ.

Die Qi-Gong-Kugeln haben einen Durchmesser von 4 bis 5 Zentimetern, wiegen um die 150 Gramm und bestehen entweder aus Marmor, Chrom oder Speckstein. Normalerweise verwendet man Chrom. Manche Kugeln sind innen hohl und erzeugen, wenn sie gedreht werden, einen Klang. Ein heller Ton steht für das Männliche, ein tiefer für das Weibliche. Fortgeschrittene üben auch mit schwereren Kugeln oder manchmal mit 3 in einer Hand. Traditionalisten lehnen die industriell gefertigten Qi-Gong-Kugeln ab, weil sie runde Gegenstände aus der Natur vorziehen, beispielsweise Nüsse.

Diese Übung trainiert den Schulter- und Nackenbereich, hilft bei Problemen mit den Armen und den Fingern, wie zum Beispiel Steifheit, Ungelenkigkeit oder auch Taubheitsgefühlen. Achten Sie darauf, dass die Kugeln zu Ihren Händen passen; sie sollten weder zu groß noch zu klein sein. Nehmen Sie keine Kugeln mit Hohlraum, die Geräusche erzeugen, sondern lieber volle Steinkugeln. Sie brauchen 2 Paar. Passen Sie bitte auf – falls Ihnen die Kugeln herunterfallen, können Sie, je nach Material, den Fußboden beschädigen.

Bevor Sie die Übung praktizieren, sollten Sie lernen, die Kugeln in der Hand zu bewegen. Drehen Sie sie erst einmal nur in einer Hand, dann in der anderen. Erst wenn Sie sicherer sind, nehmen Sie 2 Paar und drehen gleichzeitig (Abb. 462 bis 467).

Die Bewegungen mit den Armen können Sie hinzunehmen, wenn Ihnen die Kugeln nicht mehr herunterfallen und Sie beim Drehen ein gutes und sicheres Gefühl haben. Ist das nicht der Fall, kommt es zu Verspannungen vor allem im Schulterbereich und in den Unterarmen. Das sollten Sie unbedingt vermeiden.

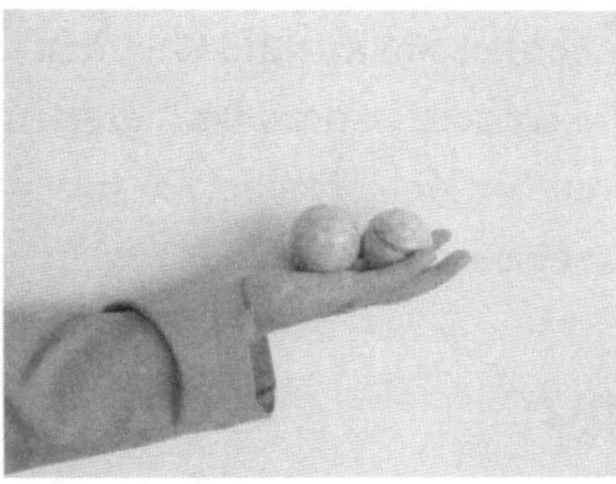
462

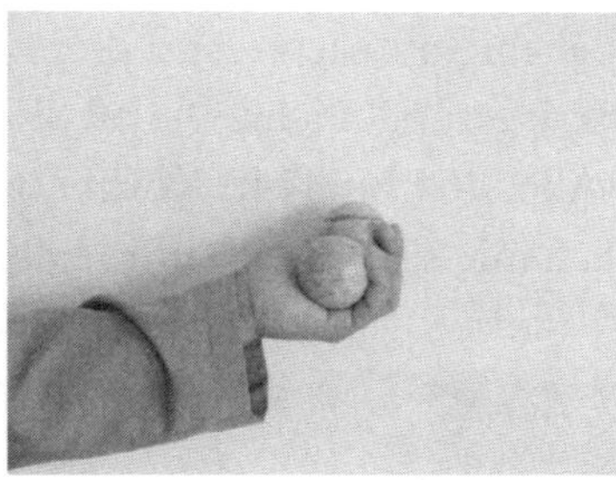
463

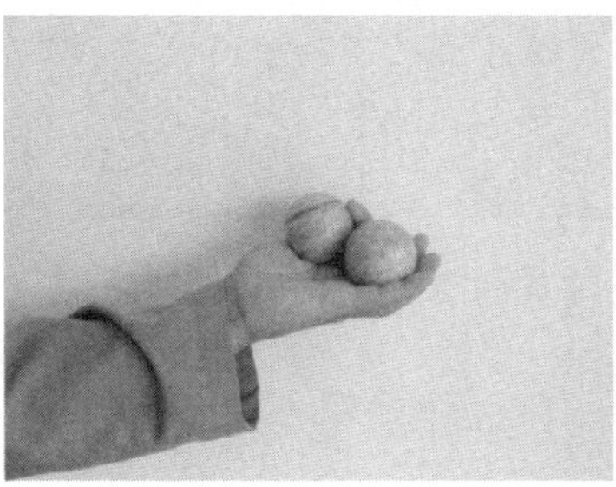
464

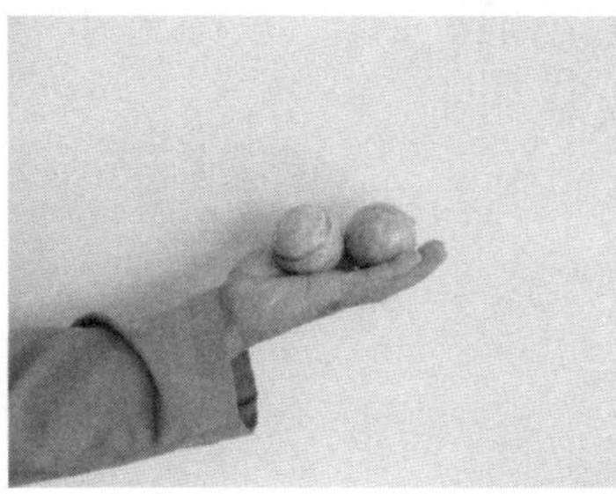
465

Nun zu der Übung:
Sie stehen in der Bärenstellung und halten die Kugelpaare locker an der Hüfte (Abb. 468). Die Hüfte ist leicht nach vorn gekippt. Lassen Sie die Schultern locker, und stehen Sie entspannt. Drehen Sie die Kugelpaare dann 26-mal nach links und 36-mal nach rechts im Kreis, ohne die Arme zu bewegen.

Dann verlagern Sie das Gewicht nach links und kreisen mit den Armen schulterbreit vor dem Körper, während Sie die Kugeln gleichzeitig in den Händen drehen. Verlagern Sie das Gewicht von der Ausgangsposition aus 26-mal nach links, während Sie die Kugeln beliebig oft nach links drehen, und anschließend 36-mal nach rechts, während Sie die Kugeln beliebig oft nach rechts drehen. Zählen Sie nur die Gewichtsverlagerung, nicht, wie oft Sie die Kugeln in der Hand drehen (Abb. 469 bis 474). Konzentrieren Sie sich, zählen Sie innerlich mit, seien Sie aber trotzdem entspannt.

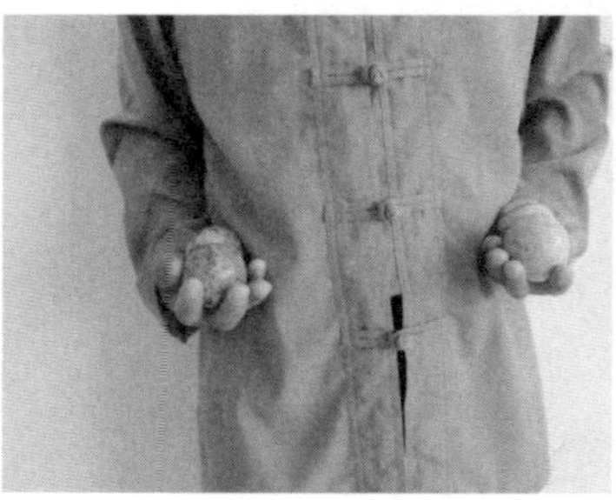
466

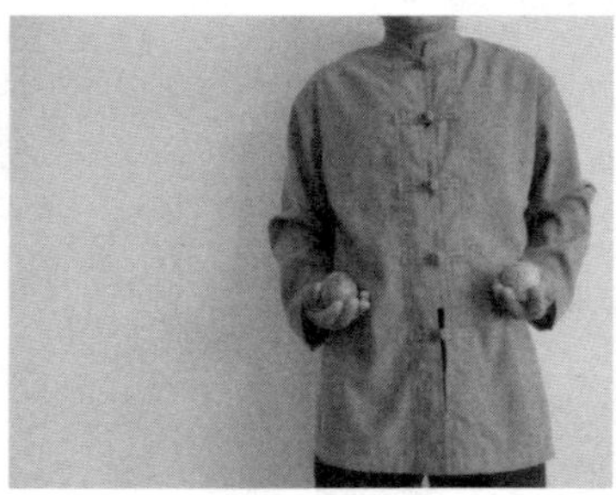
467

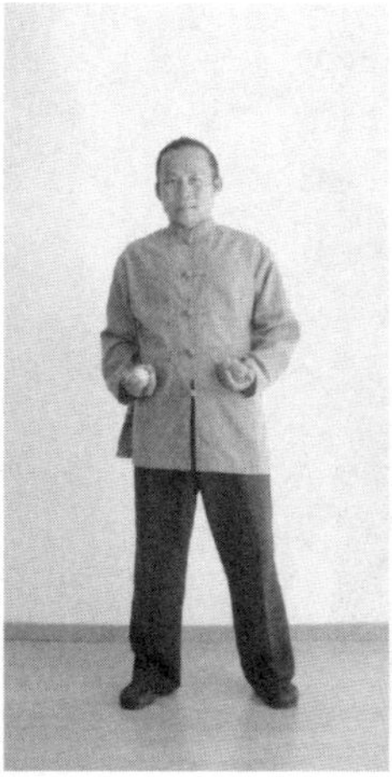
468

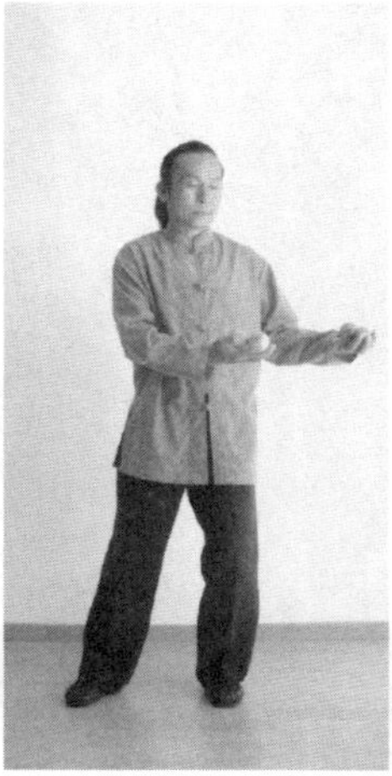
469

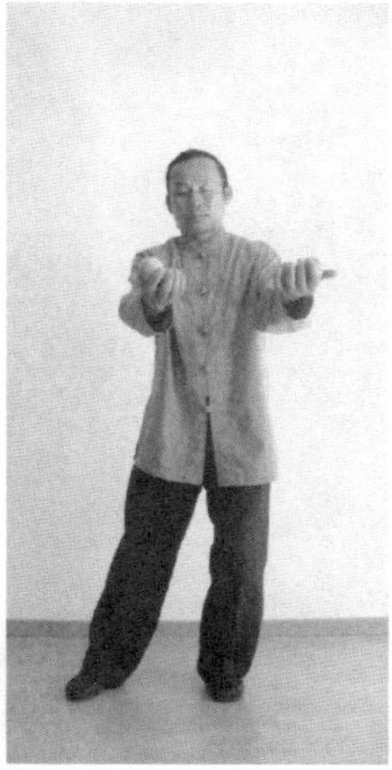
470

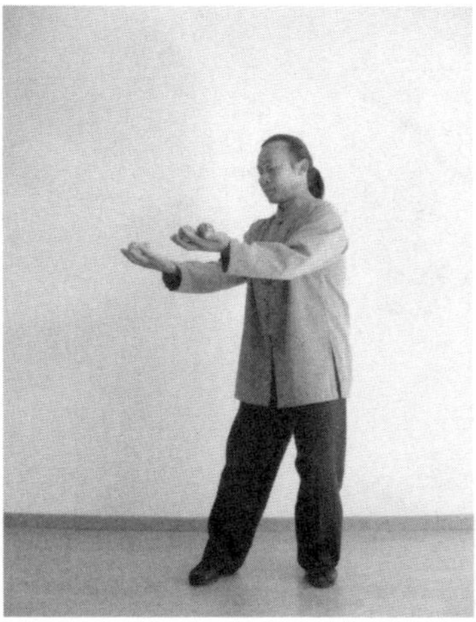
471

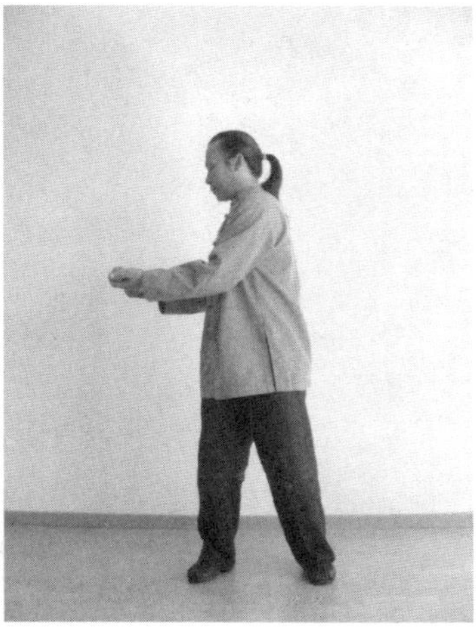
472

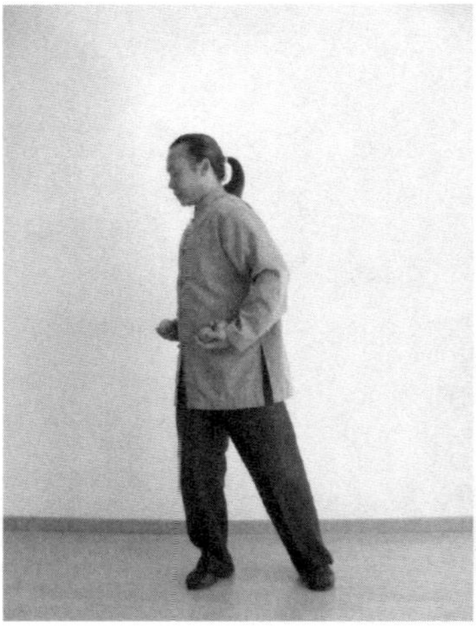
473

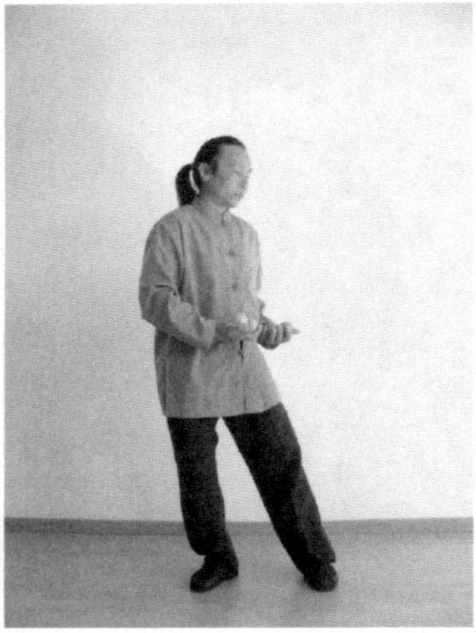
474

Anhang

Literatur

Bölts, Johann (1994): *Qigong-Heilung mit Energie. Eine alte chinesische Gesundheitsmethode.* Herder Verlag, Freiburg im Breisgau 1994

Breslow, Arieh Lev: »Der fokussierte Geist hilft dem Körper«; in: *Taijiquan & Qigong Journal.* a & o medianetwork, Hamburg, Mai/Juni 2006

Colegrave, Sukie: *Yin und Yang.* Fischer Taschenbuch Verlag, Frankfurt am Main 1991

Cheng Man-Ch'ing: *Ausgewählte Schriften zu T'ai Chi Ch'uan.* Sphinx Verlag, Basel 1988

Liu, Hong: *Qi-Gong-Wunder.* Knaur Verlag, München 2000

Nyanaponika: *Geistestraining durch Achtsamkeit.* Christiani Verlage, Konstanz 1993

Vongvilay, Lao/Bottini, Oliver: *Die Kraft des Tigers. Qi Gong für jeden Tag.* O. W. Barth Verlag, Frankfurt am Main 2005

Vongvilay, Lao/Bottini, Oliver: *Das Taiji der Fünf Tiere. Meditation in Bewegung.* O. W. Barth Verlag, Frankfurt am Main 2006

Anmerkungen

1 Nach »Fit wie in der Steinzeit«, in: *Der Spiegel*, 5/2006, S. 134 ff.
2 Ebd.
3 Ebd., S. 136
4 Ebd.
5 Junqiu: *Frühling und Herbst des Lü Bu We*; in: *Chinesische Philosophie: Asiatische Philosophie – Indien und China*, S. 23.479 (CD-ROM)
6 Liu, Hong: *Qi-Gong-Wunder.* Knaur Verlag, München 2000, S. 301
7 Nach Liu, Qingshan: *Qi Gong. Der chinesische Weg für ein gesundes, langes Leben.* Irisiana im Heinrich Hugendubel Verlag, München 1992, S. 22 f.
8 Dong Zhongshu, zitiert nach Colegrave, Sukie: *Yin und Yang.* Fischer Taschenbuch Verlag, Frankfurt am Main 1991, S. 175
9 Zitiert nach Colegrave, Sukie: *Yin und Yang.* Fischer Taschenbuch Verlag, Frankfurt am Main 1991, S. 156
10 Junqiu: *Frühling und Herbst des Lü Bu We*; in: *Chinesische Philosophie: Asiatische Philosophie – Indien und China*, S. 24.133 (CD-ROM)
11 Cohen, Kenneth: *Qigong. Grundlagen, Methoden, Anwendung.* Krüger Verlag, Frankfurt am Main 1998, S. 49
12 Schwarz, Aljoscha A./Schweppe, Ronald P.: *Qi Gong easy.* Humboldt-Taschenbuchverlag Jacobi KG, München 1994, S. 12
13 Nach Vongvilay, Lao/Bottini, Oliver: *Die Kraft des Tigers.* O. W. Barth Verlag, Frankfurt am Main 2005
14 Spruch 78. Lao-tse: *Tao-Te-King. Das Heilige Buch vom Leben und von der Tugend.* Reclam Verlag, Stuttgart 2005, S. 107
15 Nach Moegling, Klaus: *Die chinesische Bewegungsmeditation Tai Chi Chuan. Ein Lehrbuch für Anfänger und Fortgeschrittene.* Wilhelm Goldmann Verlag, München 1988, S. 17

16 Die Studie wurde von der Emory University durchgeführt. Nach Breslow, Arieh Lev: »Der fokussierte Geist hilft dem Körper«; in: *Taijiquan & Qigong Journal*. a & o medianetwork, Hamburg, Mai/Juni 2006, S. 28

17 Aus dem *Daodejing*. Zitiert nach Breslow, Arieh Lev: »Der fokussierte Geist hilft dem Körper«; in: *Taijiquan & Qigong Journal*. a & o medianetwork, Hamburg, Mai/Juni 2006, S. 30

18 Zitiert nach Cheng Man-Ch'ing: *Ausgewählte Schriften zu T'ai Chi Ch'uan*. Sphinx Verlag, Basel 1988, S. 227

19 Zitiert nach Nyanaponika: *Geistestraining durch Achtsamkeit*. Christiani Verlage, Konstanz 1993, S. 131

20 Cheng Man-Ch'ing: *Ausgewählte Schriften zu T'ai Chi Ch'uan*. Sphinx Verlag, Basel 1988, S. 239

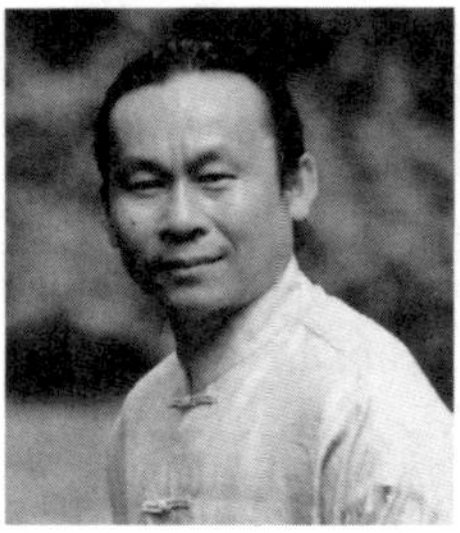

Lao Vongvilay, geboren in Thailand, kam, der Familientradition entsprechend, mit 8 Jahren in ein buddhistisches Waldkloster im Norden Thailands, wo er u.a. in Medizin, Kung Fu, Taijiquan und Qi Gong unterrichtet wurde. Nach 13 Jahren verließ er das Kloster und vertiefte seine Kampf- und Heilkunstkenntnisse bei verschiedenen Lehrern. Seit 1992 unterrichtet er in München Qi Gong, Taiji, Kung Fu, Muay Thai Boran (Thai-Boxen) und Nuad-Sen (Thai-Massage). 2005 erschien im O. W. Barth Verlag *Die Kraft des Tigers*, 2006 *Das Taiji der Fünf Tiere* (beide mit Oliver Bottini).

Kampfkunstschule Ajahn Lao
Claude-Lorrain-Str. 27
81543 München
Tel. 089/62 43 95 64
www.tiger-kungfu.de

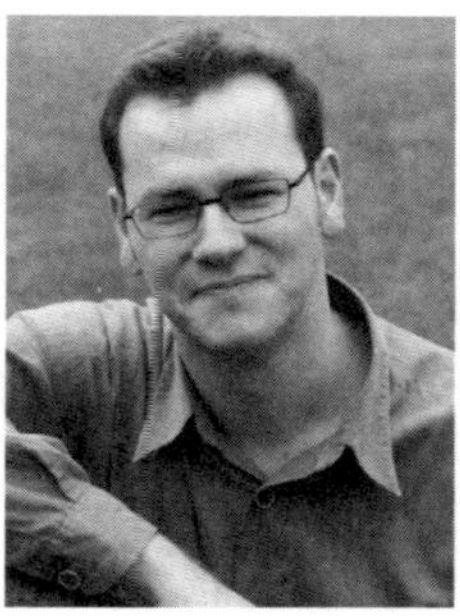

Oliver Bottini, geboren 1965 in Nürnberg, Studium der Literaturwissenschaft und Psychologie, nimmt seit 1993 bei Lao Vongvilay Unterricht und widmet sich seit vielen Jahren dem Studium des Buddhismus und der östlichen Bewegungslehren. Er lebt als Buchautor und Redakteur in München. Bisherige Buchveröffentlichungen: *Das große O. W. Barth-Buch des Zen* (2002), *Das große O. W. Barth-Buch des Buddhismus* (2004), *Das große O. W. Barth-Buch der Meditation* (2006); *Die Kraft des Tigers* (2005), *Das Taiji der Fünf Tiere* (2006, beide mit Lao Vongvilay) sowie die Kriminalromane *Mord im Zeichen des Zen* (2004) und *Im Sommer der Mörder* (2006).

www.bottini.de

Die Übungen kompakt

Aufwärmen von Kopf bis Fuß

Den Kopf drehen, die Schulter kreisen

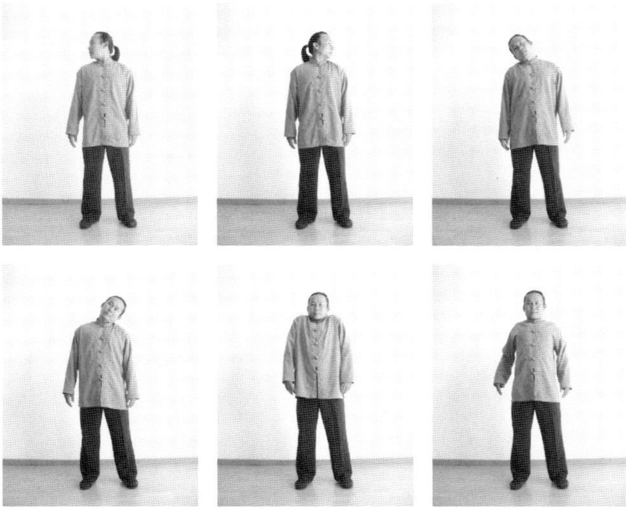

Die Hüfte kreisen und nach innen und außen dehnen

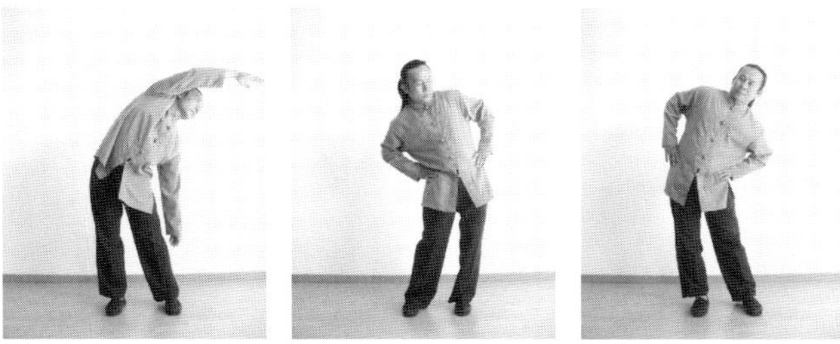

Die Knie massieren

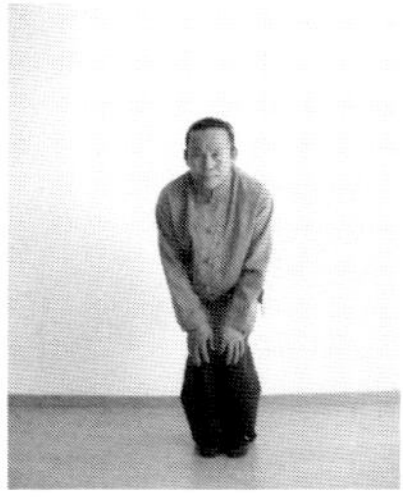
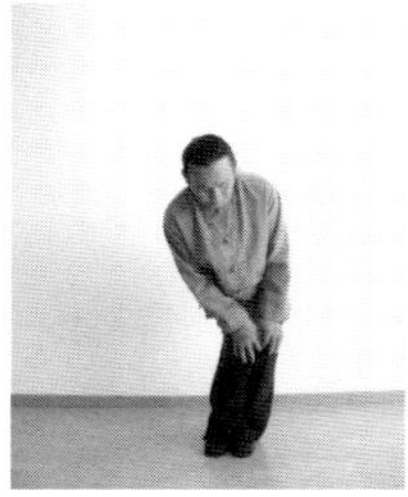

Die Knöchel lockern und den Fuß kreisen

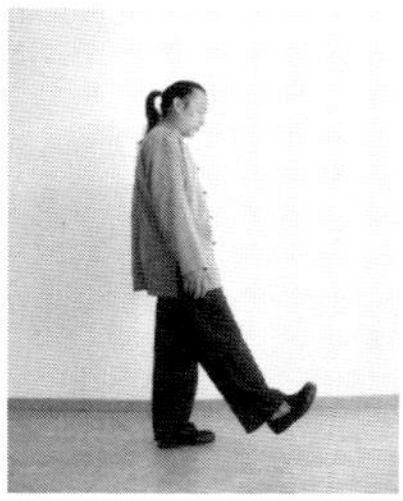
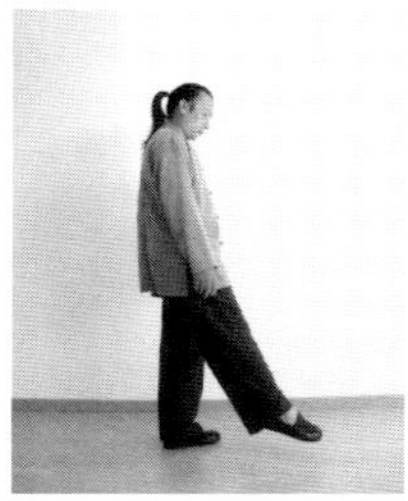

Die Beine dehnen

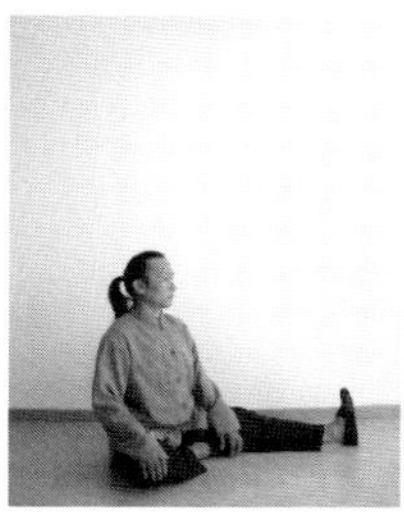
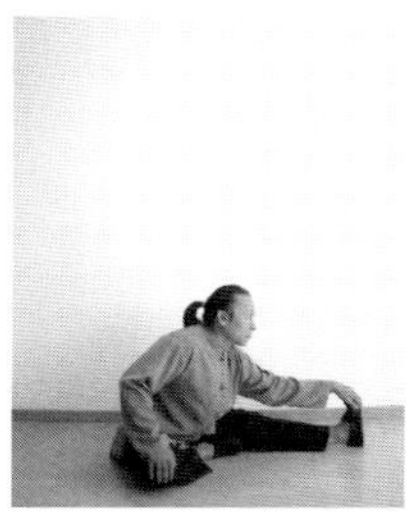

Die Hüfte lockern

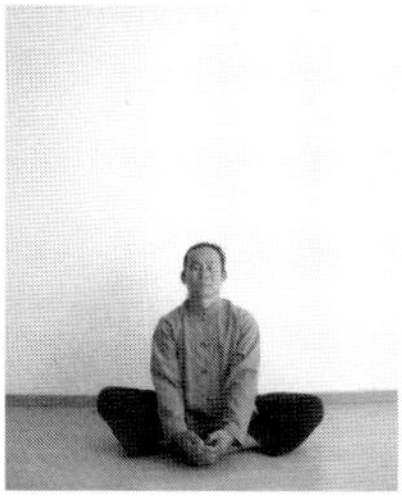
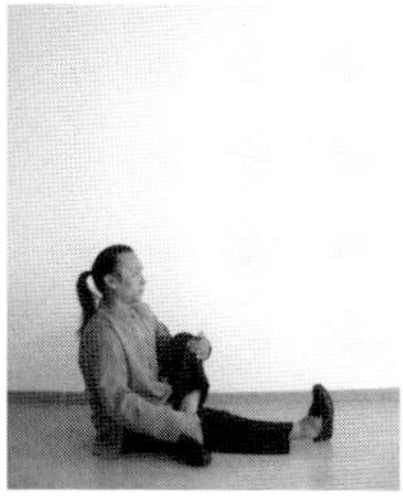

Die Wirbelsäule bewegen

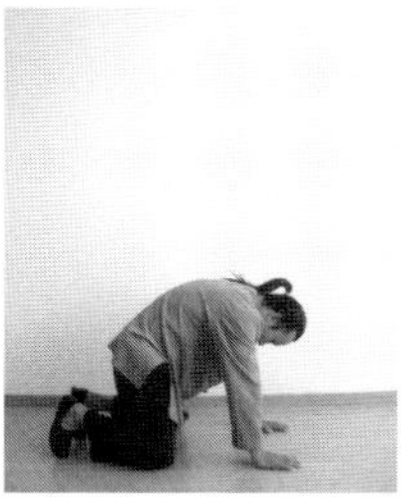
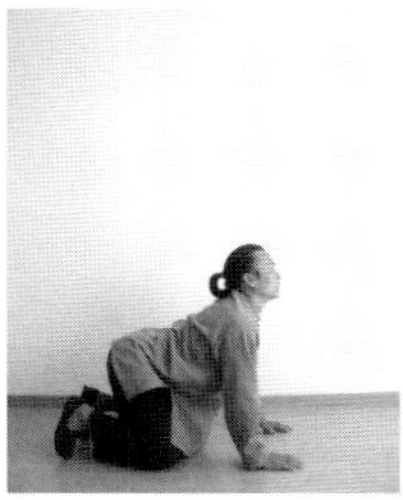

Zum Dehnen: Die Hundestellung

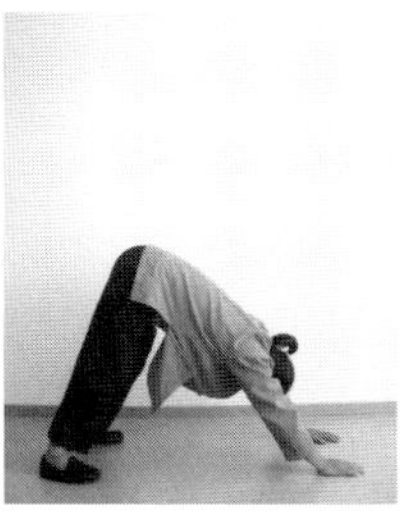
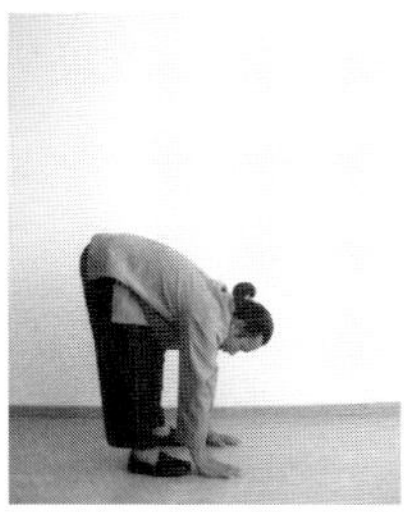

Den Brustkorb dehnen

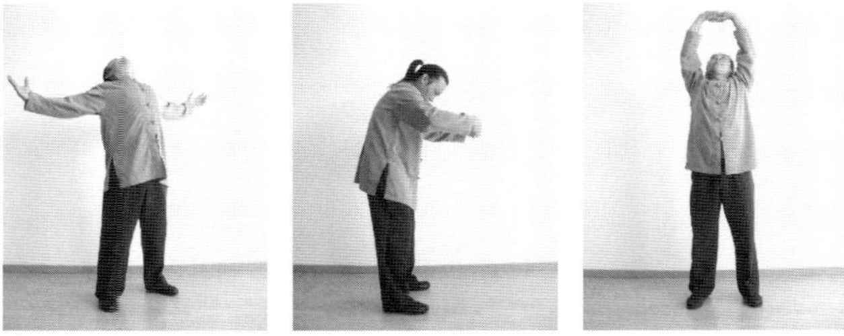

Übungen für Entspannung und Gelassenheit

Der weiße Kranich: 3 Übungen in einer

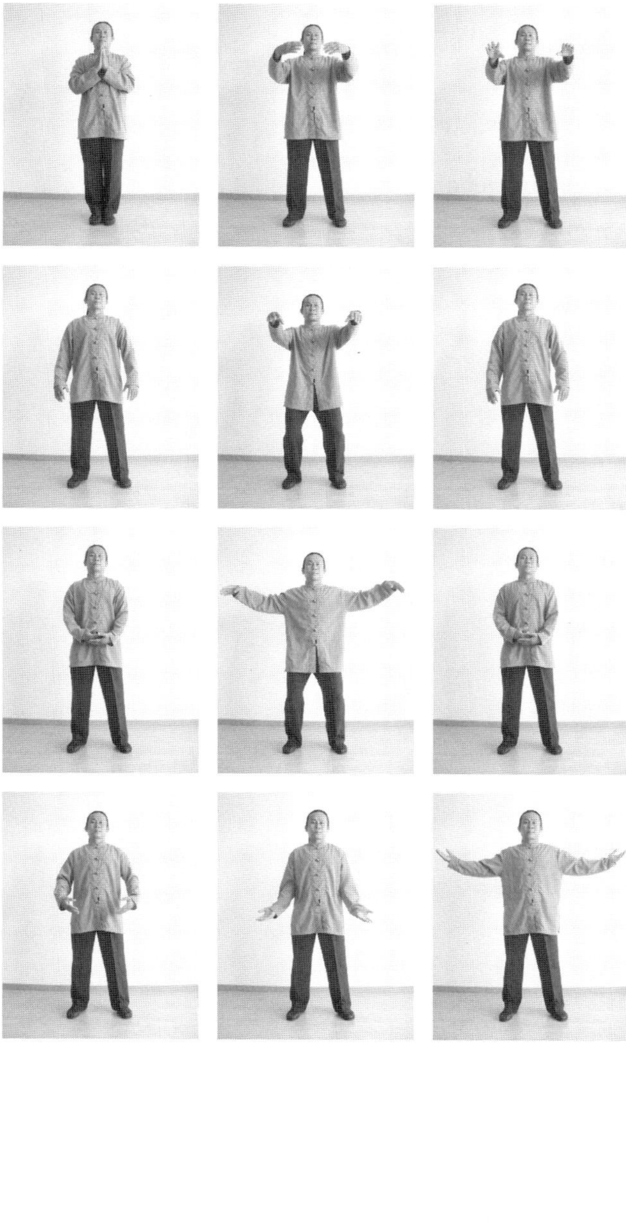

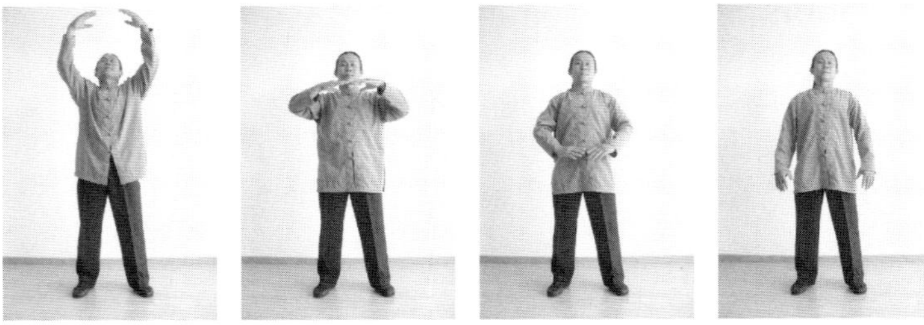

Meditation im Stehen

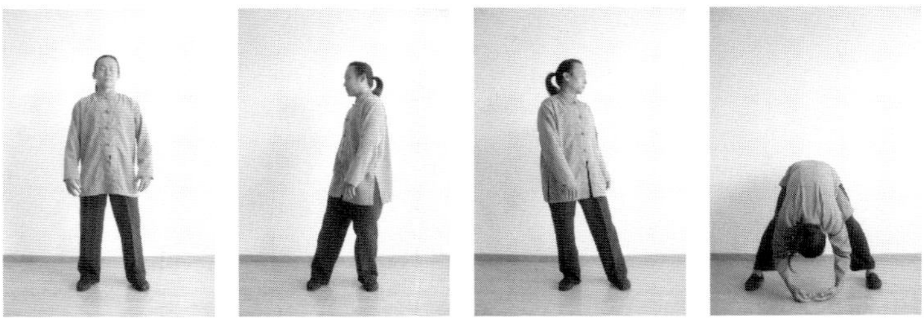

Meditation im Gehen

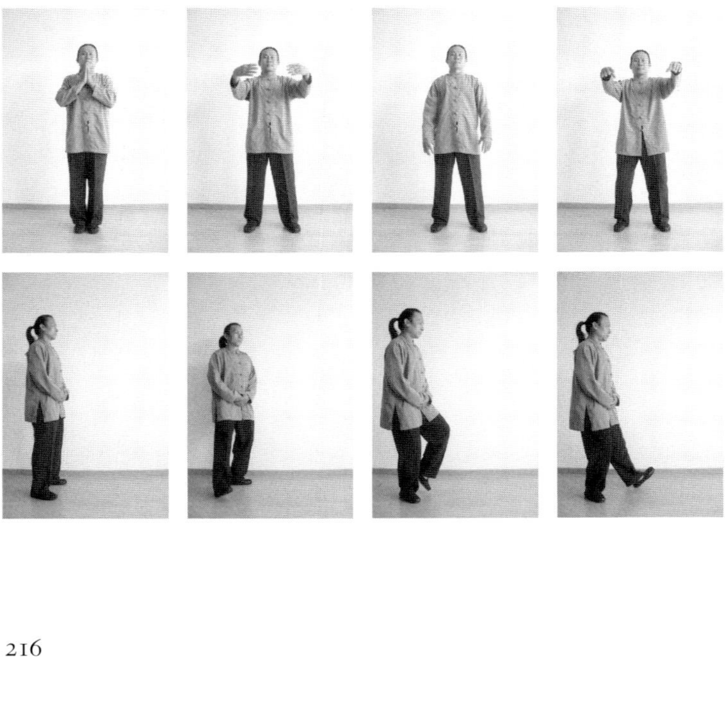

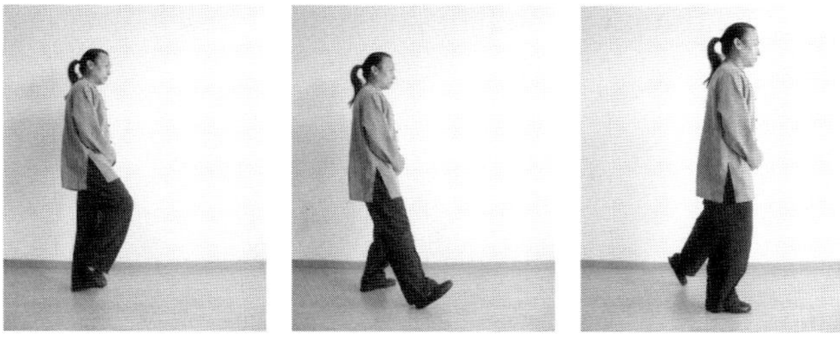

Meditation im Sitzen

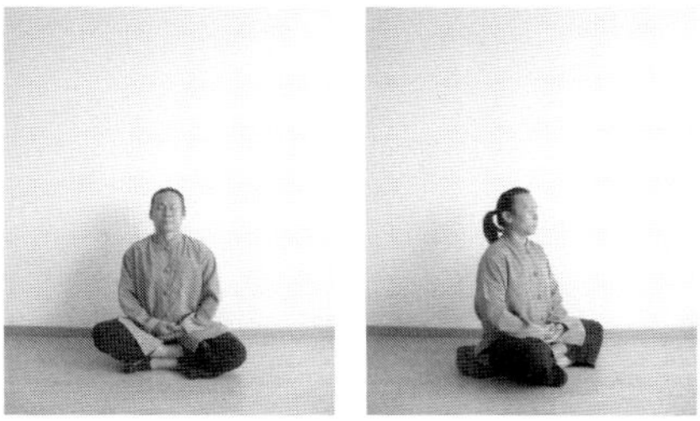

Der große Energiekreislauf

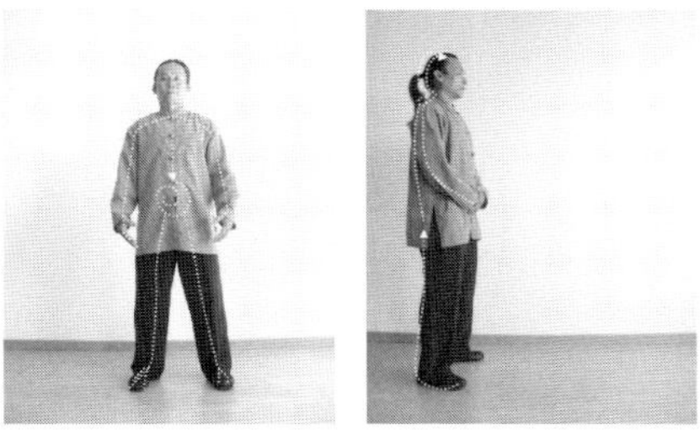

Weibliches und männliches Qi berühren sich

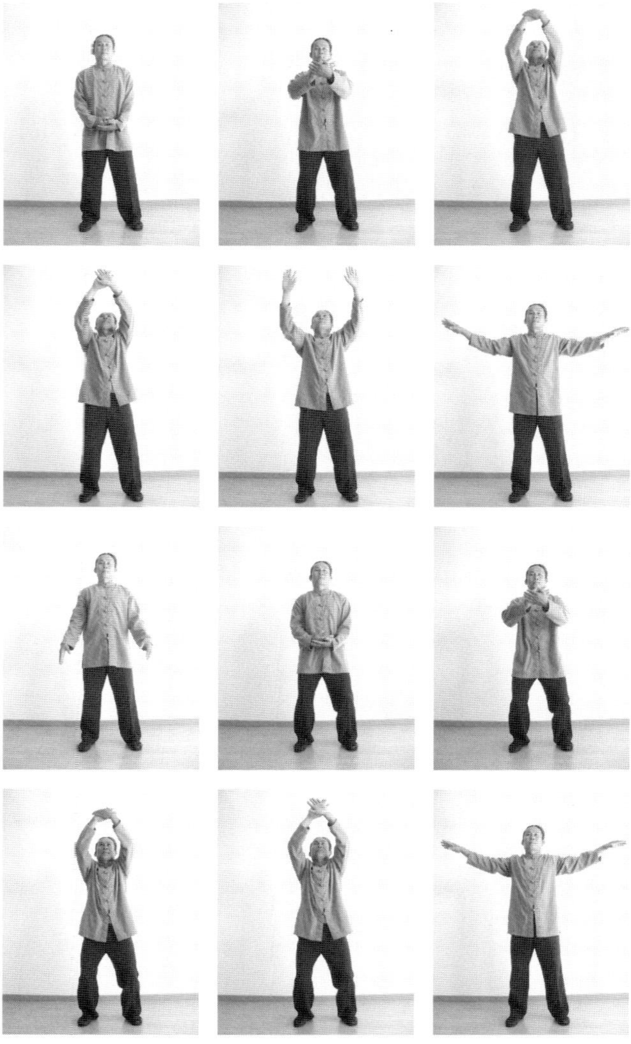

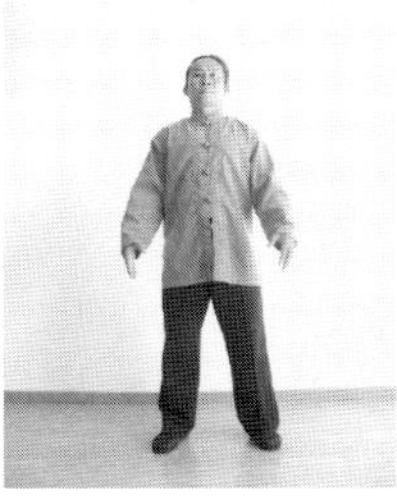
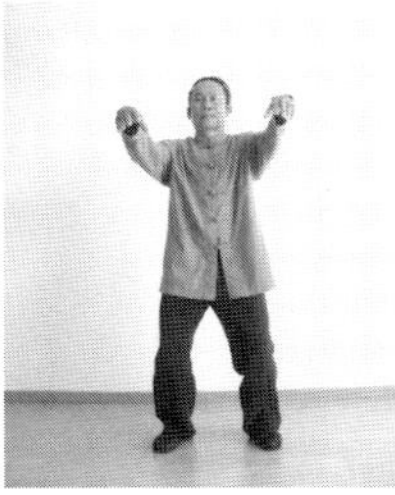
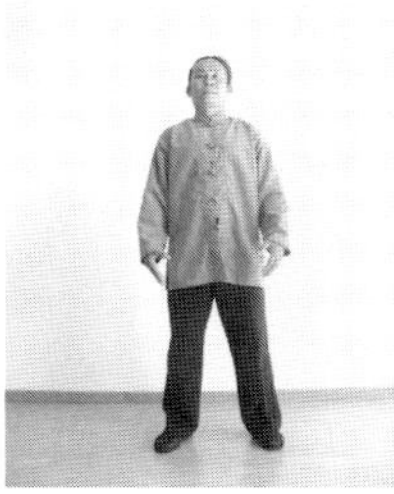
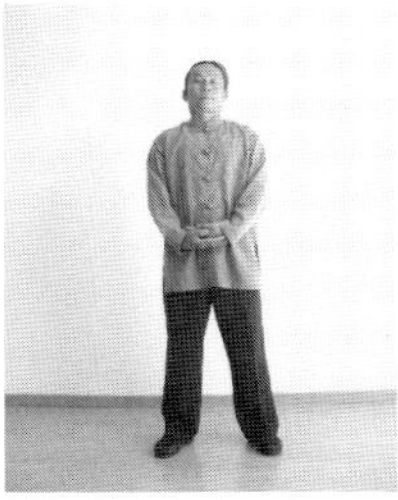
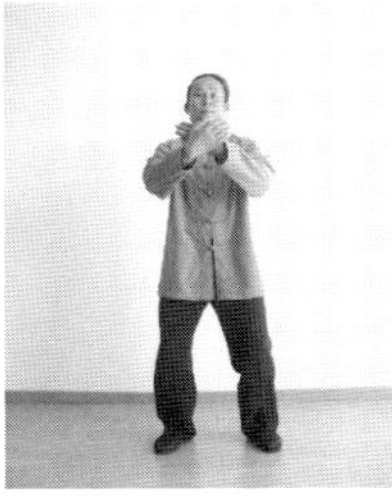
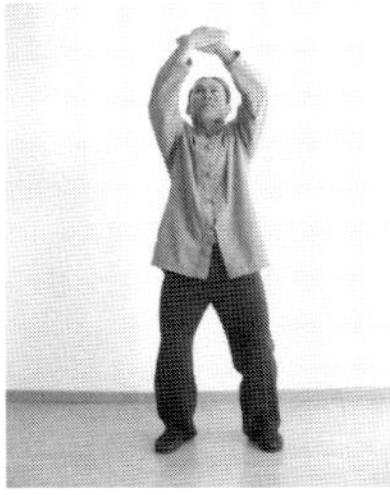
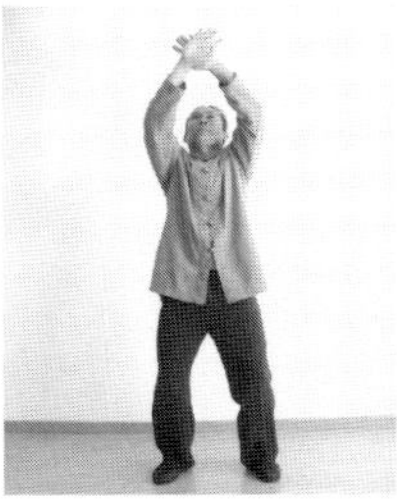
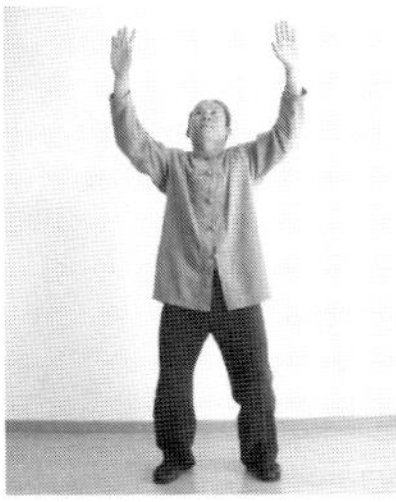
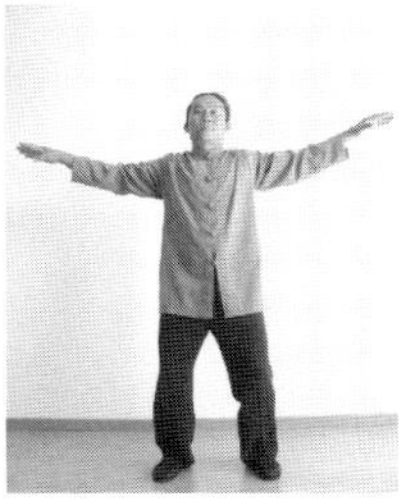
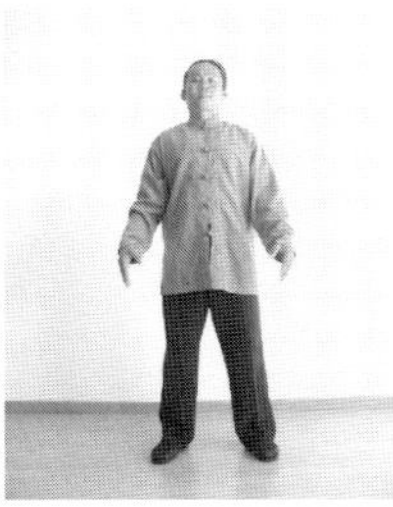
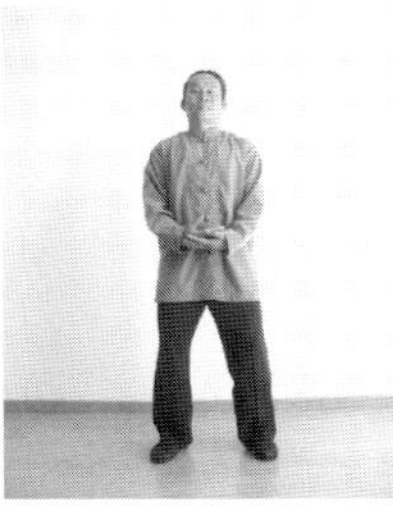

Übungen für die Beweglichkeit

Das Knie streifen

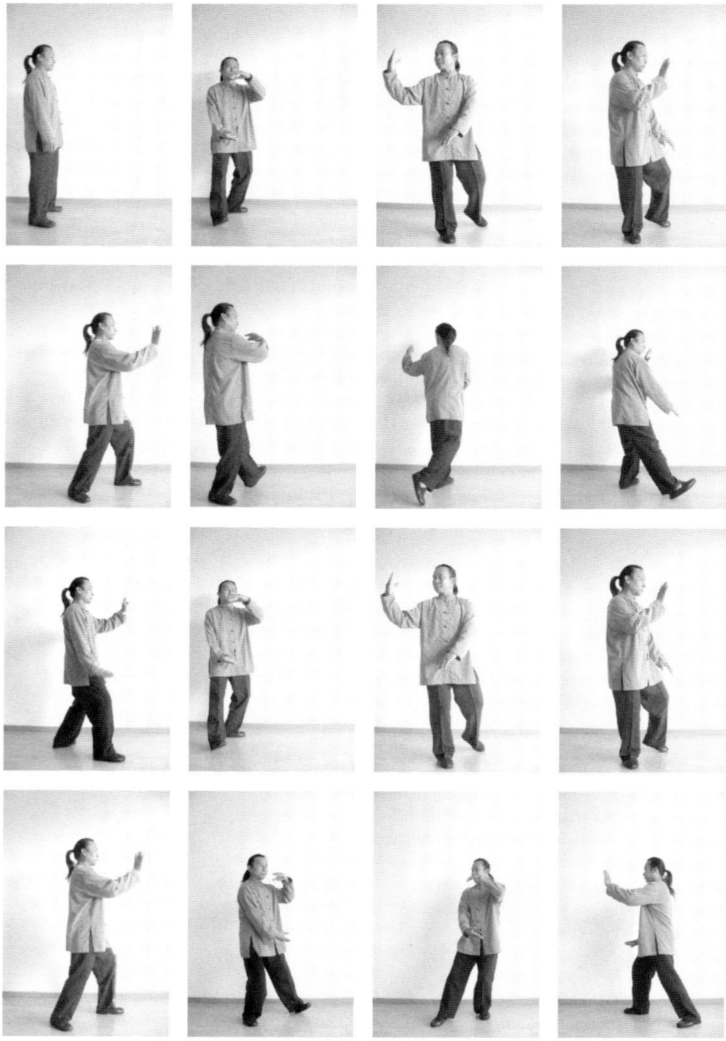

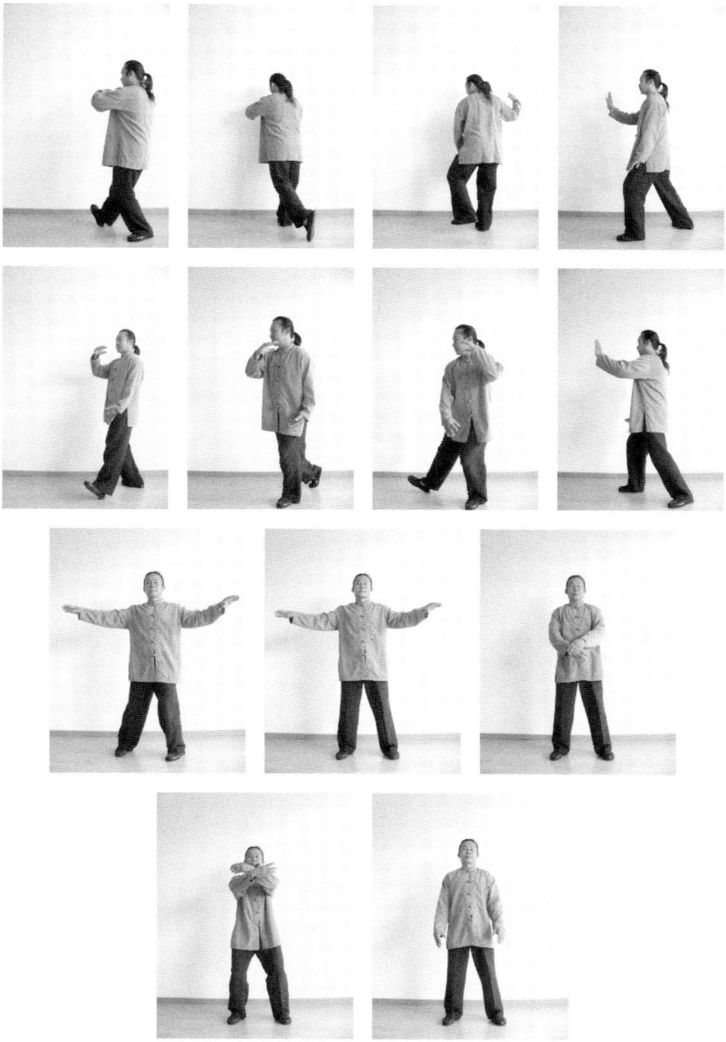

Das Qi rollen

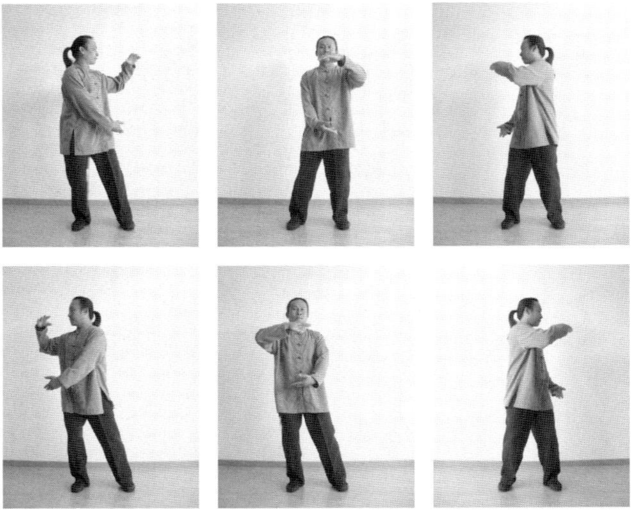

Der Regenbogen spannt sich über den Himmel

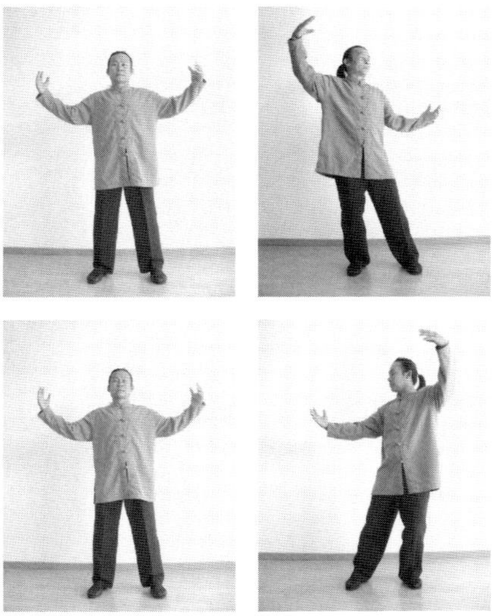

Der fliegende Drache

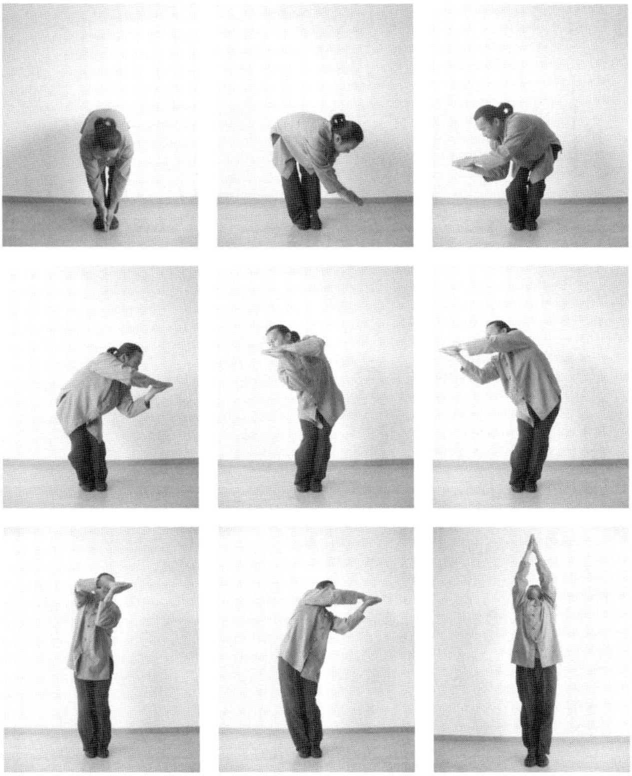

Der Tanzvogel schlägt ein Rad

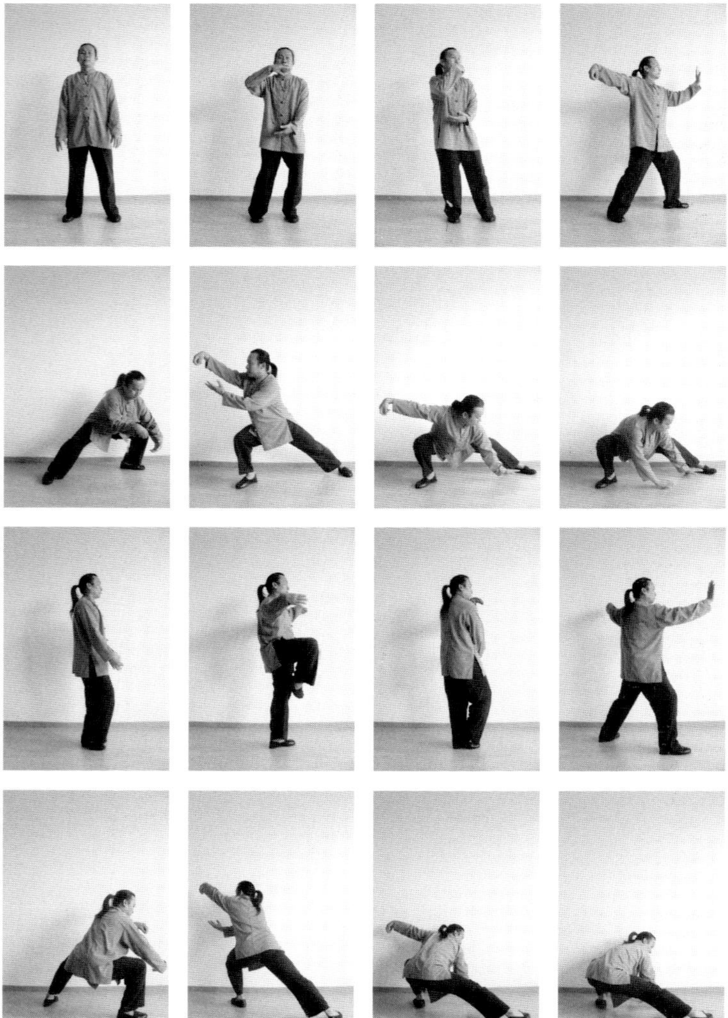

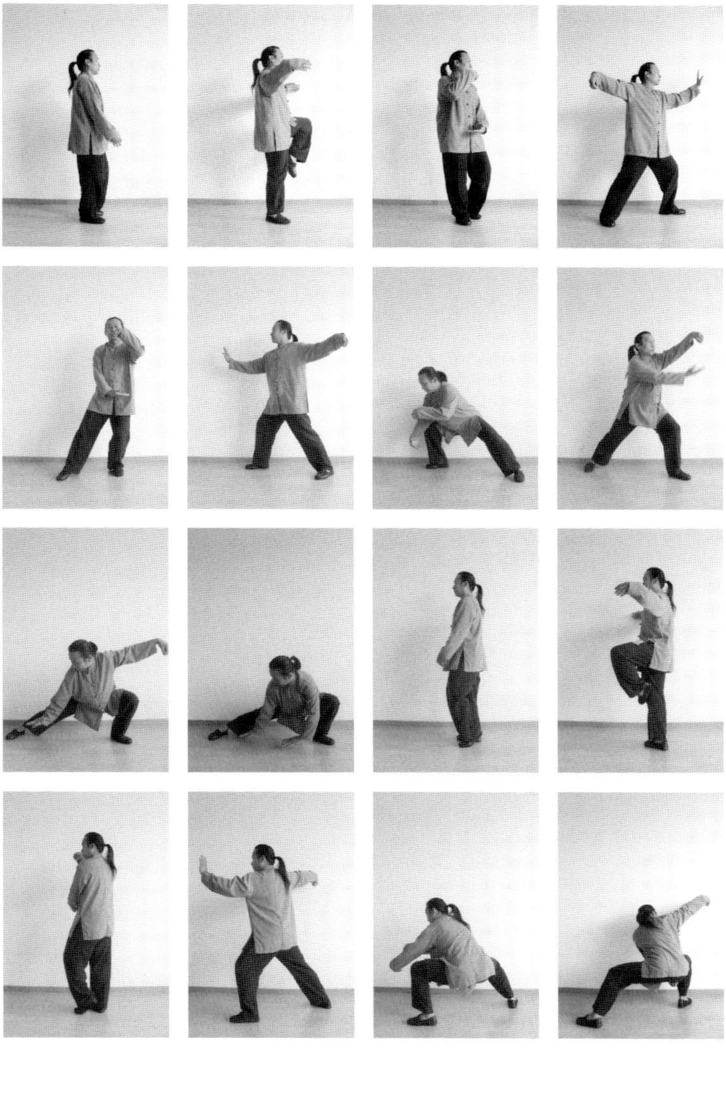

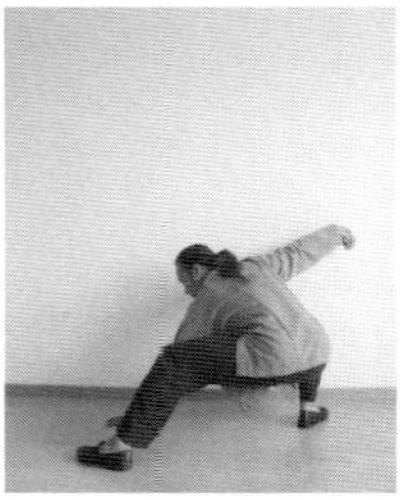
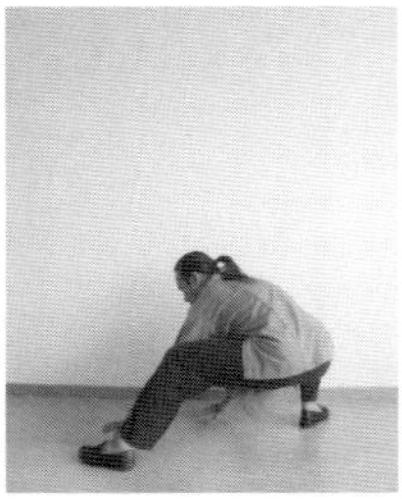
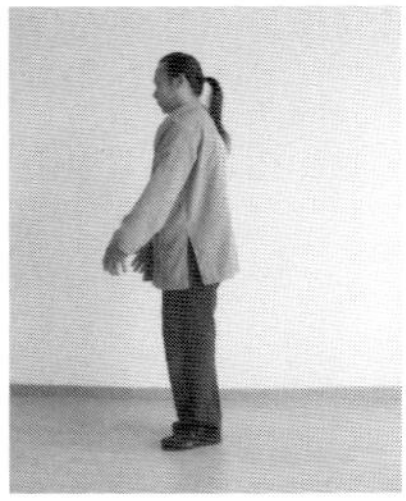
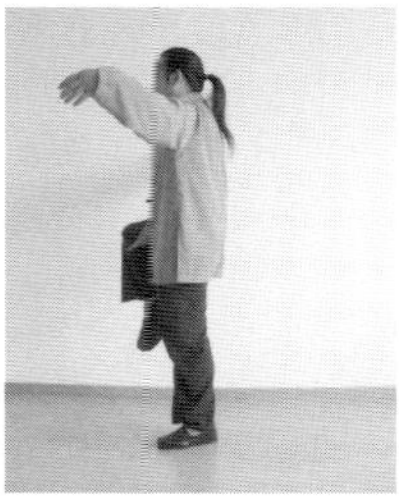
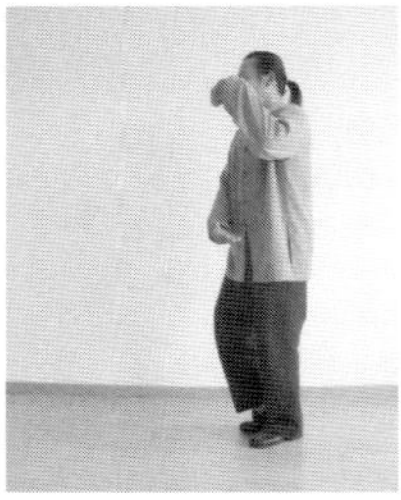
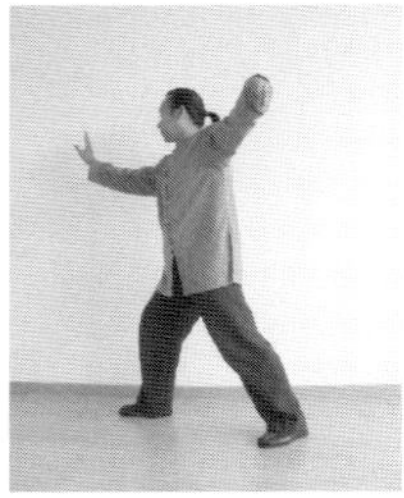
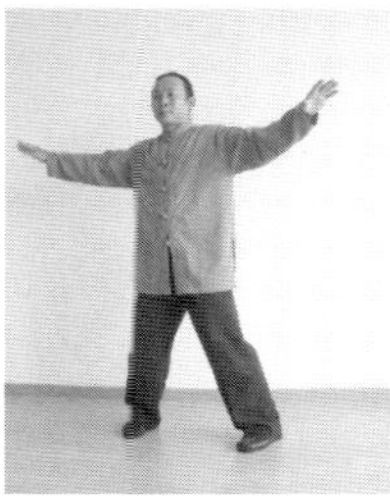
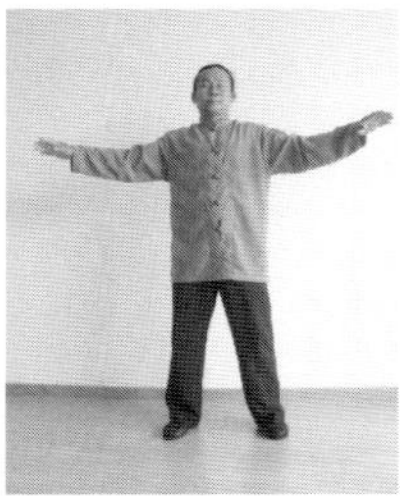
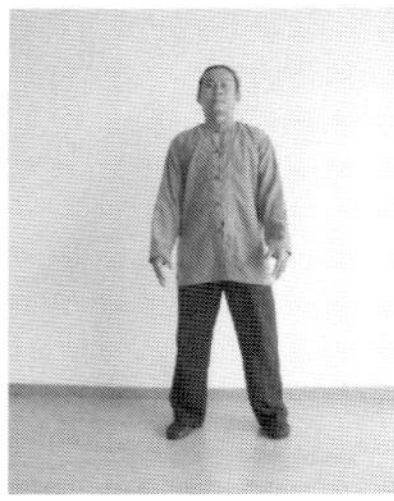

Übungen für Koordination und Gleichgewicht

Der Kranich steht auf einem Bein

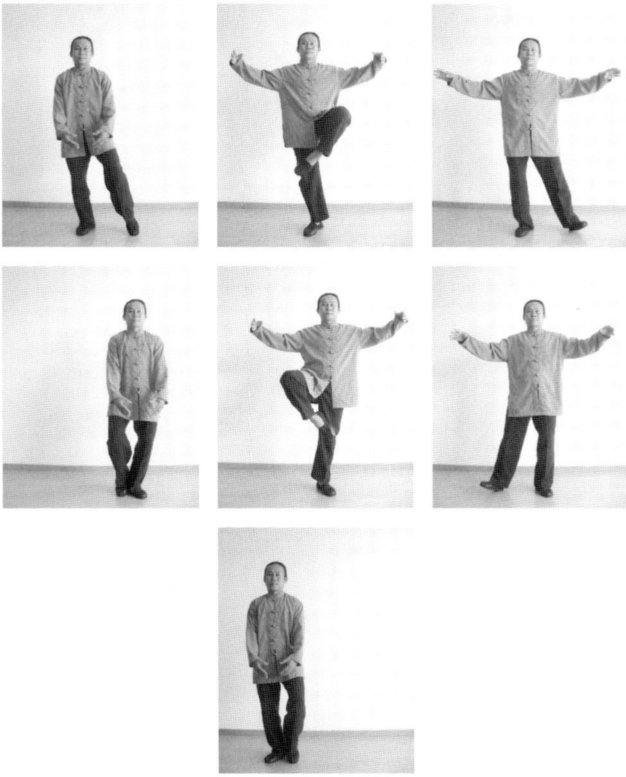

Der Tanz des Kranichs

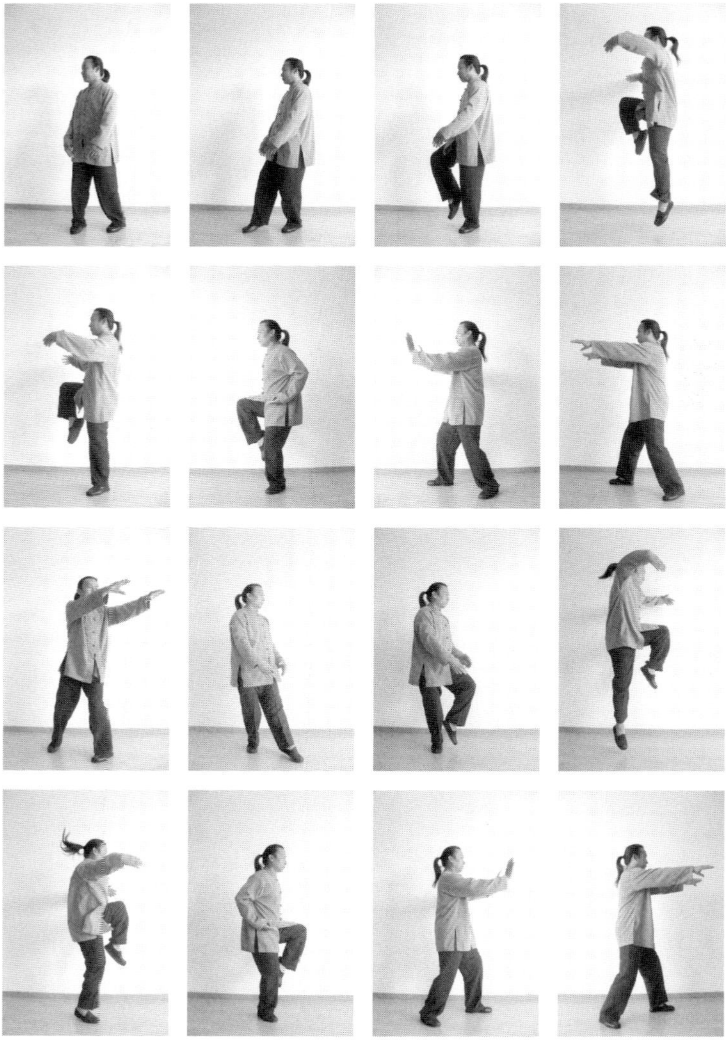

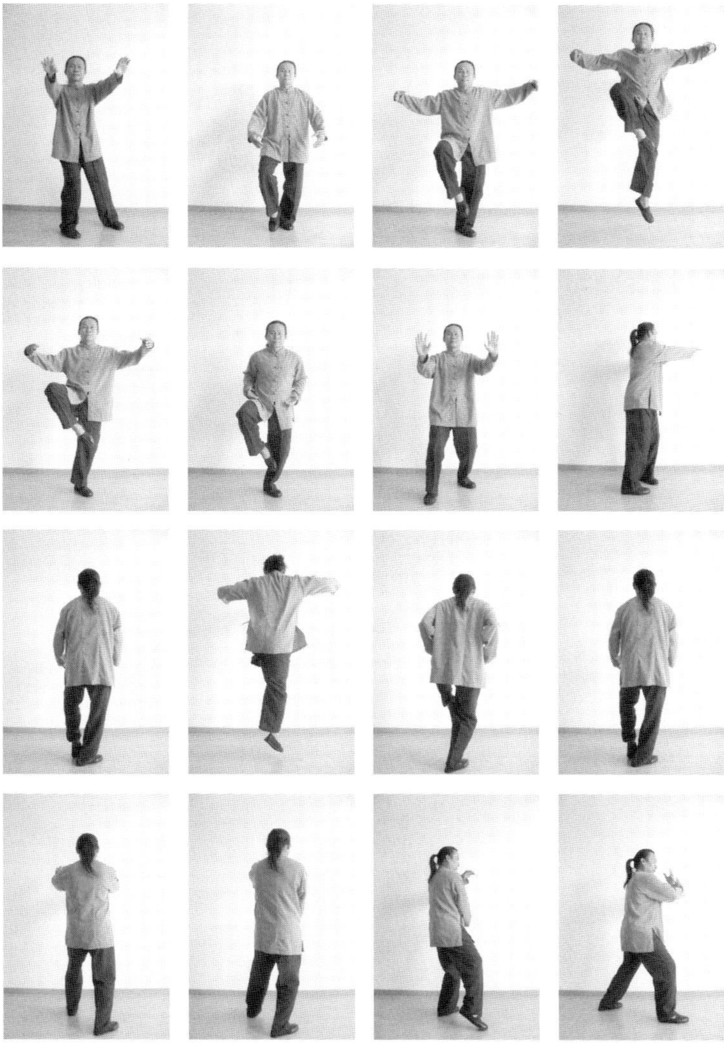

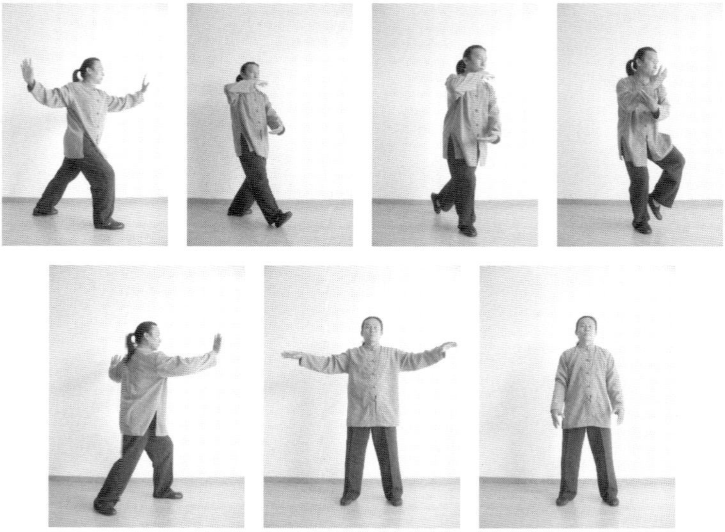

Der Bär stellt sich auf die Hinterbeine

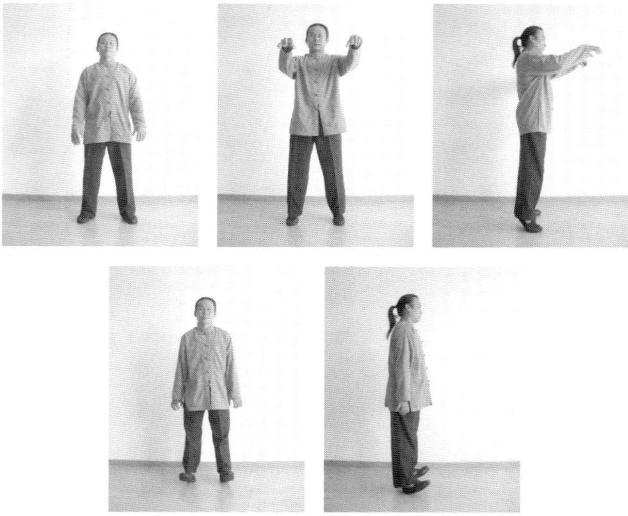

Die Schlange beißt zu

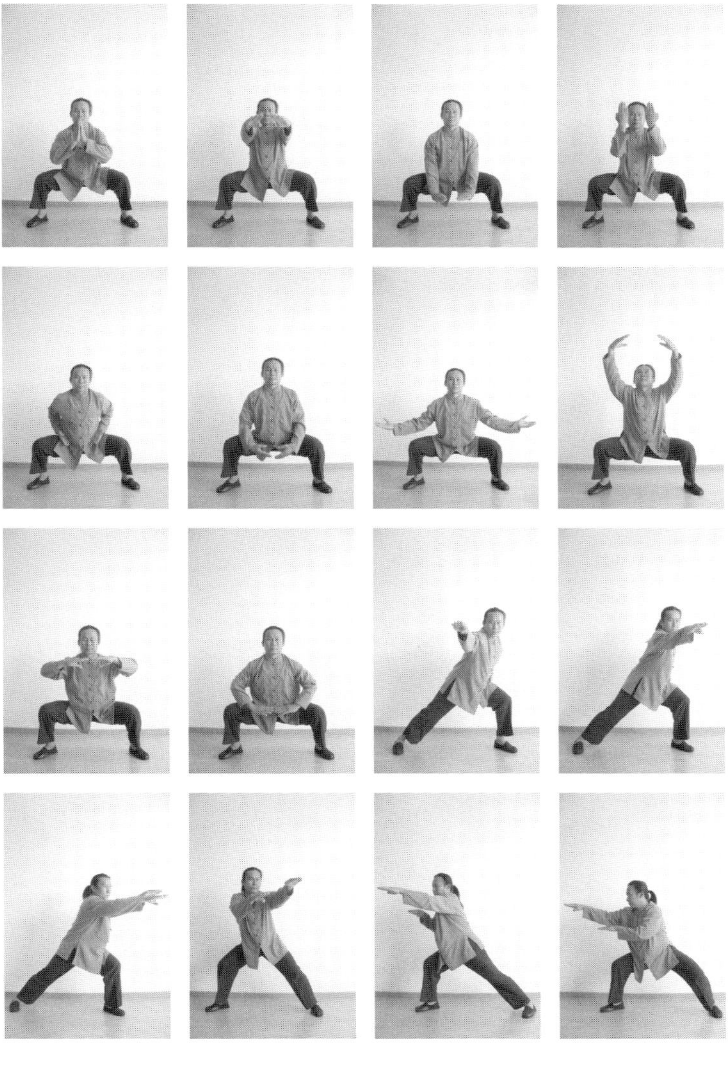

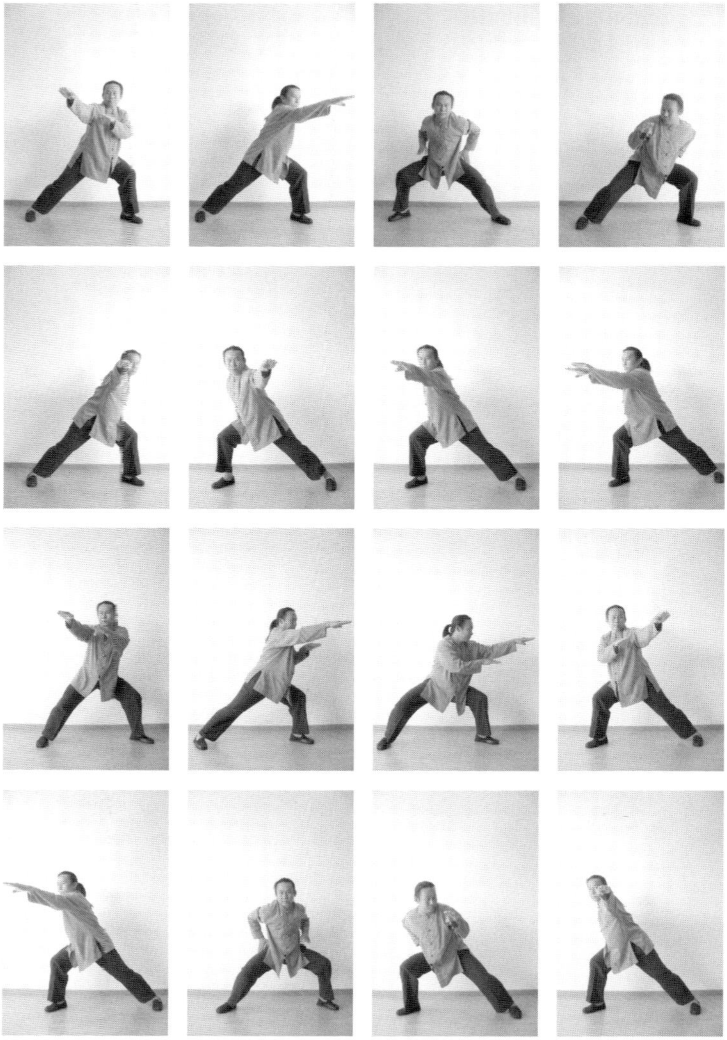

Die Welle bewegen

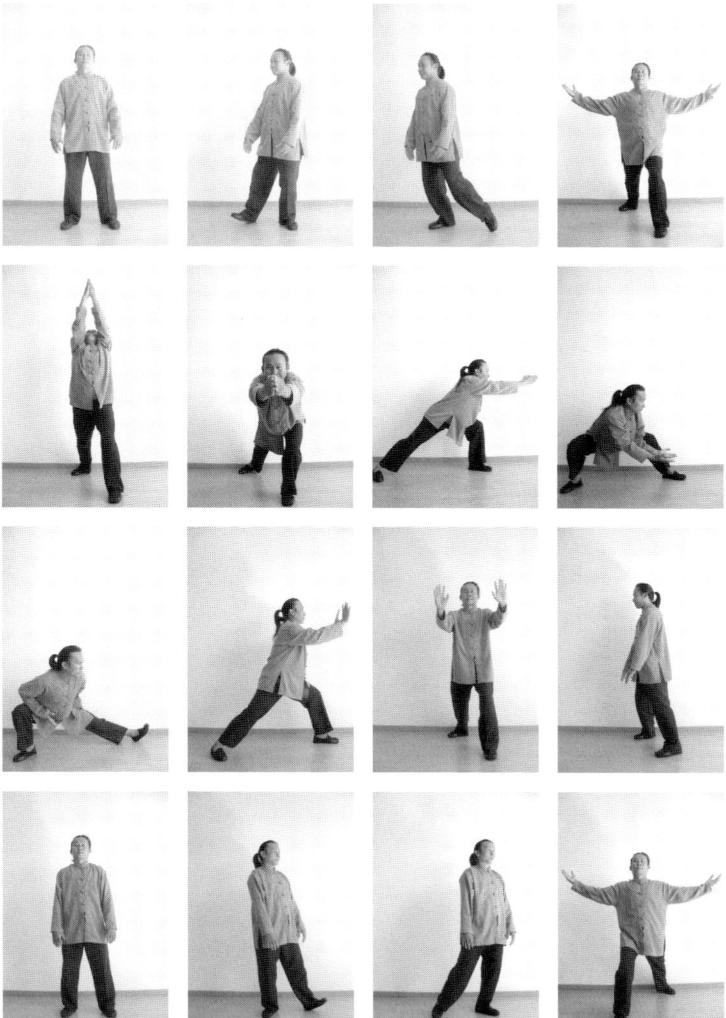

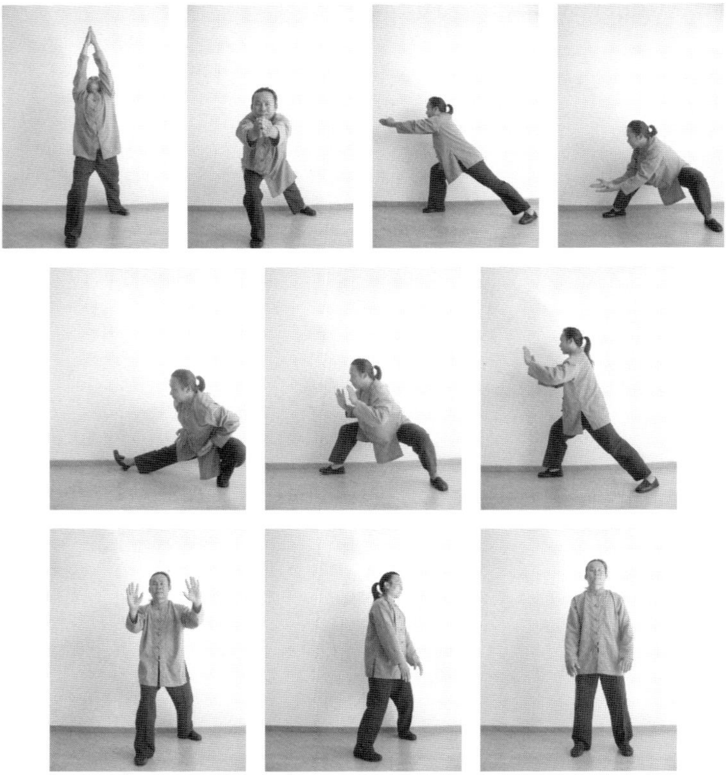

Übungen für mehr Kraft

Der Tiger schärft seine Krallen an einem Baum

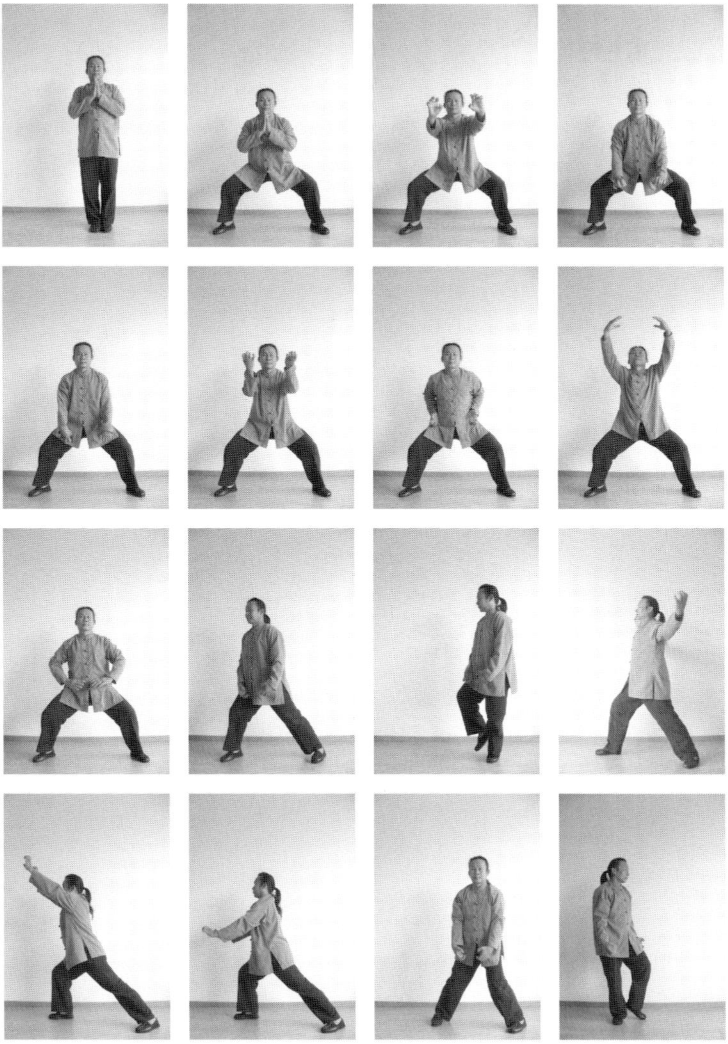

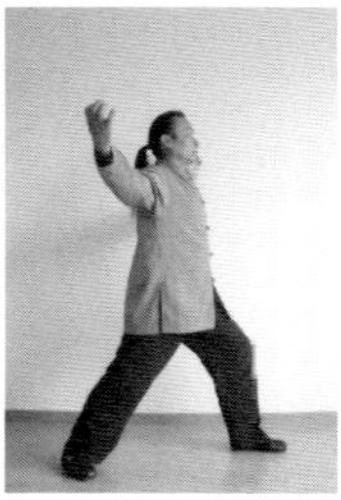
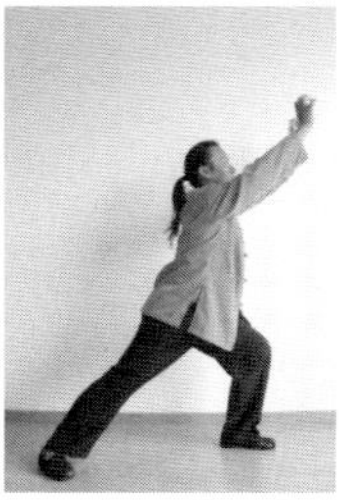
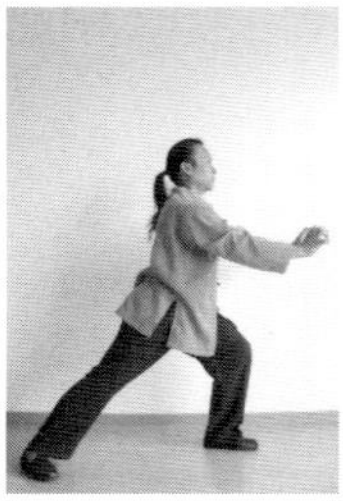
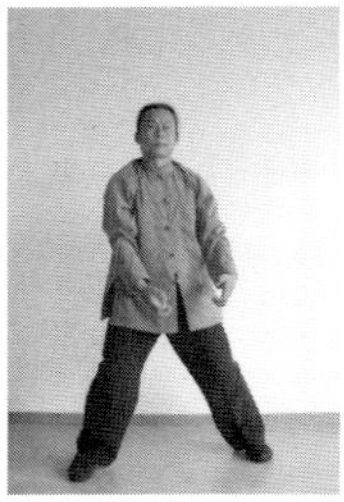
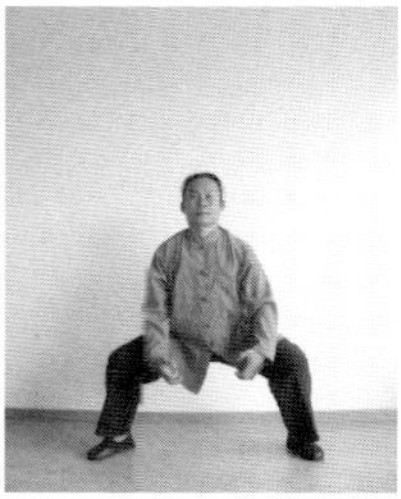
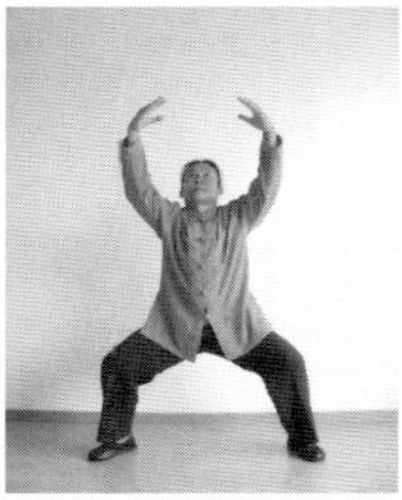
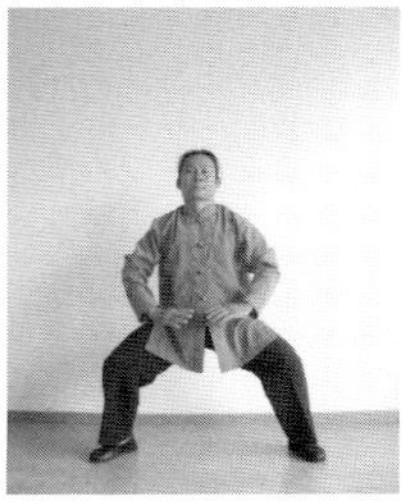

Die fliegende Heuschrecke

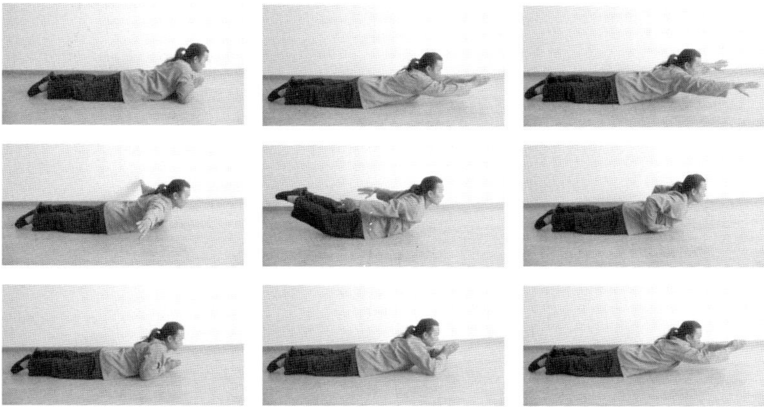

Der Tiger sammelt seine Kraft

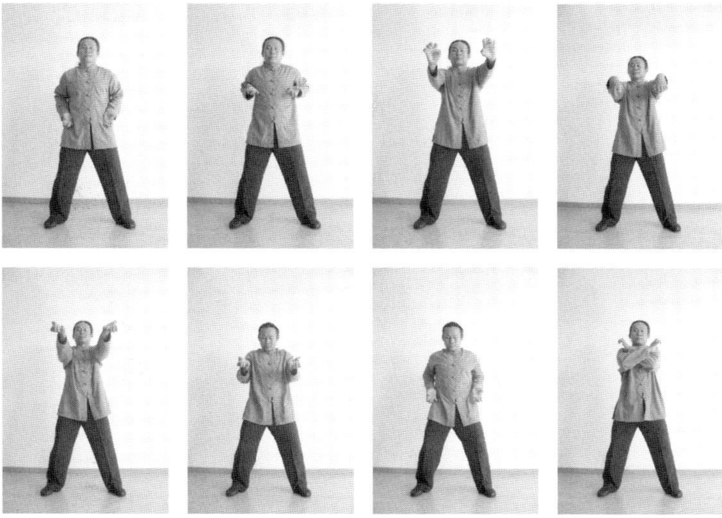

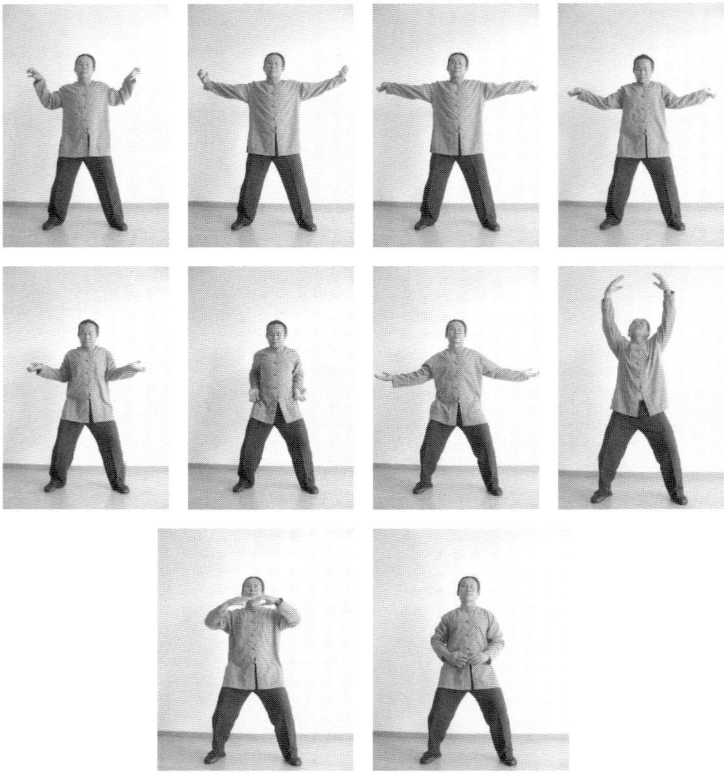

Das Qi schieben

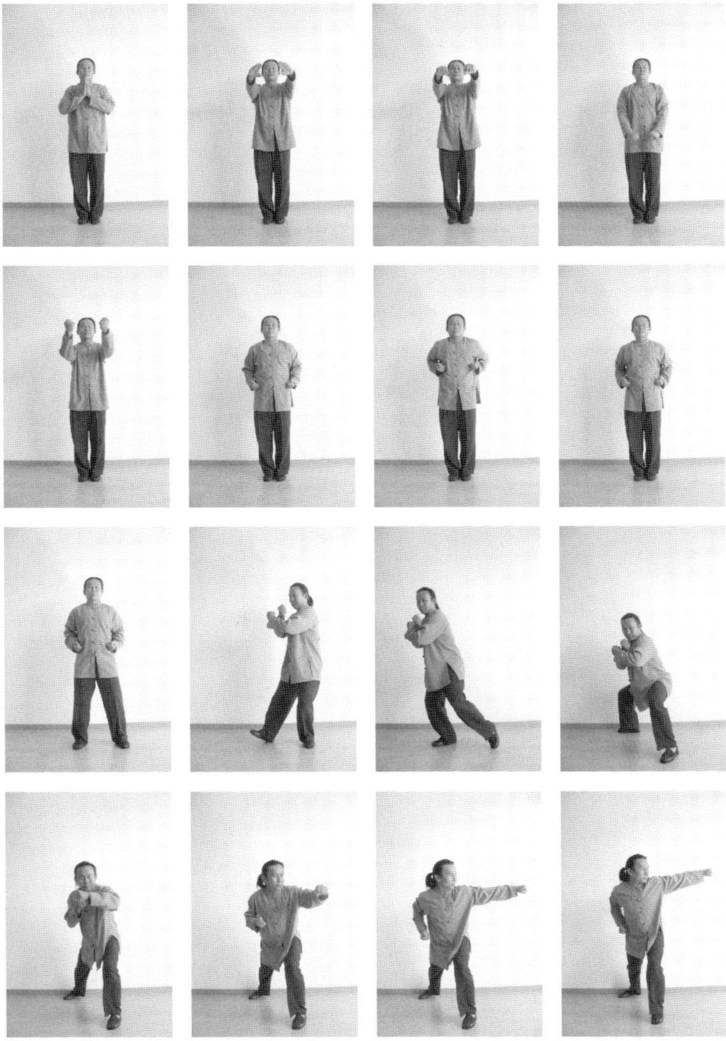

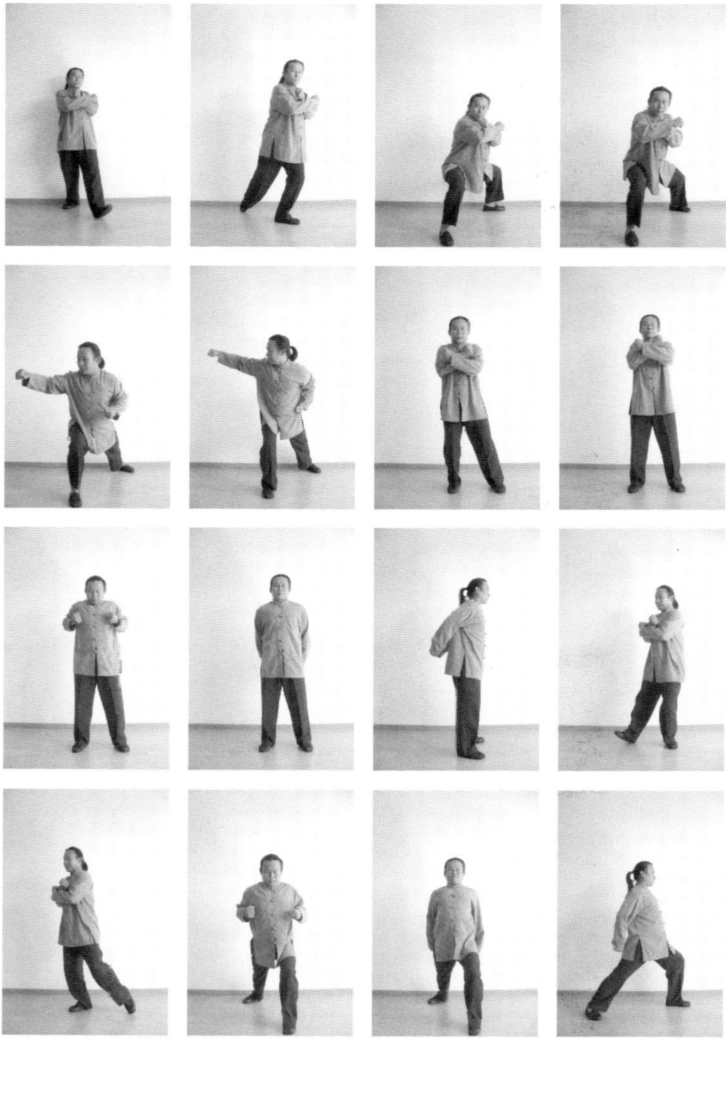

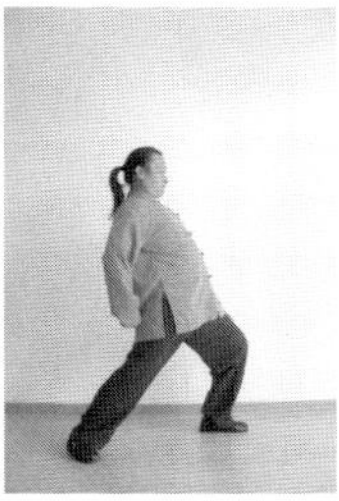
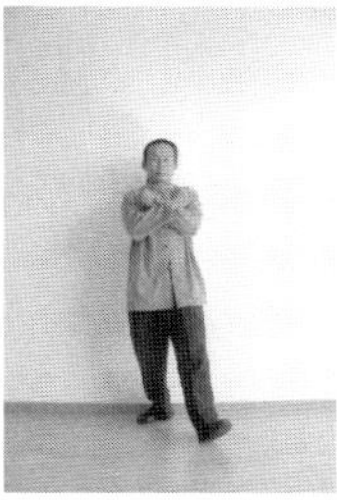
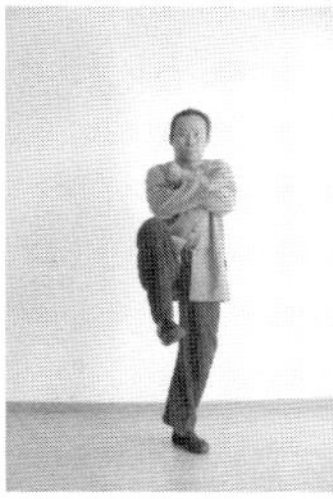
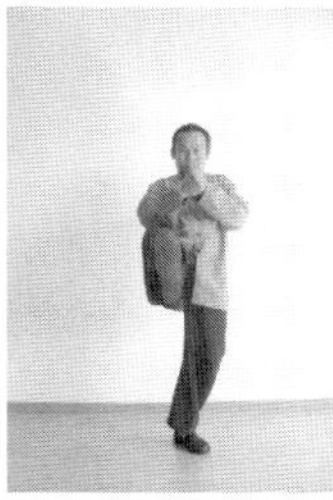
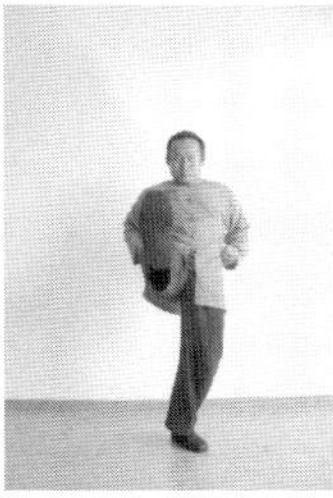
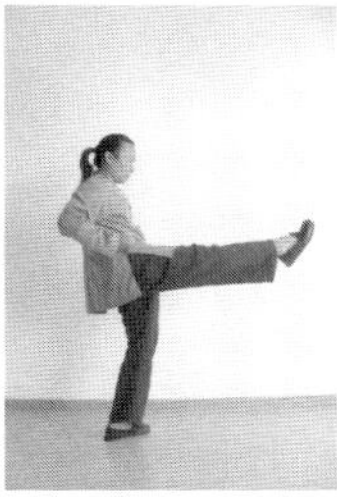
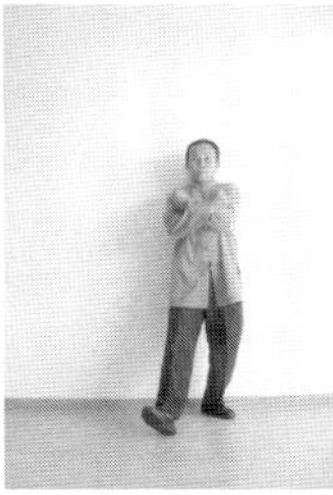
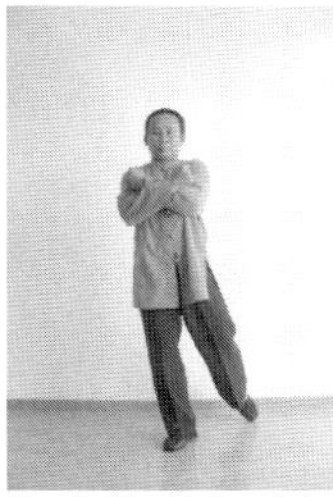
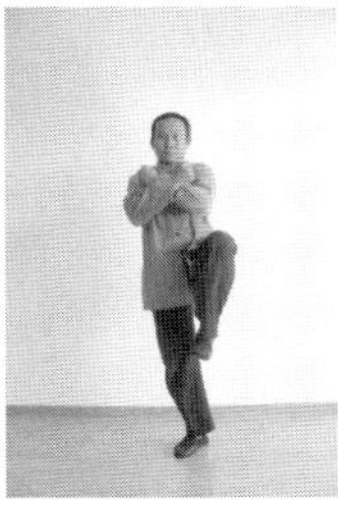
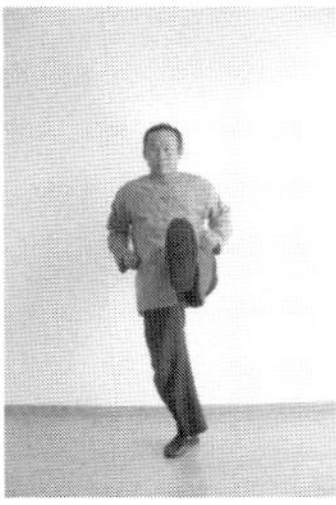
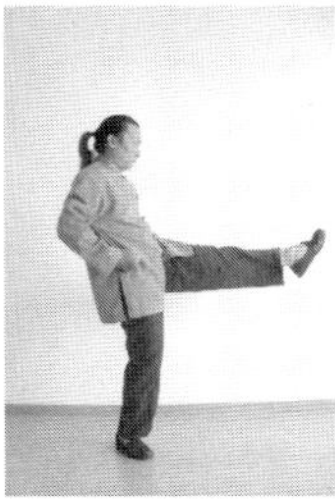
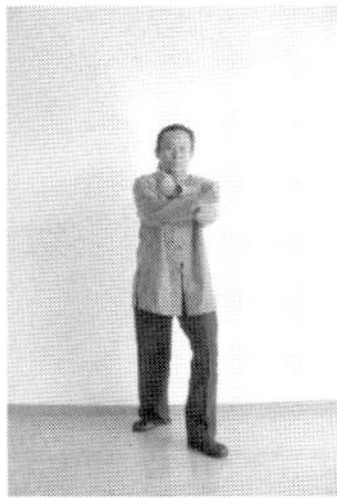
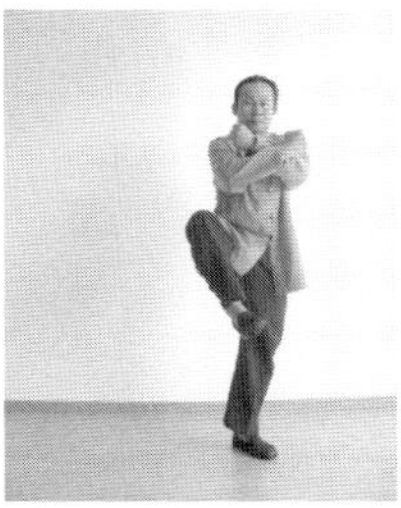
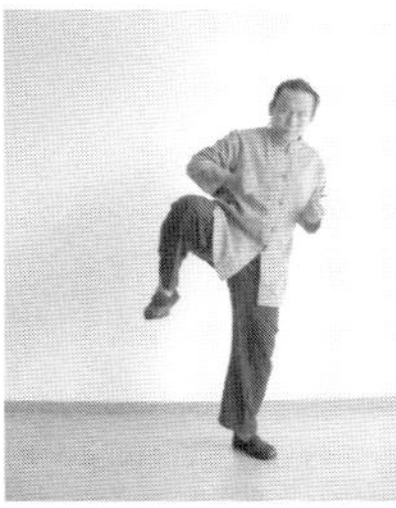
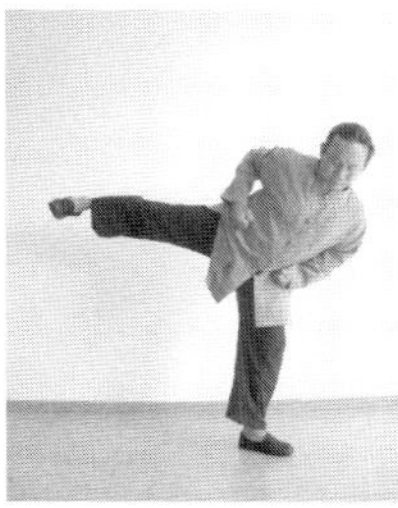

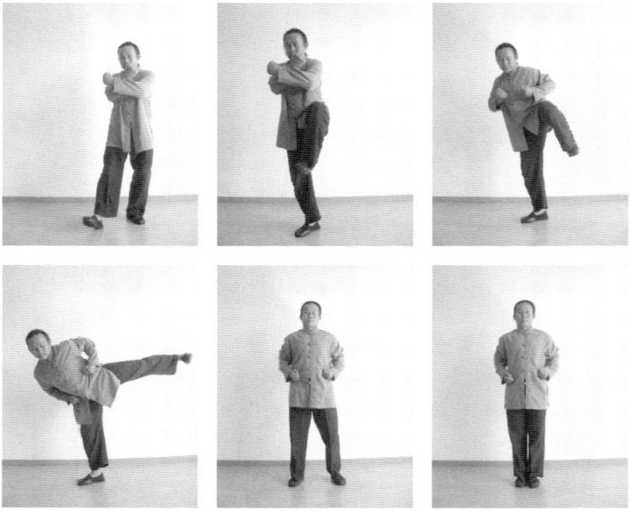

Taiji-Form

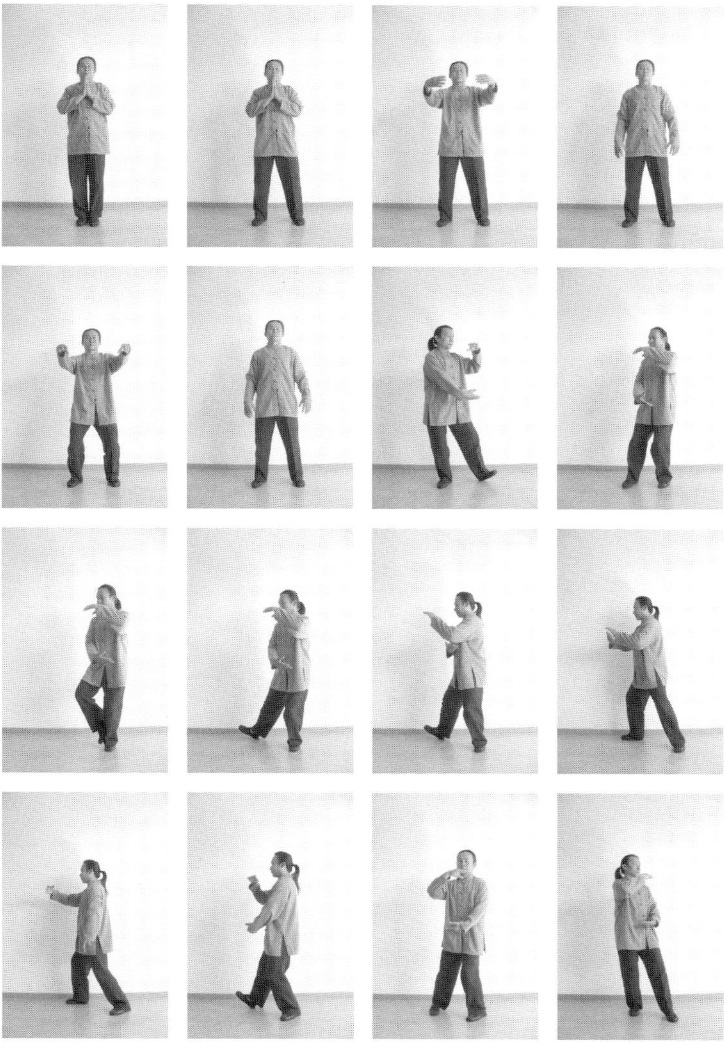

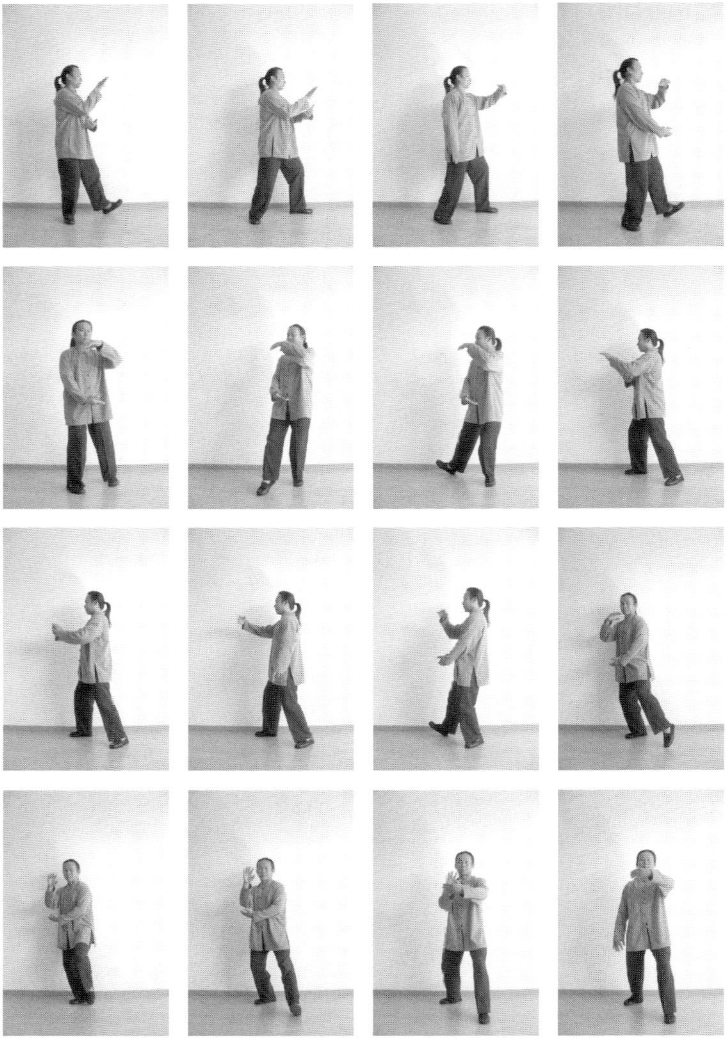

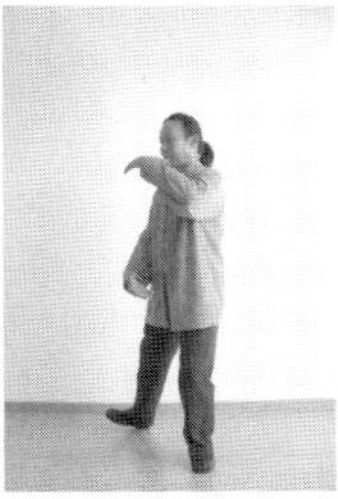
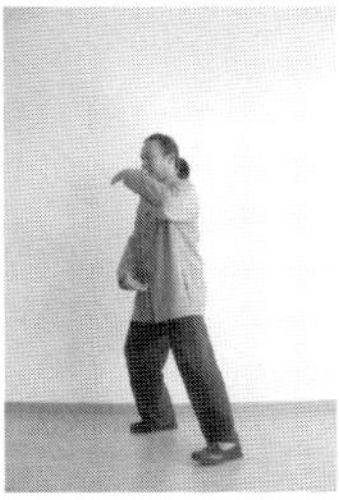
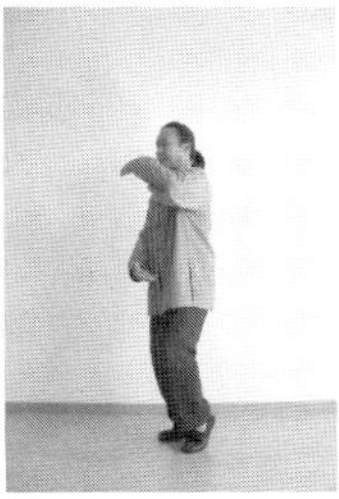
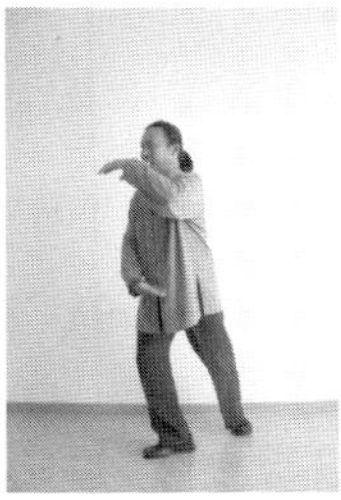
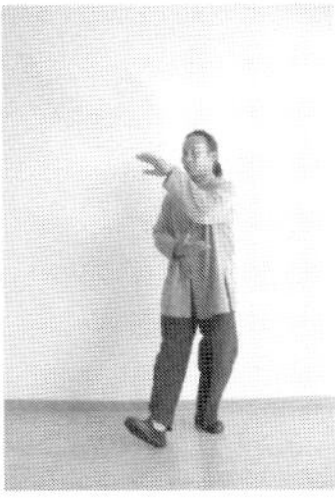
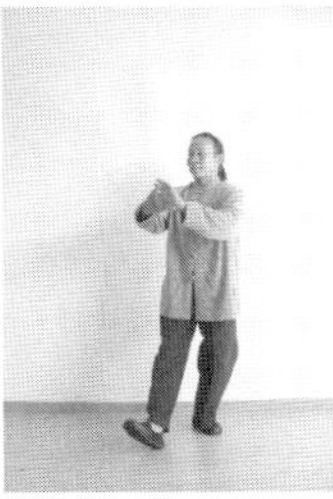
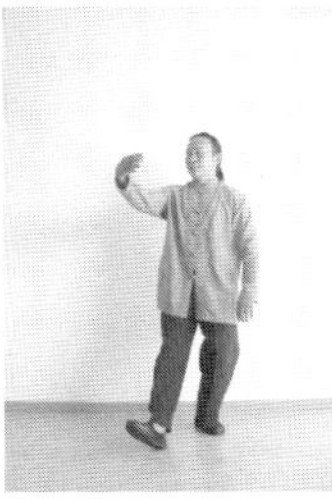
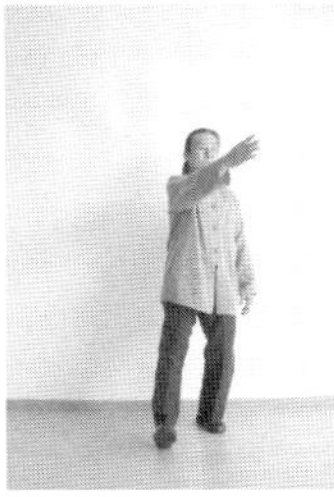
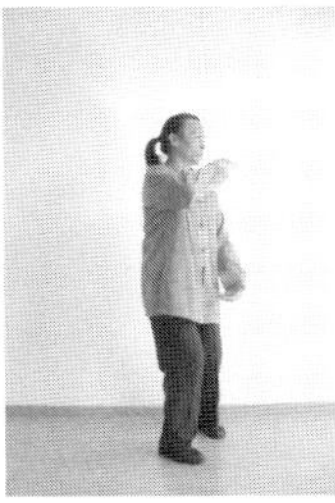
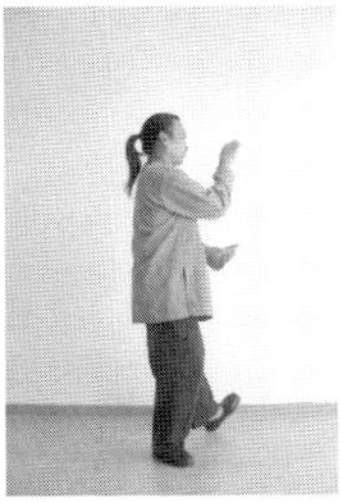
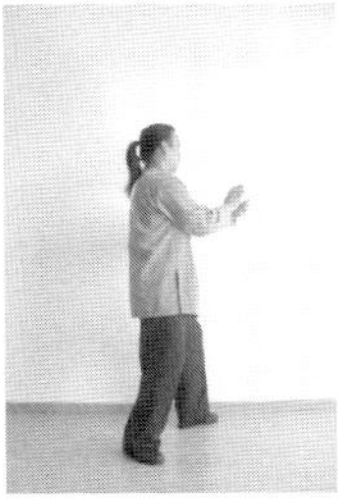
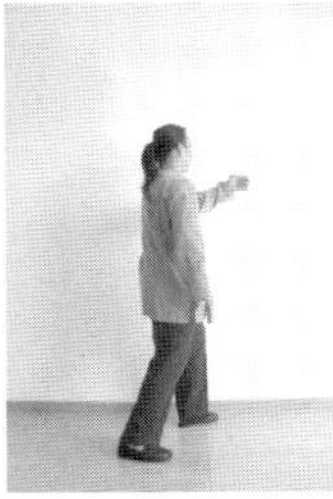
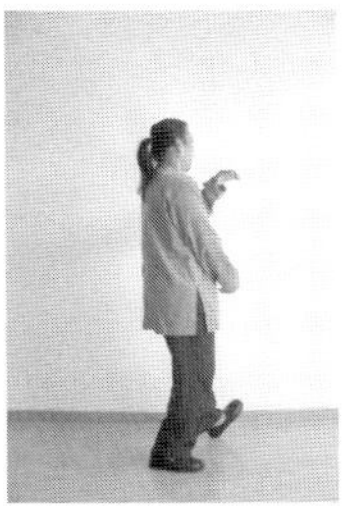
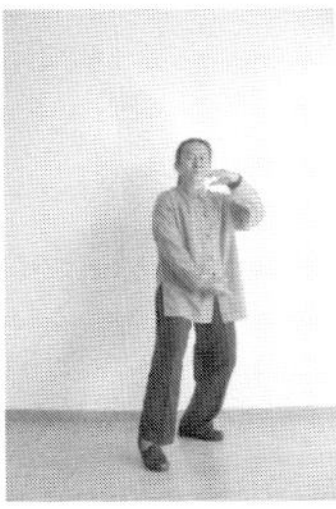
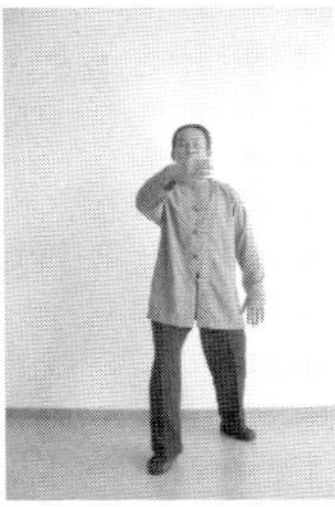
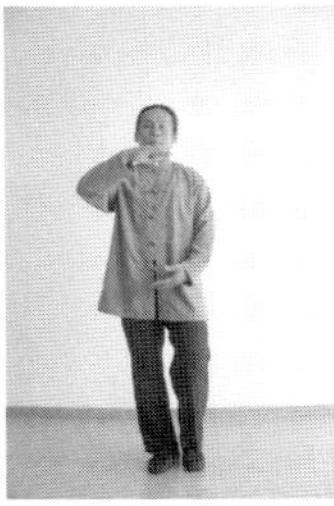

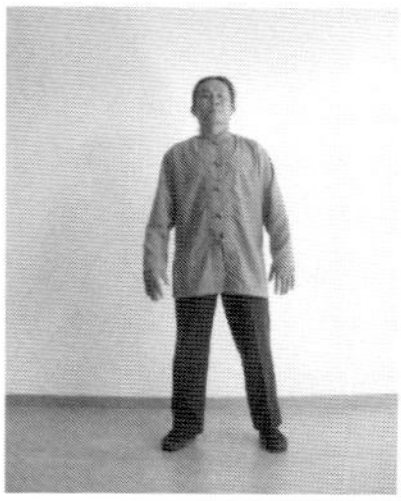

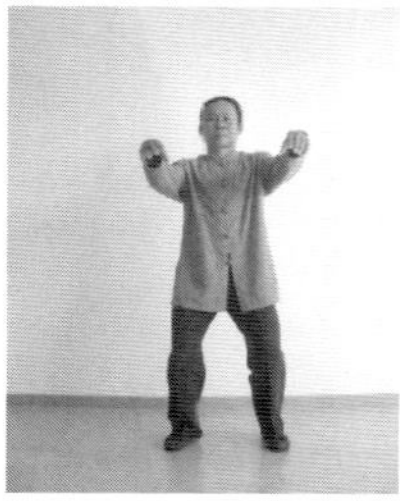

Übungen mit den Qi-Gong-Kugeln

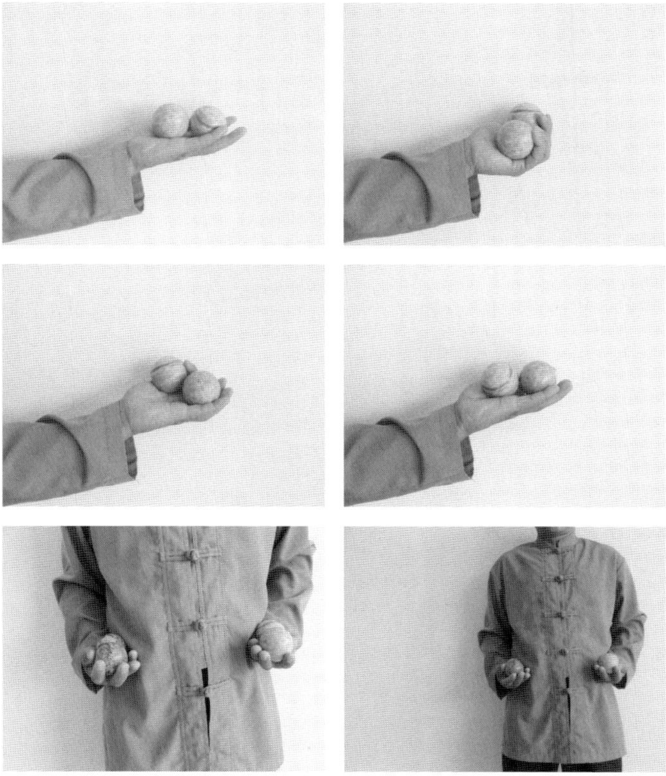

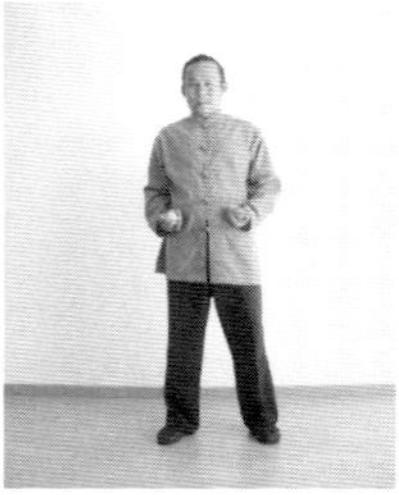
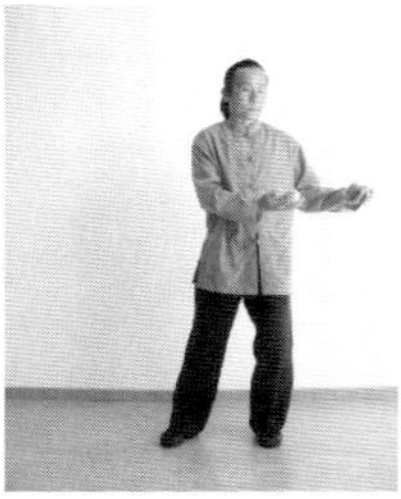
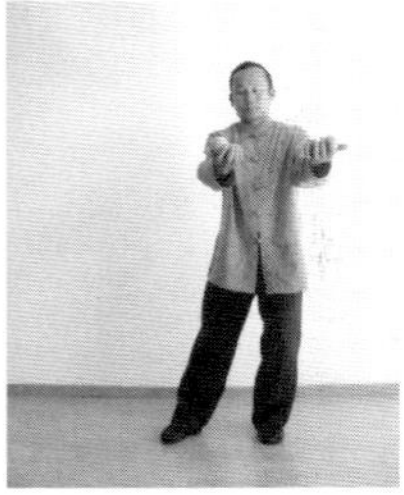
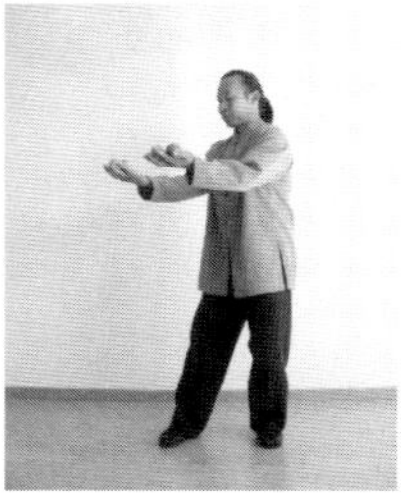
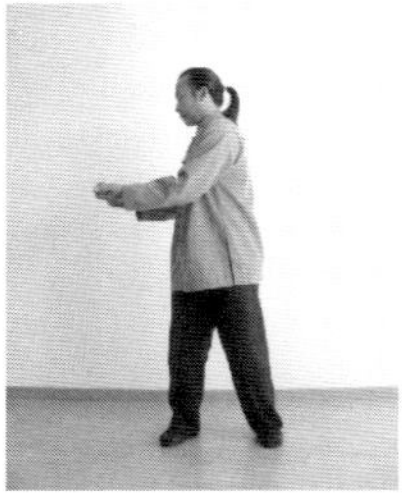
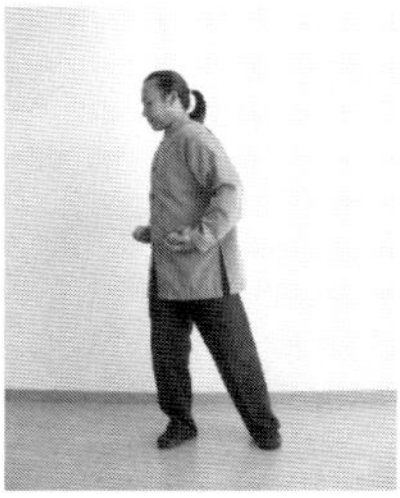
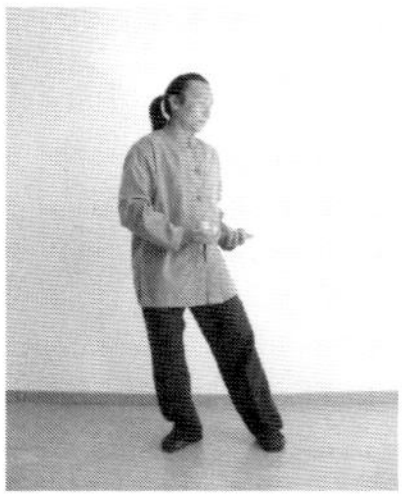